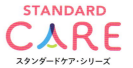

Standard Care for Emergency Nursing

救急看護スタンダード

[編集] 一般社団法人 日本救急看護学会

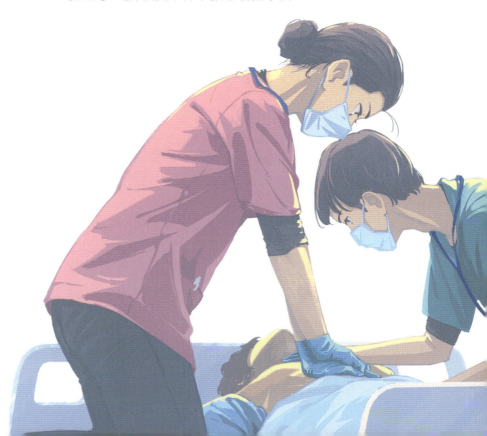

照林社

序文

　救急医療では、疾病や外傷等を特定して医療をするのではなく、多種多様な状態に対して初期的な医療を実践する。また、年齢や性別を問わず、初期医療を必要とするすべての人々に対する迅速かつ適切な医療を実践する必要がある。救急看護では、このような救急医療での看護実践をするもので、多種多様な疾病や外傷等についての知識と対応する技術が必要である。救急看護の役割としては、実践、調整・管理、教育・研究・政策の3つの役割を担う必要があり、それぞれの役割について周知したうえで救急看護の実践が求められる。さらに、身体的ケアだけでなく、精神的かつ社会的ケアも必要である。

　本書では、救急看護の特徴、救急患者・家族のアセスメント、症状・徴候のメカニズムと対応、初期診療における救急看護スキル、救急看護をめぐる諸課題に大別し、各項目についての詳細な救急看護を説明している。内容は、最新の救急看護を含め、各疾病や外傷等のメカニズムと救急看護実践を解説しており、救急医療で必要となる看護を網羅している。また、身体的ケアに加え、心理・社会的状況への対応、法的・倫理的対応、終末期看護、在宅医療との連携などを解説し、救急看護での全人的な看護が実践できるようにしている。このように、身体的ケアと心理・社会的ケアを詳細に解説することによって救急看護で必要なケアを身につけることができる。

　本書は、最新かつ必要な実践看護や精神的/社会的ケアを解説しているため、救急看護領域で勤務する看護師には、各状況での重要なケアを習得したうえで臨床実践ができるものと確信している。

2024年10月

一般社団法人 日本救急看護学会
代表理事　**山勢博彰**

CONTENTS

序 .... 山勢 博彰　i
本書の特徴と記載事項 v

第1章　救急看護の特徴

救急看護の特徴 .... 山勢 博彰　2
救急看護の専門性 .... 菅原 美樹　5
重症度と緊急度の見きわめと応急処置 .... 藤井 美幸　13
プレホスピタルと救急看護 .... 佐々 智宏　19
災害急性期における救急看護 .... 黒﨑 祐也　22
救急患者と家族の特徴
　　救急患者の身体・心理・社会的特徴 .... 福島 綾子　29
　　救急患者の家族の身体・心理・社会的特徴 .... 大野 美香　32

第2章　救急患者・家族のアセスメント

救急初療時のアセスメント（状況判断と諸症状の見方）...... 増山 純二　40
緊急度と重症度のアセスメント .... 吉川 英里　50
脳・神経系（意識状態）の症状と観察・アセスメント ..... 市村 健二　54
呼吸器系（呼吸状態）の症状と観察・アセスメント ..... 石井 恵利佳　62
循環器系（循環状態）の症状と観察・アセスメント ..... 石川 幸司　73
消化器系（腹部状態）の症状と観察・アセスメント ..... 田戸 朝美　79
運動器系（脊髄・四肢）の症状と観察・アセスメント ..... 本田 智治　85
患者・家族の心理社会的アセスメント .... 加藤 茜　94
救急時に必要な主な検査の見方とアセスメント .... 後小路 隆　101

第3章 症状・徴候のメカニズムと対応

意識障害のメカニズムと対応 ……………………………… 今泉 香織 124

ショック・急性循環障害（循環不全）のメカニズムと対応 … 村上 香織 135

急性呼吸障害（呼吸不全）のメカニズムと対応 ………… 大村 正行 142

急性腹症のメカニズムと対応 ……………………………… 牧野 夏子 148

体温異常のメカニズムと対応 ……………………………… 西塔 依久美 154

脱水・体液異常のメカニズムと対応 ……………………… 福田 ひろみ 164

外傷のメカニズムと対応 …………………………………… 苑田 裕樹 172

熱傷のメカニズムと対応 …………………………………… 村中 沙織 181

急性中毒のメカニズムと対応 ……………………………… 寺地 沙緒里 189

救急時に使用される主な医薬品 …………………………… 庄山 由美 196

第4章 初期診療における救急看護スキル

感染予防対策 ………………………………………………… 中村 香代 204

救急蘇生法（BLS/ACLS、小児も含む） ………………… 河合 正成 215

酸素投与 ……………………………………………………… 徳山 博美 229

緊急気管切開 ………………………………………………… 平柳 和奈 239

気管挿管と人工呼吸 ………………………………………… 坂口 達哉 249

補助循環（ECMO、IABP） ……………………………… 立野 淳子 259

観血的動脈圧モニター ……………………………………… 玉井 勇一 268

心電図（モニター心電図、12誘導心電図） …………… 二藤 真理子 276

血管確保 ……………………………………………………… 小川 謙 284

輸液・輸血 …………………………………………………… 小池 伸享 292

止血法 ………………………………………………………… 山崎 誠 296

穿刺（胸腔、腹腔、FAST） ……………………………… 印東 真奈美 304

創傷処置 ……………………………………………………… 山田 裕紀 311

膀胱留置カテーテル ………………………………………… 白石 陸 323

気管吸引：口腔内・鼻腔内・気管内吸引 ……………… 挾間 しのぶ 337

胃管挿入・胃洗浄 .... 藤崎 隆志 347

患者への精神的ケア、家族への対応 .... 大山 祐介 355

第5章 救急看護をめぐる諸課題

救急医療・看護における法的課題・倫理的課題

.... 山田 知世　中村 美鈴 364

救急医療における終末期看護 .... 山勢 善江 371

救急医療と在宅医療の連携 .... 小澤 美津子 374

索引 381

装丁：長坂勇司（nagasaka design inc.）

本文デザイン：大下賢一郎

本文イラストレーション：SUNNY.FORMMART、青山京子、福士陽香、今﨑和広

本文DTP：明昌堂

● 本書で紹介しているアセスメント、治療・ケアの方法などは、著者の臨床例をもとに展開しています。実践により得られた方法を普遍化すべく万全を尽くしておりますが、万一、本書の記載内容によって不測の事故等が起こった場合、編者・著者・出版社はその責を負いかねますことをご了承ください。

● 本書に記載しております機器・薬剤等の選択・使用にあたっては、個々の添付文書や取り扱い説明書を参照し、適応や使用法等については常にご確認ください。

● 本書掲載の画像は、臨床例の中からご本人・ご家族の同意を得て使用しています。

本書の特徴と記載事項

1. スタンダードケア・シリーズの特徴と文献表示について

　本シリーズは、ガイドラインや論文等により明らかなエビデンスが提示されている事項はその旨を明確に示す一方、いわゆる臨床の「暗黙知」（エキスパート・オピニオン）による実践も紹介している。そのため、文献表示において以下のような表記方法をとっている。

①エビデンスの明らかな記載事項は、文中に［文献番号］を明示し、各項末に掲げた「引用文献」と照合させた。

②特定箇所の引用ではなく、全体の記載において参考にした文献は「参考文献」とした。

2. 本書に掲載されている基本的事項について

　本書に記載されている主な基本的事項については、日本救急看護学会監修『救急初療看護に活かすフィジカルアセスメント』『外傷初期看護ガイドラインJNTEC』『ファーストエイド すべての看護職のための緊急・応急処置』、日本救急医学会監修『標準救急医学』『救急診療指針』等の学会監修の成書に基づいている。

3. 薬剤・製品等の表記に関して

・薬剤：一般名（商品名）
・医療機器等：一般的名称（販売名）
・ともに、登録商標（レジスターマーク、TMマーク等）は省略する

4. その他

　執筆者の所属・肩書については、初版発行の2024年10月時点のものである。また、認定看護師・専門看護師・糖尿病療養指導士等のスペシャリストの表記は、著者自身に確認いただいたものとした。

執筆者一覧（敬称略）

編集

一般社団法人 日本救急看護学会

本書編集

山勢 博彰　日本医科大学医療管理学教室 特任教授

山勢 善江　湘南医療大学保健医療学部看護学科 教授

執筆（掲載順）

山勢 博彰　日本医科大学医療管理学教室 特任教授

菅原 美樹　札幌市立大学看護学部 准教授

藤井 美幸　国立国際医療研究センター病院 看護部、救急看護認定看護師（特定行為研修修了）

佐々 智宏　広島大学病院 高度救命救急センター・ECU、急性・重症患者看護専門看護師

黒﨑 祐也　長岡赤十字病院 看護部 看護係長、救急看護認定看護師

福島 綾子　日本赤十字九州国際看護大学成人看護学（急性期）講師、急性・重症患者看護専門看護師

大野 美香　金沢医療センター ICU 看護師長、急性・重症患者看護専門看護師

増山 純二　令和健康科学大学看護学部看護学科 教授/臨床シミュレーションセンター長

吉川 英里　飯塚病院 救命救急センター、救急看護認定看護師

市村 健二　株式会社Vitaars メディカルサポート部長

石井 恵利佳　獨協医科大学埼玉医療センター 看護部 看護副部長、救急看護認定看護師

石川 幸司　北海道科学大学保健医療学部看護学科 教授、急性・重症患者看護専門看護師

田戸 朝美　山口大学医学部保健学科保健学専攻臨床看護学講座 教授

本田 智治　長崎大学病院 高度救命救急センター 副看護師長、救急看護認定看護師

加藤 茜　信州大学医学部保健学科 助教

後小路 隆　令和健康科学大学看護学部看護学科 助教、診療看護師/救急看護認定看護師

今泉 香織　佐賀大学医学部附属病院 看護部、急性・重症患者看護専門看護師／救急看護認定看護師

村上 香織　近畿大学病院 看護部 救命救急センター看護長、急性・重症患者看護専門看護師／救急看護認定看護師

大村 正行　薬師寺慈恵病院、クリティカルケア（救急看護）認定看護師

牧野 夏子　札幌市立大学看護学部 准教授、急性・重症患者看護専門看護師

西塔 依久美　SBC東京医療大学健康科学部看護学科 准教授、救急看護認定看護師

福田 ひろみ　徳島赤十字病院 看護部、急性・重症患者看護専門看護師／救急看護認定看護師

苑田 裕樹　令和健康科学大学看護学部看護学科 講師

村中 沙織　札幌医科大学附属病院 看護部、急性・重症患者看護専門看護師

寺地 沙緒里　東海大学医学部付属病院 看護部 副主任、急性・重症患者看護専門看護師（特定行為研修修了）

庄山 由美　長崎県壱岐病院 看護部、診療看護師／クリティカルケア認定看護師

中村 香代　国立国際医療研究センター病院 看護部 QIC看護師長、救急看護認定看護師／急性・重症患者看護専門看護師（特定行為研修修了）

河合 正成　岐阜県立看護大学機能看護学領域 准教授

徳山 博美　関西医科大学附属病院 看護部、急性・重症患者看護専門看護師

平柳 和奈　公立昭和病院 看護部、救急看護認定看護師

坂口 達哉　湘南医療大学保健医療学部看護学科 助教

立野 淳子　小倉記念病院 看護部、急性・重症患者看護専門看護師

玉井 勇一　日本医科大学千葉北総病院 看護部

二藤 真理子　りんくう総合医療センター ICU/CCU 副師長、急性・重症患者看護専門看護師

小川 謙　JCHO北海道病院 看護部、急性・重症患者看護専門看護師

小池 伸享　前橋赤十字病院 看護部、救急看護認定看護師（特定行為研修修了）

山崎 誠　愛媛県立中央病院 高度救命救急センター ICU、救急看護認定看護師

印東 真奈美　日本看護協会看護研修学校認定看護師教育課程クリティカルケア学科

山田 裕紀　県立広島大学保健福祉学部 保健福祉学科 助教

白石 陸　日本医科大学多摩永山病院 看護部

挟間 しのぶ　東京慈恵会医科大学、救急看護認定看護師／急性・重症患者看護専門看護師

藤崎 隆志　一般財団法人 紫川会 小倉記念病院 救急室 主任、救急看護認定看護師

大山 祐介　長崎大学医学部保健学科 准教授

山田 知世　東京科学大学病院 看護部、急性・重症患者看護専門看護師

中村 美鈴　名古屋市立大学大学院看護学研究科クリティカルケア看護学分野 教授

山勢 善江　湘南医療大学保健医療学部看護学科 教授

小澤 美津子　聖マリアンナ医科大学横浜市西部病院 看護部、救急看護認定看護師

第 1 章

救急看護の特徴

第 **1** 章 ● 救急看護の特徴

救急看護の特徴

山勢 博彰

救急看護の実践

　救急医療では、身体疾患や外傷等による急性病態に対する医療を実践する。救急看護は、こうした救急医療での看護であり、緊急度の判断、救急処置、治療の介助などを行うものである。また、身体的ケアだけでなく、精神的サポートや社会的側面でのケアなども実践する。

　日本救急看護学会では、救急看護を次のように定義している。「救急看護とは、さまざまな状況において突然に生じた傷害または急激な疾病の発症や急性増悪等によって、医療を必要とする人々に対する迅速かつ適切な看護実践をいう」【1】。この定義では、救急患者を治療する救急外来や救命救急センターのみに場所を特定しているのではなく、さまざまな状況において突然に生じた傷害、または急激な疾病の発症や急性増悪等によって救急対応が必要になった場所での看護も指している。具体的には、ドクターカーやドクターヘリなどのプレホスピタルケアでの看護実践、災害急性期での看護なども救急看護実践に含まれる。こうした救急看護実践は、日本救急看護学会にて5つの実践概要としてまとめられている（表1）【1】。

救急看護の対象

　救急看護の対象は、身体疾患や外傷等によって急性病態を発症した患者はもちろんのこと、その家族も対象になることがある。例えば、突然死した患者の家族への精神的ケアが必要になることもある。また災害時には、災害被災地の地域が救急看護の対象になることもある。さらに、一般人を対象とした心肺蘇生法や救急処置などを指導することもある。このように、救急看護の対

表1　救急看護の実践概要

1. ケアの受け手の個別ニーズを、状況（場・緊急性・重症度）と予測性を含めた情報から判断する
2. ケアの受け手の状況から回復や悪化への変化を予測し、幅広い選択肢の中から優先度に応じた実践をする
3. 起こりうる課題や問題に対して、予測的および予防的な看護実践とその評価を行う
4. ケアの受け手が置かれている状況の判断に基づき、起こりえる結果を予測しながら多職種連携の必要性を見きわめ実施する
5. 危機的状況にあるケアの受け手の切迫した状況を、周囲の人々への調整を介して支援する

日本救急看護学会：救急看護とは．救急看護の仕事．より引用
https://jaen.jp/intro/job/（2024.9.2アクセス）

象は患者のみでなく、家族、地域、一般人等を対象とした看護実践もある。

救急看護の役割

日本救急看護学会では、救急看護の役割について、実践、調整・管理、教育・研究・政策の3つに分類している（**表2**）【1】。

実践では、トリアージを主とした「アセスメント・判断」、ファーストエイドを含む「救急処置・介助」、療養上の世話などの「生活行動援助」、患者・家族への心理的ケアである「精神的ケ

表2　救急看護の役割と代表例

大項目	中項目	役割の代表例
実践	アセスメント・判断	・緊急度・重症度の判断 ・フィジカルアセスメント ・災害トリアージ
	救急処置・介助	・応急処置（ファーストエイド） ・治療介助 ・プレホスピタルケア
	生活行動援助	・療養上の世話 ・生活ニーズへのケア
	精神的ケア	・患者・家族への心理的ケア ・エンド・オブ・ライフケア
	社会的支援	・療養指導 ・社会資源の活用
調整・管理	環境調整	・感染管理 ・救急医療物品の整備と準備
	医療チーム調整	・医療者間コーディネーション ・救急救命士等との連携調整
	継続医療調整	・プレホスピタルと救急外来との連携調整 ・在宅医療への連携調整
	倫理調整	・倫理的問題への対応 ・医療者間等のコンフリクト対応
	看護管理	・病床管理 ・看護スタッフ管理
教育・研究・政策	救急処置・予防措置の指導	・医療者または一般市民への救急処置指導 ・災害対応の指導
	教育活動	・看護職の育成 ・他職種への教育指導
	研究活動	・救急領域の看護研究
	医療政策への参画	・医療制度・政策への提言 ・学会活動を通した政策作り

日本救急看護学会：救急看護とは．救急看護の仕事．より引用
https://jaen.jp/intro/job/（2024.9.2アクセス）

救急看護の特徴　3

ア」「社会的支援」がある。

調整・管理では、医療物品の整備と準備を含む「環境調整」、医療者間コーディネーションなどによる「医療チーム調整」、プレホスピタルとの連携などによる「継続医療調整」、倫理的問題への対応をする「倫理調整」、病床や看護スタッフ管理をする「看護管理」がある。

教育・研究・政策では、一般市民への救急処置指導を含む「救急処置・予防措置の指導」、看護職の育成等の「教育活動」、救急領域での研究をする「研究活動」、医療制度・政策への提言などを行う「医療政策への参画」がある。

このように、救急看護では臨床実践のみではなく、救急看護の役割を広く捉え、管理、調整、研究、医療政策への関与などさまざまな役割が期待されている。

引用文献

[1] 日本救急看護学会：救急看護とは．救急看護の仕事．https://jaen.jp/intro/job/（2024.9.2アクセス）

第 1 章 ● 救急看護の特徴

救急看護の専門性

菅原 美樹

救急看護における専門性

　救急看護は、対象の命を救い、守り、支えるために重要な役割を果たす専門分野である。救急看護の専門性とは、救急医療の現場において対象のニーズに迅速かつ効果的に対応するための特有の知識、スキル、判断力であり、具体的に以下のような要素が含まれる。

❶ 急性疾患・外傷の病態と治療の理解

　多種多様な疾患および外傷の病態と治療について理解を深め、適切に判断するための基礎知識を持つ。

❷ 重症度・緊急度の評価

　対象が置かれた状況や状態から迅速かつ正確に予測性を持って、重症度と緊急度を評価し、必要な医療と看護活動を判断する。

❸ 急性期病態の評価

　刻一刻と変化する症状や徴候と全身状態を観察することによって、回復や悪化を予測し、その時々に応じた臨機応変な看護活動を判断する。

❹ 緊急・救急処置の介助

　救急蘇生法や外傷処置の介助、薬剤投与、各種医療機器の操作など緊急時の対応に必要な知識とスキルが求められる。

❺ 精神的・社会的な支援

　状況的危機にある対象（患者・家族）の心理状況を理解し、対象が抱える不安やストレスに寄り添い、双方のニーズに即した支援をする。

❻ チームワークとコミュニケーション

　救急医療チームの一員としての自覚を持ち、多職種との効果的なコミュニケーションを基盤として協力し合い、効率的に医療を提供する。

救急看護の専門性　5

救急看護における専門性の高い看護師

　救急看護の専門性を発揮するには、救急看護に特化した専門的な教育と臨床経験の蓄積が必要となる。日本救急看護学会は、救急看護師に必要な専門知識やスキルを段階的に修得するためのステップとして、救急看護師のクリニカルラダーを提示している（**表1**）。救急領域における看護の核となる実践能力を、ニーズを捉える力、ケアする力、協働する力、意思決定を支える力とし、レベルⅠ〜Ⅴで説明している。

　レベルⅠ〜Ⅱは、救急看護の初心者に始まり、標準的な看護を自立してできるレベルであり、レベルⅢは、対象の個別性に応じた救急看護が実践できるレベルである。レベルⅣは、幅広い視野で予測的判断を持ち看護を実践できること、レベルⅤは、より複雑な状況下で最適な手段を選択して対象のQOL向上のための看護実践ができることが求められる。レベルⅣ・Ⅴに相当する高い専門性を発揮するには、教育と資格認定が必要であり、認定看護師制度や高度実践看護師制度、診療看護師の養成教育、特定行為研修制度等がある。

表1　救急看護師のクリニカルラダー

	レベル	Ⅰ	Ⅱ	Ⅲ	Ⅳ	Ⅴ
定義	レベルごとの定義	基本的な看護手順に従い必要に応じ助言を得て看護を実践する	標準的な看護計画に基づき自立して看護を実践する	ケアの受け手に合う個別的な看護を実践する	幅広い視野で予測的判断をもち看護を実践する	より複雑な状況において、ケアの受け手にとって最適な手段を選択しQOLを高めるための看護を実践する
看護の核となる実践能力	ニーズを捉える力　【レベルごとの目標】	助言を得てケアの受け手や状況（場）のニーズを捉える	ケアの受け手や状況（場）のニーズを自ら捉える	ケアの受け手や状況（場）の特性を踏まえたニーズを捉える	ケアの受け手や状況（場）を統合しニーズを捉える	ケアの受け手や状況（場）の関連や意味を踏まえニーズを捉える
	【救急看護行動目標】	・助言を受けながら健康問題に緊急性のあるケアの受け手に必要な身体的、精神的、社会的、スピリチュアルな側面から必要な情報収集ができる ・助言を受けながらケアの受け手の状況から緊急度を捉えることができる	・自立してケアの受け手に必要な身体的、精神的、社会的、スピリチュアルな側面から必要な情報収集ができる ・得られた情報を元に、ケアの受け手の全体像としての課題を捉えることができる	・自立してケアの受け手に必要な身体的、精神的、社会的、スピリチュアルな側面から個別性を踏まえ必要な情報収集ができる ・得られた情報から優先度・緊急度の高いニーズを捉えることができる	・予測的な状況（場・緊急性・重症度）の判断のもと身体的、精神的、社会的、スピリチュアルな側面から必要な情報収集ができる ・意図的に収集した情報を統合し、ニーズを捉えることができる	・緊急かつ複雑な状況を把握し、ケアの受け手を取り巻く多様な状況やニーズの情報収集ができる ・ケアの受け手や周囲の人々の価値観に応じた判断ができる

レベル		I	II	III	IV	V
	【レベルごとの目標】	助言を得ながら、安全な看護を実践する	ケアの受け手や状況（場）に応じた看護を実践する	ケアの受け手や状況（場）の特性を踏まえた看護を実践する	様々な技術を選択・応用し看護を実践する	最新の知見を取り入れた創造的な看護を実践する
看護の核となる実践能力　ケアする力	【救急看護行動目標】	・指導を受けながら看護手順に沿ったケアが実施できる ・看護手順やガイドラインに沿って基本的看護技術を用いて看護援助ができる ・ケアの受け手に異常を察知したときは、他者に伝えることができる ・指導を受けながらケアの受け手や状況（場・緊急性・重症度）に合わせて基本的援助ができる	・ケアの受け手の状況から回復や悪化への変化を予測することができる ・ケアの受け手の状況（場・緊急性・重症度）を判断し初期対応をすることができる ・ケアの受け手に対してケアを実践する際に必要な情報を得ることができる ・ケアの受け手の状況（場・緊急性・重症度）に応じた援助ができる ・ケアの受け手の状況（場・緊急性・重症度）、個別性を考慮しつつ標準的な看護計画に基づきケアを実践できる	・ケアの受け手の状況（場・緊急性・重症度）から回復や悪化への変化を予測し、その予後への対応の優先度を判断できる ・ケアの受け手の状況（場・緊急性・重症度）を判断し、適切なケアを選択し実践できる ・ケアの受け手の個別性を捉え、看護実践に反映できる ・ケアの受け手の状況（場・緊急性・重症性）から回復や悪化への変化を予測し、顕在的・潜在的ニーズを抽出したケアに工夫ができる	・情報収集を繰り返し、ケアの受け手の状況（場・緊急性・重症度）から心身の危機的状況の変化を含む幅広い視野で回復や悪化への変化を判断することができる ・予防的介入を実践し評価することができる ・ケアの受け手の顕在的・潜在的なニーズにこたえるため、幅広い選択肢の中から適切なケアを実践できる ・ケアの受け手の個別性を考慮して根拠に基づく看護を実践できる ・幅広い視野でケアの受け手を捉え、起こりうる課題や問題に対して予測的および予防的な看護実践と評価ができる	・ケアの受け手の複雑なニーズに対応するためあらゆる知見（看護および看護以外の分野）を動員し、ケアを実践・評価・追及できる ・複雑な問題をアセスメントし、最適な看護を選択できる

（次頁につづく）

		レベル	I	II	III	IV	V
看護の核となる実践能力	協働する力	【レベルごとの目標】	関係者と情報共有ができる	看護の展開に必要な関係者を特定し情報交換ができる	ケアの受け手やその関係者、他職種との連携ができる	ケアの受け手を取り巻く他職種の力を調整し連携できる	ケアの受け手の複雑なニーズに対応できるように、他職種の力を引き出し連携に活かす
		【救急看護行動目標】	・助言を受けながらケアの受け手を看護していくために必要な情報が何かを考え、その情報を関係者と共有することができる ・情報を収集するに当たって急を要するものは何か考え共有することができる ・助言を受けながらチームの一員としての役割を理解できる ・助言を受けケアに必要と判断した情報を関係者から収集することができる ・ケアの受け手を取り巻く関係者の多様な価値観を理解できる ・連絡・報告・相談ができる	・ケアの受け手を取り巻く関係者の立場や役割の違いを理解したうえでそれぞれと積極的に情報交換ができる ・看護の展開に必要な関係者を特定できる ・ケアの受け手を取り巻く関係者と密にコミュニケーションをとることができる ・看護の方向性や関係者の状況を把握し、情報交換できる	・緊急性のあるケアの受け手の個別的なニーズに対応するために、その関係者と協力し合いながら多職種連携を進めていくことができる ・ケアの受け手と実施するケアについて意見交換ができる ・ケアの受け手のニーズの優先順位を考え多職種と共有することができる ・積極的に多職種に働きかけ、協力を求めることができる	・ケアの受け手が置かれている状況（場・緊急性・重症度）を広く捉え、結果を予測しながら多職種連携の必要性を見きわめ、主体的に多職種と協力し合うことができる ・多職種間の連携が機能するように調整できる ・多職種の活力を維持・向上させるかかわりができる	・複雑な状況（場・緊急性・重症度）の中で見えにくくなっているケアの受け手のニーズに適切に対応するために、自立的な判断のもと関係者に積極的に働きかけることができる ・多職種連携が十分に機能するよう、その調整的役割を担うことができる ・関係者、多職種間の中心的役割を担うことができる ・目標に向かって多職種の活力を引き出すことができる

	レベル	I	II	III	IV	V
看護の核となる実践能力 / **意思決定を支える力**	【レベルごとの目標】	ケアの受け手や周囲の人々の意向を知る	ケアの受け手や周囲の人々の意向を看護に活かすことができる	ケアの受け手や周囲の人々に意思決定に必要な情報提供や場の設定ができる	ケアの受け手や周囲の人々の意思決定に伴うゆらぎを共有でき、選択を尊重できる	複雑な意思決定プロセスにおいて、他職種も含めた調整的役割を担うことができる
	【救急看護行動目標】	・助言を受けながら、危機的状況にあるケアの受け手や周囲の人々の思いや考え、希望を知ることができる	・危機的状況にあるケアの受け手や周囲の人々の思いや考え、希望を意図的に確認することができる ・ケアの受け手や周囲の人々がそれまで生活してきた背景と思いとの関連を意図的に確認することができる ・確認した思いや考え、希望をケアに関連づけることができる	・危機的状況にあるケアの受け手や周囲の人々が意思決定を行うために必要な場を整えることができる ・ケアの受け手や周囲の人々が意思決定をする際に必要な情報を共に整理しながら提供することができる ・危機的状況にあるケアの受け手や周囲の人々が意思決定を行うにあたって意向の違いがあることを理解できる ・ケアの受け手や周囲の人々の意向の違いをメンバーや多職種に代弁できる ・ケアの受け手や周囲の人々の思いや考えを関連づけたケアをチームに働きかけることができる	・危機的状況にあるケアの受け手や人々の意思決定プロセスに看護職の立場で参加し、適切な看護ケアを実践できる ・ケアの受け手や周囲に人々の意向の違いを調整し、チーム内でコンセンサスを得ることができる ・意思決定とそのプロセスを倫理的に考え、ケアの受け手や周囲の人々の状況(場・緊急性・重症度)を考慮しながらケアを展開できる ・意思決定のプロセスや決定後のゆらぎに寄り添うことができる ・決定意思には医療者が全面的に支援することを表明することができる	・適切な資源を積極的に活用し、危機的状況にあるケアの受け手や周囲の人々の意思決定プロセスを支援できる ・法的および文化的配慮など多方面からケアの受け手や周囲の人々を擁護した意思決定プロセスを支援できる ・ケアの受け手や周囲の人々の人生観と意思決定を統合的に捉えることができる

日本救急看護学会：救急看護師のクリニカルラダー. より引用
https://jaen.jp/assets/file/guidelines/ENClinicalLadder_201810.pdf（2024.9.2アクセス）

救急看護の専門性　9

1. 認定看護師：救急看護認定看護師、クリティカルケア認定看護師

日本看護協会の認定看護師（certified nurse：CN）制度は、特定の看護分野において実践・指導・相談の役割を果たし、看護ケアの質の向上と広がりを図ることを目的に制度化された。1997年に認定審査に合格した救急看護認定看護師が誕生した。

その後、団塊の世代が75歳以上になる2025年を目途に、地域包括ケアシステムを構築するうえで専門性の高い看護師への期待が高まり、社会や人々の多様なニーズに沿った看護を提供できる認定看護師を育成するために、認定看護分野が再編された。特定行為研修および臨床推論力、病態判断力を高める学習内容が新たにカリキュラムに組み込まれ、救急看護分野は集中ケア分野と統合され、クリティカルケア認定看護師として2020年から教育が始まった。認定看護師の3つの役割は、個人、家族および集団に対して高い臨床推論力と病態判断力に基づき、熟練した看護技術および知識を用いた水準の高い看護実践（実践）、看護実践を通して看護職に対し指導を行う（指導）、看護職等に対するコンサルテーション（相談）であり、救急医療現場を含むあらゆる場面で専門性の発揮が期待されている。

2. 高度実践看護師

高度実践看護師（advanced practice nurse：APN）とは、高い専門性と優れた看護実践能力を持つ看護職者のことであり、専門看護師（certified nurse specialist：CNS）と診療看護師（ナース・プラクティショナー：nurse practitioner：NPまたはJANPU-NP）の2種類がある。

1）専門看護師：急性・重症患者看護専門看護師

日本看護協会の専門看護師制度は、複雑で解決困難な看護問題を持つ個人、家族および集団に対して水準の高い看護ケアを効率よく提供するための、特定の専門看護分野の知識・技術を深めた専門看護師を社会に送り出すことにより、保健医療福祉の発展に貢献、看護学の向上を図ることを目的に制度化された。

急性・重症患者看護は2004年に専門看護分野に特定され、2005年に認定試験に合格した急性・重症患者看護専門看護師が誕生した。専門看護師の6つの役割には、個人、家族および集団に対する卓越した看護実践（実践）、看護者を含むケア提供者に対するコンサルテーション（相談）、必要なケアが円滑に行われるために、保健医療福祉に携わる人々の間のコーディネーション（調整）、個人、家族および集団の権利を守るために、倫理的な問題や葛藤の解決を図る（倫理調整）、看護者に対しケアを向上させるため教育的役割を果たす（教育）、専門知識および技術の向上ならびに開発を図るために実践の場における研究活動（研究）がある。その教育は高度実践看護師教育課程を持つ大学院修士課程で行われている。急性・重症患者看護専門看護師には、救急・集中治療の場において、緊急度や重症度の高い患者に対して集中的な看護を提供し、患者とその家族の支援、医療スタッフ間の調整などを行い、最善の医療が提供されるように支援することが期待されている。

2）診療看護師：クリティカルケア領域、プライマリケア（成人・老年・小児）領域

　診療看護師は、日本NP教育大学院協議会または日本看護系大学協議会が認める NP教育課程を修了し、協議会が実施するNP資格認定試験に合格した者で、患者のQOL向上のために医師や多職種と連携・協働し、倫理的かつ科学的根拠に基づき一定レベルの診療を行うことができる看護師である。その教育は大学院修士課程で行われている。

　クリティカルケア領域の診療看護師は、病院の救急外来、一般外来、集中治療室、一般病棟での活躍が期待されている一方、在宅医療の場でその専門性を発揮している者もいる。また、プライマリケア領域の診療看護師が救急外来で活動している場合もある。

3）特定行為研修修了看護師

　特定行為研修制度は、一定の診療の補助を手順書に基づき実施する看護師を計画的に育成することを目的に制度化された。特定行為は診療の補助業務であり、看護師が手順書により行う場合には実践的な理解力、思考力および判断力、ならびに高度かつ専門的な知識および技能が必要とされ、厚生労働大臣が指定する指定研修機関で教育を受ける。

　特定行為研修修了看護師は、救急外来、ICU、HCU、救急病棟などの部署において呼吸器関連（気管チューブの位置調整、侵襲的陽圧換気の設定変更、非侵襲的陽圧換気の設定変更、人工呼吸器離脱）、循環器関連（一時的ペースメーカーの操作・管理、ペースメーカーリードの抜去）、各種ドレーン管理関連、栄養および水分管理に係る薬剤投与関連、精神および神経症状に係る薬剤投与関連、カテーテル関連、動脈血液ガス分析関連、術後疼痛管理関連などの特定行為の実施が期待される。

4）学会認証救急看護師

　日本救急看護学会は、救急治療・看護が必要な患者、家族に対する迅速かつ適切な看護実践ができ、自律して看護提供ができる看護師の能力を認証する、学会認証救急看護師制度を2024年から開始した。救急看護師のクリニカルラダーのレベルⅢ相当の看護師の能力を認証することで、救急医療現場における救急看護の標準化、ならびに看護の質の保障と向上を目指している。

参考文献
1.　日本救急看護学会：救急看護師のクリニカルラダー．https://jaen.jp/assets/file/guidelines/ENClinicalLadder_201810.pdf（2024.9.2アクセス）
2.　日本看護系大学協議会：高度実践看護師情報（CNS／NP）．https://www.janpu.or.jp/activities/committee/cnsnp/（2024.9.2アクセス）
3.　日本看護協会：認定看護師．https://www.nurse.or.jp/nursing/qualification/vision/cn/index.html（2024.9.2アクセス）
4.　日本看護協会：専門看護師．https://www.nurse.or.jp/nursing/qualification/vision/cns/index.html（2024.9.2アクセス）

5. 草間朋子：日本における診療看護師（NP：ナースプラクティショナー）の現状．日本創傷・オストミー・失禁管理学会誌 2021：25（3）；499-505．

6. 長谷川智子：看護師認定制度のこれまでの歩みと今後の展望．日本呼吸ケア・リハビリテーション学会誌 2022；30（2）：168-171．

7. 厚生労働省：特定行為に係る看護師の研修制度．https://www.mhlw.go.jp/stf/seisakunitsuite/bunya/0000077077.html（2024.9.2アクセス）

8. 日本救急看護学会：学会認証救急看護師制度．https://jaen.jp/certification/（2024.9.2アクセス）

第 1 章 ● 救急看護の特徴

重症度と緊急度の見きわめと応急処置

藤井 美幸

重症度と緊急度

　救急の現場では、「重症度」「緊急度」という表現を使う。重症度と緊急度は混同されることが多いが、その違いをきちんと理解しておくことが大切である。

　「重症度」とは、患者の生命および機能の予後の程度のことを示し、時間の概念を含まない。「緊急度」とは、時間経過が患者の生命の危険性を左右する程度を示す。緊急度が高いほど死亡・機能障害に至る「速度」（坂の傾き）が鋭い。また、緊急度は低いが重症度が高い場合は、死亡・機能障害に至る「速度」（坂の傾き）が緩くなり、「時間的余裕がある」ことが示されている（図1）[1]。例えば、心筋梗塞を発症した患者では、一刻も早い処置が生命を守るために必要になるため、緊急度は高くなる。かつ、生命および機能の予後も悪くなるため重症度も高くなる。したがって、緊急度と重症度の両方が高い患者となる。

　一方で、肺癌の患者では、呼吸困難感などの症状があれば生命および機能の予後は悪くなり、重症度は高いと判断する。すぐに緊急で処置などが必要かと言えば、そうではない。すぐに心停止になる可能性も低い。したがって、重症度は高いが、緊急度は低いと言える。

　表1は緊急度と重症度の関係性を示している[2]。

図1　緊急度の概念図

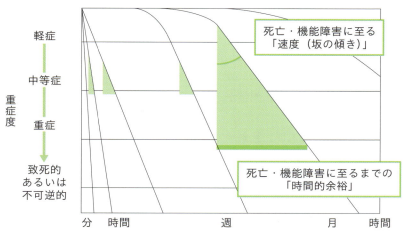

森村尚登，石井恵美子，奥寺敬，他：委員会報告　緊急度判定の体系化；発症から根本治療まで．日本臨床救急医学会雑誌 2016；19（1）：61．より引用

表1　内科疾患や病態の緊急度と重症度

緊急度高い・重症度高い	緊急度高い・重症度低い
・心肺停止 ・出血性ショック・心原性ショック ・敗血症性ショック ・心不全 ・急性心筋梗塞 ・急性大動脈解離 ・心タンポナーデ ・肺塞栓症 ・脳出血、くも膜下出血、脳梗塞、 ・髄膜炎、急性頭蓋内血腫 ・穿孔性腹膜炎 ・広範囲熱傷・重症急性膵炎　など	・上気道閉塞 ・緊張性気胸 ・低血糖性昏睡 ・アナフィラキシーショック ・喘息発作 ・急性睡眠薬中毒 ・喉頭蓋炎
緊急度低い・重症度高い	緊急度低い・重症度低い
・各種進行がん ・脳腫瘍 ・肝硬変 ・糖尿病性腎症 ・閉塞性動脈硬化症	・感冒、上気道炎 ・急性胃腸炎 ・片頭痛 ・尿路結石 ・過換気症候群

増山純一：緊急度と重症度．三上剛人編，気づいて見抜いてすぐ動く 救変対応と蘇生の技術，南江堂，東京，2016：5．より引用

緊急度の見きわめ

　救急の現場では、緊急度の高い患者の対応をすることが多い。緊急度の高い患者の見きわめについて述べる。初期観察・初期対応のプロセスを図2に示した【3】。

　まず、患者の第一印象をとる。最初に見たときにどう感じたかという第一印象である。「顔色が悪い」「ぐったりしている」「会話ができるか」など、瞬時の印象を捉える。

　次に、ABCD評価を行う。ABCD評価は、以下のABCDをAから順番に評価していく。

● A：Airway（気道）：気道が開通しているか。発声の有無、狭窄音、喘鳴の有無を見る。
● B：Breathing（呼吸）：正常な呼吸があるか。呼吸パターンは正常か。呼吸数は12～20回/分か。
● C：Circulation（循環）：橈骨動脈は触知できるか。冷汗（湿潤）、冷感、蒼白はないか。
● D：Dysfunction of CNS（意識）：意識障害はないか。

　これは生理学的な異常を捉えるもので、ここに異常がある場合は緊急度が高いと判断できるため、すぐに応援要請をする。

　もし、呼吸がない場合や、橈骨動脈が触れず、頸動脈でも触知ができない場合は、すぐに一次救命処置（basic life support：BLS）へ移行する（第4章「救急蘇生法」（p.215）参照）。

　生命を維持するためには、空気中の酸素を取り込み全身に供給することが必要である。気道を介して吸い込まれた酸素は、呼吸で肺から血液に取り込まれる。酸素を含んだ血液は心臓から全身に循環される。酸素が脳にわたり、中枢神経で呼吸の命令を行う。

　このサイクルがうまく回ることが重要であり、気道・呼吸・循環・意識のどれもが重要な役割をしているため、破綻している場合は緊急度が高くなる（図3）。

図2 初期観察・初期対応のプロセス

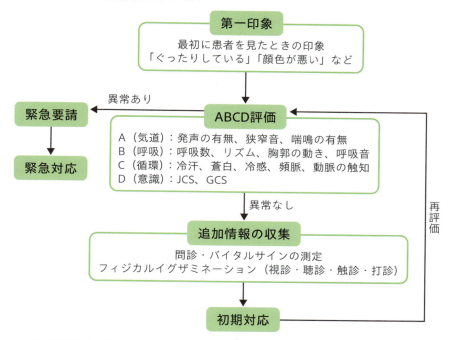

日本救急看護学会監修，日本救急看護学会 ファーストエイド委員会編：初期観察とアセスメント．改訂第2版 ファーストエイド すべての看護職のための緊急・応急処置，へるす出版，東京，2017：8．より引用

図3 生命維持のサイクル

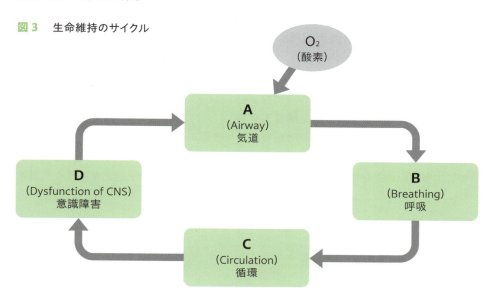

応急処置

　ファーストエイドとは、「急な病気やけがをした人を助けるために最初にとる行動」と定義されている [4]。ファーストエイドの目的は、人の命を守り、苦痛を和らげ、それ以上の病気やけが

の悪化を防ぎ、回復を促すことである。ファーストエイドで看護師が実施する処置は、医師による治療が開始されるまでの応急処置であり、看護師が単独で実施できる範疇の処置となる。「応急処置」は医療従事者が行うものであり、「救急治療」は医師が行うものとされている。

ここでは、医療施設ではなく、傷病発生現場でのファーストエイドについて述べていく。ABCDに異常があると判断した場合には、ファーストエイド（応急処置）を実施しながら、119番通報をする。

1. 気道（Airway）・呼吸（Breathing）

ABCDアプローチは、「Aから順番に行う」と先述したとおり、A（気道）の異常は、第一に優先して対応する必要がある。

声をかけて、話すことができれば（発声があれば）、気道は開通していると判断できる。話すことができない場合や、いびき音、狭窄音、喘鳴などが聞かれる場合は、気道の確保が必要となる。気道の確保は頭部後屈顎先挙上法で行う。患者の額に自分の手を当て、もう一方の手で顎先を上に上げる。頭部を反らせる形になる（図4）。外傷などで頸部の損傷が疑われる場合には下顎挙上法を行う。患者の下顎に自分の指を当てて、頸部が後屈しないように下顎を挙上する（図5）。これらの方法で異常音が消失すれば、効果が認められたと判断する。

チョークサイン（図6）が見られるなど明らかに窒息が疑われる場合は、まず背部叩打法を行う（図7）。背部叩打法で効果がなければ腹部突き上げ法を行う（図8）。もし、異物が除去できず反応がなくなった場合は、BLSに移行する。

呼吸は胸と腹部の動きを観察し、正常な呼吸があるかどうかを判断していく。正常な呼吸がない場合は、BLSに移行する。1分間に12～20回/分が正常な回数である。

2. 循環（Circulation）

橈骨動脈を触知して、脈拍数、脈の強弱を確認する。

橈骨動脈が触知できない場合は、頸動脈が触知できるか確認する。頸動脈が触知できない場合は心停止と判断し、BLSに移行する。

外観を確認し、出血がないかを確認する。出血している箇所があれば、圧迫止血を行う（第4

図4　頭部後屈顎先挙上法

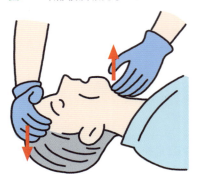

図5　下顎挙上法

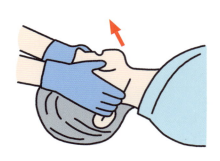

図6　チョークサイン

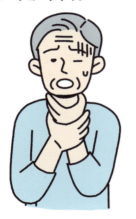

図7　背部叩打法

患者の後方から掌の付け根（手掌基部）で左右の肩甲骨の中間あたりを数回たたく

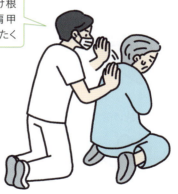

図8　腹部突き上げ法

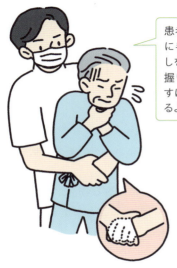

患者の後ろにまわり、ウエスト付近に手を回し、一方の手で握りこぶしをつくり、臍より少し上に当てる。握りこぶしをもう一方の手で握って、すばやく手前上方に向かって圧迫するように突き上げる

章「止血法」（p.296）参照）。

3. 意識（Dysfunction of CNS）

　意識状態を、JCS（Japan Coma Scale）やGCS（Glasgow Coma Scale）で評価を行う。
　反応はないが呼吸はある患者の場合には、回復体位をとる（図9、第2章「能・神経系（意識状態）の症状と観察・アセスメント」表2、3（p.58）参照）。回復体位は、患者を側臥位にすることで舌根沈下や吐物の誤嚥を防ぐことができる。また、呼吸を妨げる圧力を胸部にかけることがない体位である。
　その際、呼吸の状態に変化がないか、観察を継続する。
　ABCDに対する評価とファーストエイドを実施したら、次に外見についても評価をし、実施できるファーストエイドがあれば実践する。

図9 回復体位

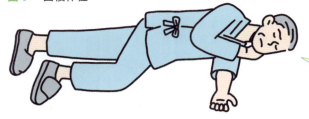

姿勢を安定させるために、患者の下になる腕を前に伸ばし、上になる腕を曲げ、その手の甲の上に顔をのせるようにする。膝を約90度に曲げ前方に出す

図10 腕の固定

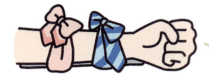

添え木がない場合は雑誌などを使用して固定する。包帯の代わりにスカーフやネクタイなどを用いてもよい

4. 外見

　外傷により、手足が変形している場合は骨折を疑う。変形した手足を固定することで、疼痛をやわらげたり、さらなる損傷を防ぐことができる。添え木や三角巾などで固定を行う（図10）。変形している場合は、元に戻さず、そのままの形で固定を行う。

　開放性骨折では、飛び出している骨を押し込んで元に戻そうとしてはいけない。

　刺創で、くしや刃物などが刺さっている場合は、絶対に抜いてはいけない。そのままの状態で医療機関へ搬送する。

　ファーストエイドが必要な事態は、場所と時間を問わない。処置などに必要な物品がないことのほうが多いだろう。まずはその場でできる観察を行い、緊急度を判断することが重要である。処置ではまわりにあるものを工夫して使用していくことが求められる。

　ここに記載したことはファーストエイドの一部である。また、患者への配慮や、医療機関へつなげるために情報収集をしていくことも、ファーストエイドである。

引用文献

[1] 森村尚登，石井恵美子，奥寺敬，他：委員会報告 緊急度判定の体系化；発症から根本治療まで．日本臨床救急医学会雑誌 2016；19：60-65．
[2] 増山純一：緊急度と重症度．三上剛人編，気づいて見抜いてすぐ動く 救変対応と蘇生の技術，南江堂，東京，2016：5-6．
[3] 日本救急看護学会監修，日本救急看護学会 ファーストエイド委員会編：初期観察とアセスメント．ファーストエイド すべての看護職のための緊急・応急処置，へるす出版，東京，2017：8-10．
[4] 日本蘇生協議会監修：ファーストエイド（FA）．JRC蘇生ガイドライン2020，医学書院，東京，2021：328-382．

第 1 章・救急看護の特徴

プレホスピタルと救急看護

佐々 智宏

プレホスピタルの定義と概要

　救急医療（emergency medicine）とは、人を突然に襲う疾病、外傷や感染症などによる「急性の病態」を扱う医療であるが [1]、プレホスピタル（pre-hospital：病院前の直訳）では、従来のように傷病者や急病人が病院に到着するのを待つのではない。プレホスピタルでは、医師・看護師等がドクターヘリ、消防・防災ヘリコプター、ドクターカーに乗務し、緊急度・重症度の高い傷病者や急病人に対し、必要な資器材を持参して病院前救護（pre-hospital care）で"手当"を実施する。広義には地震や津波に起因する災害医療（災害派遣医療チーム：Disaster Medical Assistance Team：DMAT）も含まれる。

1. プレホスピタルの活動場所

　プレホスピタルの主な活動場所は、自然災害が起こりがちな海・山・川等、道路、工場、造船所、漁港、事故車両（自動車・トラック・電車・バス）、洋上などさまざまである。天候も晴天・雨天・降雪・凍結もあり、環境は交通量の多い高速・幹線道路、電車・線路内、高所・地下、狭隘・高さ制限、有害ガスの発生リスク場所など多岐にわたる。それに加えて、現場活動中の二次災害も考慮しなければならない。病院内の医療活動と違い、車内振動、現場の騒音も発生する。呼吸音や腸蠕動の聴診はまわりの騒音にかき消されてしまう。また、絶対の安全が担保されない危険な場所・空間・時間も存在し、清潔な環境空間が保ちにくい場合もあり、傷病者や急病人からの感染リスクもある。

2. プレホスピタルの対象者

　乳幼児や児童、青年、成人、高齢者はもとより妊婦など、さまざまな対象者への対応が求められる。現場でも、発達段階に応じた急変対応や急変の予防、気道確保や酸素療法、静脈路確保、吸引、外傷手技等に精通していることが求められる。さらに、アドバンス・ケア・プランニング（advance care planning：ACP）の確認や尊重、在宅と病院をつなぐ架け橋などの役割もある。

プレホスピタルと救急看護　19

3. プレホスピタルの環境

現場では、病院内と違って電子カルテ等を利用して患者情報を収集することはできない。個人情報はおろか全体像もつかめない、情報の混乱・錯綜が発生することがある。また、快適な治療空間や潤沢な医療材料もなく、十分な医療従事者が揃うマンパワーはない。簡易的な超音波（エコー）検査はできるが、高度な画像診断（CT・MRI・X線等）もないため、限られた資器材にて必要な救急処置を、短時間かつ確実に実施できることが求められる。

4. フライトナース・グラウンドナース

通常、傷病者や急病人が発生しても、病院に到着するまで治療が開始できず待つことしかできない。しかし、一刻を争う緊急度や重症度が高い状況では、一分一秒の遅れが生命予後や後遺症の残存を左右しかねない。

プレホスピタル領域の特徴として、医師・看護師が病院を飛び出して傷病者や急病人の元に行く病院前救護活動があり、移動や搬送手段としてair ambulanceであるドクターヘリ（Doctor-Heli）、緊急走行できる緊急自動車（ドクターカー）がある。そして、ドクターヘリに搭乗する看護師をフライトナース、ドクターカーに乗務する看護師をグラウンドナースと呼ぶ。ドクターヘリやドクターカーには、初期治療に必要な医療機器や医薬品、衛生材料が装備・搭載されており、いち早く現場から治療を開始できる。

救急医療を熟知・精通した医師（1～2名）と、1名のフライトナースまたはグラウンドナースの組み合わせで活動することが多い。例えば、外傷の救急初期診療では傷病者や急病人の生命を守るために、生理学的徴候の異常を迅速に評価し、異常があれば直ちに治療を開始するアプローチ（Primary Survey）やバイタルサインの情報を現場から発信することで、病院到着後の検査や治療を一部省略・前倒しするシームレスな医療が展開できる。これにより、医療介入・決定的治療までの時間短縮、現場からの高度な医療の提供、治療方針決定の前倒し等の複合的な効果がある。

病院前救護活動という限られた医療者、医療機器、医薬品、時間的制約が生じる環境下で活動に従事するフライトナースまたはグラウンドナースの役割は、致死的病態における緊急医療の実施・介助、フィジカルアセスメント、末梢静脈路の確保、薬剤投与、資器材管理、医薬品の管理、患者の情報収集、活動記録、家族対応、現場活動の指揮・統制、安全管理、多職種連携（コミュニケーション）、搬送順位決め、適切な医療機関への搬送と多岐に渡る。帰院後も医薬品や衛生材料の補充、伝票の記載、出動記録等の整理を行い、次の出動に備える体制を整えておくことが重要である。

5. 多職種連携とコミュニケーション能力

傷病者が多くなるほど、消防・警察・関係機関との多職種連携が求められ、高いコミュニケーション能力が必要となる。ここでのコミュニケーション能力とは、指揮命令系統を理解し個人の単独判断・行動することなく協働できることをいう。

プレホスピタル活動のフローチャートとして、要請内容が内因性か外因性、成人か小児であろ

図1 ABCDの順に治療に介入するABCDアプローチ

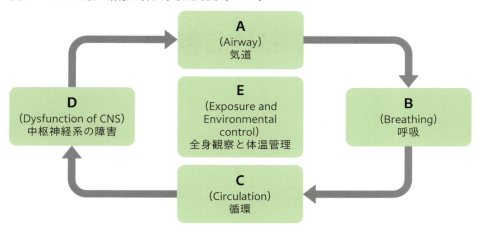

うと、あるいはどんな主訴・症状であろうと、まず傷病者と接触したら第一印象の評価を行う（心肺停止または呼吸停止の場合は、直ちにBLS/ACLSを開始する）。

ファーストステップとして、生命維持にかかわる生理学的な異常の早期発見を目的にPrimary Survey評価を行う。そして、異常を認知した場合、迅速な治療介入と再評価を含んだ診療アプローチ（ABCDアプローチ）を開始する[3]。

AはAirway（気道）、BはBreathing（呼吸）、CはCirculation（循環）、DはDysfunction of CNS（意識）、EはExposure and Environmental control（脱衣と外表・体温）による観察・治療介入である（図1）。これらはすべて生命を維持するのに重要で、特にABCの異常に対しては蘇生（気道・呼吸・循環の安定化）を最優先とする。

次に、セカンドステップ（Secondary Survey：詳細な身体所見・検査）に進むが、プレホスピタルで鑑別診断や治癒は目指さない。あくまでも一時的な救命処置にとどめ、病院到着までの搬送に耐えうる必要最小限の医療処置にとどめる。

救急看護師はあらゆる内因性疾患・外因性疾患、小児・妊産婦・周産期に対応するために、現場で必要な傷病者観察や処置に必要な解剖学的知識および生理学的知識を熟知する必要がある。また、モニター上のバイタルサインのみに気を取られるのではなく、自分の五感をフルに活用して、見て・聞いて・感じて評価していくことが大切である。そして、Primary Surveyに治療介入を含めたABCDEアプローチを展開できる初期対応技術を身につけておくと、切迫した場面でも落ち着いて対応することができる。

引用文献

[1] 日本病院前救急診療医学会，日本在宅救急医学会，臨床教育開発推進機構監修，グラウンドナースガイドブック編集委員会編：グラウンドナースガイドブック－看護師の病院外救急活動－．へるす出版，東京，2023：5-8．

[2] 厚生労働省DMAT事務局：DMATとは．http://www.dmat.jp/dmat/dmat.html（2024.9.2アクセス）

[3] 志馬伸朗監修，三谷雄己著：みんなの救命救急科．中外医学社，東京，2022：2-11．

第 1 章 ● 救急看護の特徴

災害急性期における救急看護

黒﨑 祐也

災害の定義

　日本における災害は、災害対策基本法で「暴風、竜巻、豪雨、豪雪、洪水、崖崩れ、土石流、高潮、地震、津波、噴火、地滑りその他の異常な自然現象又は大規模な火事若しくは爆発その他その及ぼす被害の程度においてこれらに類する政令で定める原因により生ずる被害」と定義されている[1]。

　また、Gunnは「重大かつ急激な出来事による、人間とそれを取り巻く環境との広範囲な破壊の結果、被災地域がその対応に非常な努力を必要とし、時には外部や国際的な援助を必要とするほどの大規模な非常事態のこと」と定義している[2]。

　つまり、災害はさまざまな原因により社会に大きな破壊をもたらすことで人々の生命や生活、社会構造に大きな影響を及ぼし、さまざまな団体から連携した支援が必要となる事態と言える。災害は、原因により、自然災害、人為災害、特殊災害に分類される（表1）。

表1　災害の種類の具体例

自然災害	地震、津波、台風、洪水、干ばつ、火山噴火、土砂崩れ、雪崩、森林火災、異常気象による熱障害など	
人為災害	大規模な交通事故	航空機、列車、バス、船舶、高速道路など
	工場等の大事故	火災・爆発、化学物質漏洩、原発事故など
	紛争	戦争、内戦、難民紛争
	CBRNE災害	chemical（化学）、biological（生物・細菌・ウイルス）、radiological（放射性物質）、nuclear（核）、explosive（爆発物）
特殊災害	特殊な環境下で対応が必要となるもの：CBRNE災害のほか、海上災害、航空災害、山岳地帯での災害など	
複合災害	自然災害・人為災害・特殊災害の3つが複合的に起こるもの	

救急看護と災害看護の違い

　救急看護は通常、医療機関の患者受け入れ能力（医療資器材やマンパワー）が患者数を上回る状況で展開される。

　一方、災害看護は、災害発生後に医療機関で受け入れる患者数が、医療機関の受け入れ能力を上回る「需要と供給のアンバランスが生じている状況」で展開される看護実践である。災害看護には、災害発生直後から時間経過とともに変化する医療・保健ニーズに対応しつつ、平時から減災を目的に取り組む体制整備などの準備も含まれる。（図1）

災害サイクル

　災害サイクルとは、災害発生から復興・平時となり、再び災害が発生する時間的経過をサイクルとして捉えた概念である。このサイクルでは各期をフェーズ（phase）と呼び、災害発生後の各フェーズにおいて人に及ぼす影響や医療・看護の特徴（図2）を包括的に把握することにより、災害への対処を円滑に進めることができる。

図1　救急医療と災害医療のイメージ

A 救急医療のイメージ

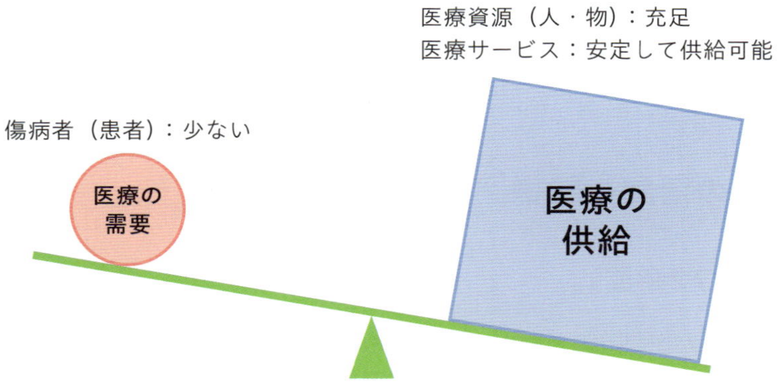

医療資源（人・物）：充足
医療サービス：安定して供給可能

傷病者（患者）：少ない

医療の需要

医療の供給

B 災害医療のイメージ

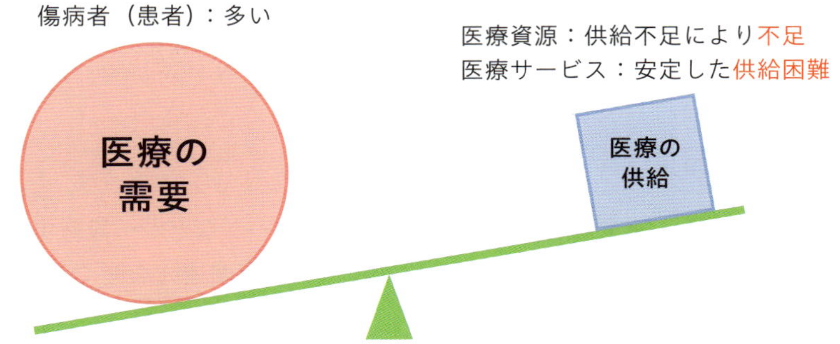

傷病者（患者）：多い

医療資源：供給不足により不足
医療サービス：安定した供給困難

医療の需要

医療の供給

第1章　救急看護の特徴

災害急性期における救急看護　　23

図2 災害サイクル

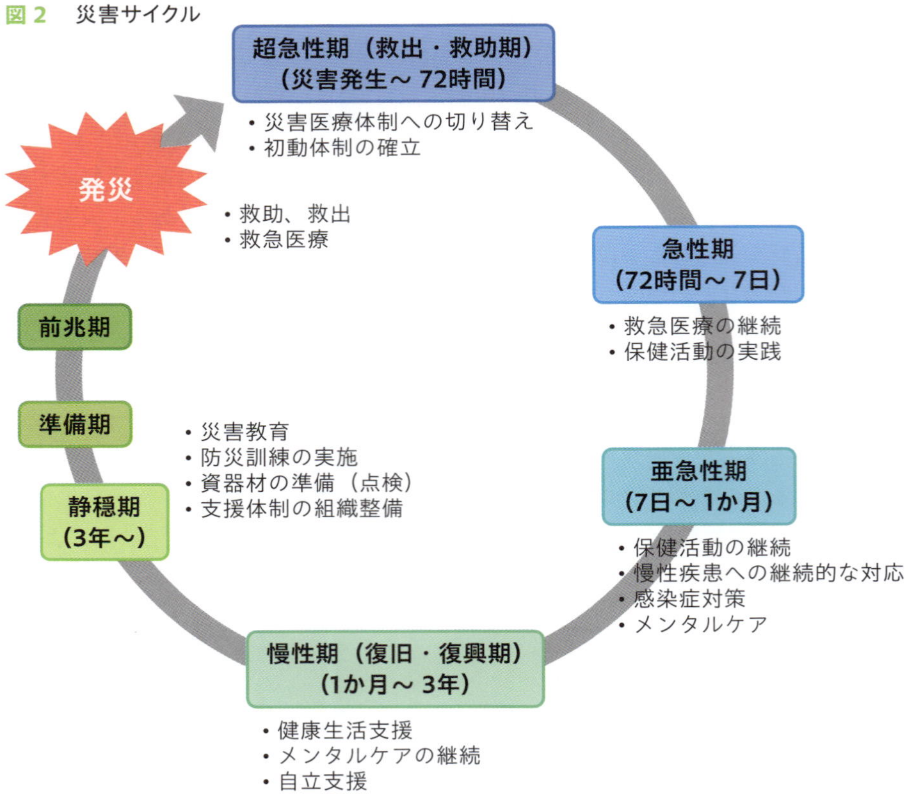

超急性期（救出・救助期）
（災害発生〜72時間）
・災害医療体制への切り替え
・初動体制の確立

発災

・救助、救出
・救急医療

前兆期

準備期

静穏期
（3年〜）

・災害教育
・防災訓練の実施
・資器材の準備（点検）
・支援体制の組織整備

急性期
（72時間〜7日）
・救急医療の継続
・保健活動の実践

亜急性期
（7日〜1か月）
・保健活動の継続
・慢性疾患への継続的な対応
・感染症対策
・メンタルケア

慢性期（復旧・復興期）
（1か月〜3年）
・健康生活支援
・メンタルケアの継続
・自立支援

災害超急性期・急性期の活動の特徴

1. 超急性期（災害発生〜72時間）

　災害発生直後は、人的・物的被害が把握困難である。医療機関は初期対応組織（災害対策本部）を立ち上げ、被害状況の情報収集や関係機関への連絡が必要となる。これと並行し災害により発生した被災傷病者の救命に向けて、災害発生時の基本コンセプトであるCSCATTT（**表2**）に基づき初動体制を確立する。また、被災地内の医療機関は多数の被災傷病者を受け入れ、緊急度・重症度をもとに、できる限り多くの傷病者に根本治療が行えるよう救急医療を行う。

2. 災害急性期（72時間〜7日間）

　災害による被害の全貌が明らかになり、重症患者の救出・救助、トリアージなどが一段落する時期である。新たな被災傷病者への対応機能を維持しつつ、二次災害や災害関連死を防ぐため、災害前の日常の医療レベルに近づけることが目標となる。

表2　災害時の基本原則：CSCATTT

Command and control	指揮・統制	医療管理項目
Safety	安全	
Communication	情報伝達	
Assessment	評価	
Triage	トリアージ	医療支援項目
Treatment	治療	
Transport	搬送	

CSCATTT（災害対応のための体系的アプローチ）

1. CSCA＝医療管理項目

　CSCATTTとは、災害発生時の災害現場や病院における初動体制構築の7つの基本原則の頭文字を集めたもので、災害発生時に有効な概念である。平時の診療から災害対応に切り替え、この基本原則に基づいて全職員で対応することが重要となる。

　災害発生時の対応として、①「C：Command and control（指揮・統制）」では災害対策本部など指揮命令系統を確立し、災害対応にあたる各部門の指揮・統制を行う。この際に指揮者の決定とともに対応にあたる人員の役割分担を行い、各部門の被災・診療状況などの情報を集約する。

　次に、②「S：Safety（安全）」では、災害後に生じた危険個所など安全に関する情報に基づき二次災害を回避し活動する。

　③「C：Communication（情報伝達）」は、使用可能な情報伝達ツール（院内PHS、無線、衛星携帯等）を活用し、災害対応に向けて安全や医療情報の集約と共有を行う。

　④「A：Assessment（評価）」では得られた情報をもとに、組織体制や安全確保や通信手段の確立などを評価し、行動内容の修正や今後の活動方針を決定する。

2. TTT＝医療支援項目

　CSCAの確立後に、医療支援として、⑤「T：Triage（トリアージ）」は、より多くの傷病者の救命に向け、緊急度と重症度から順位付けを行う。

　これに基づき、⑥「T：Treatment（治療）」では、傷病者の生理学的機能の安定化を目的に、根本治療を行う医療機関への搬送を念頭においた安定化治療を行う。

　⑦「T：Transport（搬送）」では、安定化治療を継続し適切な医療機関に搬送するが、災害時は搬送車両が限られる場合が多く、本部と緊密に連携をとり、迅速な搬送が重要となる。

トリアージ

　トリアージとは、人的・物的資源に制限がある状況下で最大多数の救命を目的に、治療・搬送の優先順位をつける行為である。主に医師・看護師により行われるが、トリアージの条件は、①多数の傷病者が同時に発生する状況であること、②人的・物的に対応能力が不足しており、複数の傷病者の処置や搬送を同時に行えずに優先順位をつける必要がある状況であることの2点である。

1. トリアージカテゴリー

　日本における災害時のトリアージは、以下の4段階に分類される。
① ████ 緊急治療群（赤）：区分Ⅰ
　気道の異常（窒息など）、呼吸の異常（緊張性気胸など）、循環の異常（大量出血、ショックなど）、意識の異常（頭部外傷で意識障害など）で生理学的機能が不安定で、緊急で処置を必要とする群。
② ████ 非緊急治療群（黄）：区分Ⅱ
　バイタルサインが安定しており、治療開始が遅れても生命に危険がない群。入院治療は必要であるため、待機中の重症化に注意が必要である。
③ ████ 治療不要もしくは軽処置群（緑）：区分Ⅲ
　軽微な傷病で専門的な治療が不要な群。
④ ████ 死亡もしくは救命困難群（黒）：区分0
　心肺蘇生で救命が困難か、すでに死亡していると判断できる群。

2. トリアージの種類

　トリアージの方法は一次トリアージと二次トリアージに分類される。トリアージの実施後は、受傷度や処置内容、トリアージ実施者をトリアージタグ（図3）に記載し、傷病者管理を行う。

1）一次トリアージ

　災害現場で最初に行われ、簡便で多数の傷病者を短時間でふるい分けることに適しているSTART（simple triage and rapid treatment）法（図4）が広く用いられている。
　START法は、①歩行の可否、②呼吸の有無、③呼吸数の測定、④脈拍の触知、⑤意識の確認の5段階で構成され、いずれも短時間で可能である。

2）二次トリアージ

　一次トリアージで分類された傷病者をより詳細に観察し、優先順位を並び替えるなどトリアージの精度を上げる手技である。わが国では複数の方法があるが、生理学的解剖学的評価法（physiology and anatomical triage：PAT法、図5）が広く使用される。

トリアージの精度を高めるために、気道・呼吸・循環・意識の生理学的所見を観察し（第1段階）、頭部から四肢までの観察を系統的に行い（第2段階）、重症化につながる病態を判断する。身体観察で重篤な所見がない場合でも、受傷機転（第3段階）、要配慮者・災害弱者（第4段階）の項目に該当すれば、必要に応じトリアージカテゴリーを待機的治療群とする。

図3　トリアージタグ

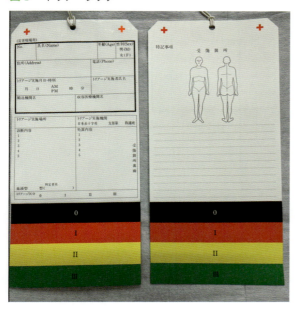

図4　START法

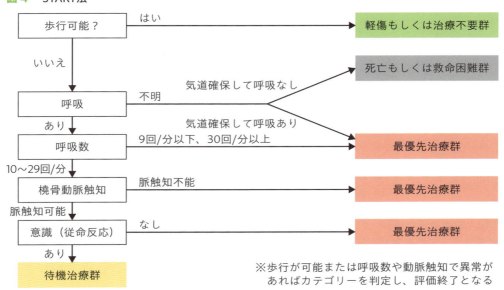

図 5　PAT法

第 1 段階：生理学的評価

> 意識：JCS 二桁以上・GCS 8 点以下
> 呼吸：30回/分以上・9回/分以下
> 循環：脈拍120回分以上または50回/分未満、収縮期血圧90mmHg未満または200mmHg以上
> SpO_2：90%未満、その他ショック症状

第 2 段階：解剖学的評価

> 頭蓋骨骨折、顔面・気道熱傷、緊張性気胸、気管・気道損傷、心タンポナーデ、血気胸、フレイルチェスト、開放性気胸、腹腔内出血・腹部臓器損傷、両大腿骨骨折、上位脊髄損傷、デグロービング損傷、クラッシュ症候群、重要臓器に至る穿通外傷、専門医の治療を要する切断肢・熱傷

第 3 段階：受傷機転

> 体幹部または 1 肢以上の挟圧（4 時間以上）、爆発、高所からの墜落、異常温度環境、有毒ガス発生

第 4 段階：要配慮者（災害弱者）

> 女性、高齢者、旅行者（外国人）、子ども、障がい者、妊婦、患者、貧困者

初期治療における看護師の役割

　災害急性期の医療活動の目的は、災害現場から医療介入が行われることで、「防ぎ得た災害死」を回避することである。災害急性期の傷病者の多くは外傷を負っており、日常的に医療機関で用いられている『外傷初期診療ガイドライン』（JATEC）や『外傷初期看護ガイドライン』（JNTEC）の手技を用い、気道・呼吸・循環の安定化に向けた蘇生処置や、創洗浄と縫合、骨折固定が行われる。

　災害発生時に行われるこれらの診療は、モニターなどの医療機器や衛生材料など医療資源が限られた環境下で行われることが多い。看護師は各病態に行われる処置の適応と手順を熟知すると同時に、フィジカルアセスメントを繰り返し行い継続的な観察をするとともに、傷病者の些細な変化にも対応し安定化の維持に努める必要がある。

引用文献

1　内閣府：災害対策基本法（昭和三十六年法律第二百二十三号）第一章総則，第二条一．
　https://laws.e-gov.go.jp/law/336AC0000000223/（2024.9.2アクセス）

2　Gunn SWA 著，鵜飼卓，山本保博訳：災害医学の学術的論拠－新しい理念．救急医学 1991；15（13）：1721-1725．

参考文献

1．宮田昭：災害医療の特徴．竹下喜久子編著，系統看護学講座 統合分野 看護の統合と実践［3］災害看護学・国際看護学，医学書院，東京，2010：35-45．

2．山崎達枝：災害サイクル各期における看護活動．酒井明子，菊池志津子編，災害看護－看護の専門知識を統合して実践につなげる 改訂第3版，南江堂，東京，2018：117-126．

第 1 章 ● 救急看護の特徴

救急患者と家族の特徴

救急患者の
身体・心理・社会的特徴

福島 綾子

救急患者の身体的特徴

　救急医療・看護を必要とする患者の特徴の一つは、突然の発症であるという点である。心筋梗塞や脳卒中など、突然に疾患が発生する場合や、これまではコントロールできていたり、顕在化していなかった慢性疾患の症状が急激に悪化したりした場合も、急性症状として知覚される。

　また、交通事故や災害、不慮の事故などに遭遇したことによる外傷やけがに見舞われることもある。これらの多くが、患者本人にとっては予期せぬ突然の出来事であり、身体的にも心理・社会的にも影響を及ぼす大きな要因となる。

　救急患者の体験している急性症状に対しては早急に対応しなければ生命の危機的状態に陥る可能性が高いことも多く、救急患者は緊急度が高い状態にある。一方で、症状に対して適切な治療・処置が行われれば早期に症状が回復・改善し、これまでの日常生活に復帰することも可能なこともある。

　急性症状の程度は、患者の緊急度・重症度を判断するための重要な要素ではある。しかし、救急患者の中には、入院を必要としない軽症患者も多く含まれており、体験している症状の程度が緊急度・重症度と必ずしも一致するわけではない。患者の主観的な情報である主訴だけでなく、これまでの生活歴や既往歴、患者の年齢などの基本情報をもとに適切に判断しなければならない。しかし、実際には得ることのできる情報が限られていることが多かったり、病態や症状によっては患者自身が自らの体験している苦痛を適切に訴えることができなかったりする場合もあり、少ない情報から判断を求められることもある。

　救急患者の身体的状況を理解するためには、疾患そのものによる意識・呼吸・循環や代謝への影響だけでなく、治療に伴う影響、さらには疾患によって呼吸・循環機能低下が起こっていることによる全身への影響など、それぞれを関連づけて解釈していく必要がある。

　さらに、対象となる診療科は多岐にわたり、詳細な検査の結果がわかっていないこともある。根本的な原因に対する治療が開始されていないこともあるため、診断のついていない不安定な状態であることを念頭におきながら、患者の病態変化の可能性を予測しながら経時的に観察を行う。救急患者の体験している症状は多種多様である（表1）【1】。また、それらの症状によって患者はさまざまな苦痛を体験している。

　救急医療・看護では、これらの症状を緩和するためのケアが行われる。しかし、救急患者の生命の危機的状況に対して行われる治療・処置は侵襲度の高いものも多く、行っている治療・処置そのものが患者の苦痛となることもある。治療の効果は高いが、副作用や合併症のリスクも大き

表1　救急相談で多い症例

呼吸困難、動悸、意識障害、けいれん、頭痛、胸痛（非外傷性）、背部痛、発熱、腹痛、嘔気・嘔吐、めまい、しびれ／麻痺、腰痛、固形物誤飲、外傷　など

総務省消防庁：緊急度判定プロトコル ver.3 ④救急現場．を参考に作成
https://www.fdma.go.jp/mission/enrichment/appropriate/items/kyukyu.pdf（2024.9.2アクセス）

いため、治療による影響についても適切に評価しなければならない。

　24時間、どんなとき、どんな場所、どんな対象者も急性症状が発生する。しかし、季節や時間帯によっても起こりやすい症状や対象に特徴が見られることもある。例えば、心筋梗塞や脳卒中などの心血管系の疾患の発症は、急激な気温の変化などの影響を受けることがある。また、2020年に世界的大流行となった新型コロナウイルス感染症の影響もあり、近年は救急相談の行われることの多い症状として、発熱が上位を占めている[2]。このように、救急患者の発生は社会情勢によっても影響を受けることがある。

救急患者の心理的特徴

　救急患者のほとんどが、心理的に不安定な状態にある。通常の時間内に病院を受診する人と異なり、救急患者全員が予定外に受診し、緊急での治療や処置を必要としている。その発症様式や、慣れない環境で診察や治療を待っているという状況から、「不安」や「恐怖」などの感情を抱いていることが多い。不安や恐怖はどちらも「恐れ」という感情がベースになっているものであるが、漠然とした特定の対象がない恐れの感情を「不安」、はっきりとした外的対象がある感情を「恐怖」と呼ぶ。

　救急患者の場合は、予期せぬ突然の発症や事故による受傷などにより、自分自身の体験している症状の原因がわからなかったり、この先のことが予測できなかったりするなど、情報が不足している。さらに、意識障害があったり、苦痛を伴う症状があったりする場合には、自らの状況を正しく理解することが困難となり、不安や恐怖が増大することが考えられる。一方で、起こった出来事に十分に対処ができていない場合は、感情や認知機能が抑制され、無反応な患者もいたりする。このように、救急患者は身体的症状を含めたさまざまな出来事（ストレッサー）による影響を受け、「心理的ストレス反応」を示すという特徴がある。心理的ストレス反応では、情動的反応として不安、恐怖、焦燥などのほか、落胆、無力感、悲嘆、いらだち、激怒、罪責感などの反応を示すことがある。また、あきらめ行動、ひきこもり、他者への攻撃行動などの行動反応も見られる。これらの意識的な行動は「コーピング」と呼ばれるが、無意識な行動として現れる防衛機制もまた、心理的ストレスに対する反応の一つである。これらのストレス反応は、緊急度や重症度によって規定されるものではない。たとえ身体的には軽症であったとしても、心理的に不安定になる可能性があることを理解した対応が必要である。反対に、患者自身の意識がなく、重篤な状態だったりする場合には、心理的ストレス反応がどの程度なのかを推し量ることが難しいこともある。

このような状況下で、救急患者は自らの治療にかかわるさまざまな意思決定を行わなければならないことも多い。救命のために必要な治療が、その後の生活や患者のQOLに大きな影響を及ぼしたり、患者の尊厳を脅かしたりする可能性もある。しかし、自らの治療に対する意思決定をするために十分な時間を確保することが難しいことも少なくない。また、救急患者とかかわる医療者の多くは初対面であることがほとんどで、患者の意思決定を支援するための社会的支持が不足しやすい。さらに、少ない情報をもとに重大な決定をしなければならないという状況も、患者の心理的ストレスを増大させる要因となる。場合によっては心理的危機状態に陥る可能性も高く、身体的側面だけでなく、心理的側面に対しても評価し、ケアしていく必要がある。

救急患者の社会的特徴

救急患者は突然の発症、受傷などにより受診や入院による治療・処置が必要な状態となっている。当然のことながら、すべての患者が事前に準備をすることができていない。そのため、救急患者は家庭や職場、地域で担っていた社会的役割が突然遂行できなくなることがある。また、これまでの日常生活にさまざまな制限がかかり、生活様式を大きく変えなければならないことも少なくない。急な入院等により治療を受ける環境は、これまでの患者の生活と大きくかけ離れており、患者自身は社会とのつながりが断絶してしまったような印象を持つこともある。

さらに、入院中は病態や治療上の影響から、セルフケアが低下した状態となる。これまでできていたセルフケアができなくなることは、患者にとって身体的・心理的苦痛を伴ったり、喪失を体験したりすることもある。救急患者の場合は、患者自身だけでなく医療チームも生命の危機的状況に対応することに重点をおきやすく、社会的問題に目が向けられにくいことも少なくない。そのため、意識的に患者の社会的苦痛に目を向け、情報収集していく必要がある。

救急患者を取り巻く社会的要因や環境も考慮する必要がある。単身世帯や独居高齢者、老老介護世帯などの問題は、救急医療・看護を必要とする患者に直接的に影響する問題である。社会的に孤立している患者も少なくないため、患者の治療に対する直接的なサポートが得られないだけでなく、治療方針を決定することが難しい場合には代理で意思決定をする人がいない場合もある。

さらに、患者の入院によって自宅に残された家族の介護や育児が必要なこともあり、行政等の支援を検討することも必要となる。救急患者の経済的問題についても、急な発症、治療により顕在化する可能性がある。患者が家族の経済的支柱だった場合には、その影響は患者個人だけでなく家族にも及ぶこととなる。このような症例では、医療ソーシャルワーカー（medical social worker：MSW）などと協力しながら、社会的側面からも支援していかなければ、患者自身が安心して治療を受けることができないこともある。

引用文献

1 総務省消防庁：緊急度判定プロトコル ver.3 ④救急現場．https://www.fdma.go.jp/mission/enrichment/appropriate/items/kyukyu.pdf（2024.9.2アクセス）

2 東京消防庁 救急部 救急医務課：9 プロトコル別で見た救急相談で多い症状（共通）．東京消防庁救急相談センター 統計資料（令和5年版），14．https://www.tfd.metro.tokyo.lg.jp/lfe/kyuu-adv/data/toukei.pdf（2024.9.2アクセス）

救急患者の身体・心理・社会的特徴　31

第 1 章 ● 救急看護の特徴

救急患者と家族の特徴

救急患者の家族の
身体・心理・社会的特徴

大野 美香

　突然の病気や事故により病院へ救急搬送された患者の家族は、患者と同様に危機的な状況に陥る。家族が危機に適切に対処できないと心理的負担を生じる場合もあり、家族への看護も非常に重要となる。ここでは、救急患者の家族の身体・心理・社会的特徴を述べる。

　はじめに、家族とは、親、子どもなど血縁者や婚姻による集まりのみならず、お互いに家族と考えている大切な人同士なども含まれるとされる。患者とともに生活し、患者が大切だと考えている人は家族と捉え、看護の対象となる。また、家族は一人ひとりの家族員が集まってお互いに影響し合うまとまりであるシステムと捉えられる【1】。家族システムの一員である家族員が病気や事故に遭うと、家族内の関係性や役割が変わり、家族システムに揺らぎが生じる。このように、看護師が患者のみではなく家族も看護の対象とするのは、患者の入院は家族システムへの影響が大きく、患者を含めた家族全体へのケアが必要だからである。

救急患者の家族の身体・心理的特徴

　救急患者の家族は、患者の突然の病や事故に驚き、危機的状態に陥る。家族が危機的状況に陥ると身体だけでなく心理にも影響を及ぼすため、ここでは家族の身体・心理的な特徴を関連づけて述べる。

1. ストレス

　救急患者の家族は、大切な家族メンバーの突然の病気や事故で大きな心理的ストレスを受ける。ストレスとは、「ある個人の資源に何か重荷を負わせるような、あるいは、それを超えるようなものとして評価された要求である」【2】と定義されている。愛する者の突然の病や死は強いストレスを感じる【3】とされており、ストレスを適切に対処できない場合に家族は身体・心理的な負担を感じるようになる。ストレスが加わった際はストレス反応として、身体的反応や精神的反応が現れる（表1）【4】。

　ラザルス（Lazarus）の心理的ストレス過程モデルを用いて、ストレッサーが加わった際のストレス反応が現れるまでの過程を示す（図1）。救急患者の病気や事故という出来事は患者の家族にストレッサーとして刺激が加わる。まず、家族はそのストレッサーを一次評価として、無関係、無害－肯定的、ストレスフルと認知する。次に、ストレッサーに対処するために、二次評価として不安を吐露したり、泣いたりして情動中心の対処をする場合と、情報収集して問題点を明らか

表1　ストレス反応

身体的反応	心理的反応
・発汗 ・筋緊張 ・動悸・めまい ・食欲不振 ・疲労感 ・心・血管疾患　など	・イライラ感 ・落ち着きのなさ ・憂うつ　など

近藤浩子：危機〈クライシス〉．吉松和哉，小泉典章，川野雅資編，精神看護学Ⅰ 精神保健学 第6版，ヌーヴェルヒロカワ，東京，2015：54-55．を参考に作成

図1　Lazarusの心理学的ストレス過程モデル

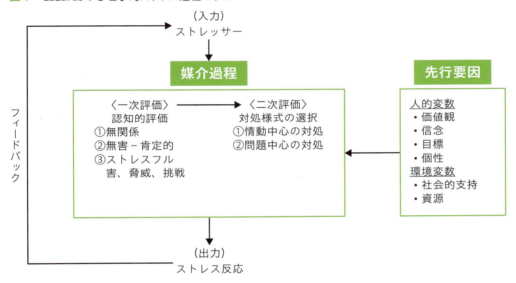

立野淳子：ストレス・コーピング理論．立野淳子編著，あらゆる場面で使える 救急・ICUナースのための家族ケア．メディカ出版，大阪，2024：18．より引用

にするなど問題中心の対処をする場合がある。これらの過程には、先行要因として、家族の価値観や信念などの人的変数や、社会的支持などの環境変数が影響する。

したがって、家族が感じるストレスは個別性があり、①何がストレッサーになっているのか、②そのストレッサーをどのように認知しているか、③その状況にどのような対処行動を取っているかの3つの視点で情報収集すること[5]が大切である。

2. 危機

家族は、患者の病気や事故により危機に陥る。家族危機とは、家族の基盤が継続できず、家族内の慣習的な役割や仕事が実行されず、家族の相互理解や思いやり、コミュニケーションやリーダーシップの機能が低下し、家族メンバーが適切な状態で機能できなくなる状況をいう[6]。

マッカバン（McCubbin）の二重ABC-Xモデルを用いて、家族が危機を認知し、対処する過程を時間軸で示す（図2）。患者の病気や事故は家族のストレス源（a）となり、家族の持っている個人の情緒的安定や家族内の人間性などの現存資源（b）やストレス源（a）の認知（c）（受け止め）により危機の捉え方が異なる（前危機段階）。

危機を認知した家族は、慣れない患者の入院サポートをするためストレス源の累積（aA）を経験し、対処の過程では既存の資源（b）に新規資源（B）である医療者などを動員（bB）して対応する。家族の認知（cC）は、危機をもたらした最も重大なストレス源の認知に追加的なストレス源（aA）の認知、また、新旧の資源（bB）や危機（x）の評価・再定義などのすべてに対する認知・意味づけを指す（後危機段階）。

家族危機に対処し、適応するのをサポートするには、家族が前危機段階にどのような資源を持っていて、ストレス源をどのように捉えているか、後危機段階でどのように対処しているかを情報収集するのが大切である。家族が危機に適応し、良好な適応へ向かうようなケアが必要となる。

3. ニード

家族が患者のサポートをするために必要とするニードがある。日本で開発されたCNS-FACE（Coping & Needs Scale for Family Assessment in Critical and Emergency care settings）【7】は家族のニードとコーピング（対処）の状況を数値化するものであり、2016年にはCNS-FACE Ⅱへ改定されている。CNS-FACE Ⅱを用いて、家族のニードとコーピング（対処）について解説する（表2）。CNS-FACE Ⅱでは31の項目について、看護師が家族の様子や言動、家族同

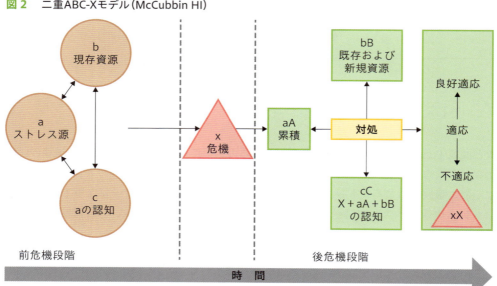

図2　二重ABC-Xモデル（McCubbin HI）

（McCubbin HI, Patterson JM：Systematic Assessment of Family Stress, Resource, and Coping, p.9, University of Minnesota, 1981. より）

小島操子：家族危機モデル．看護における危機理論・危機介入 第4版－フィンク／コーン／アグィレラ／ムース／家族の危機モデルから学ぶ－，金芳堂，京都，2018：87．より引用

表2 CNS-FACE IIのニードとコーピングの測定概念

ニード	
社会的サポート	医療者、家族、知人などの人的、社会的リソースを求めるニード サポートの中でも、社会的サポートシステムを志向するようなニード
情緒的サポート	自己の感情を表出することによってそれを満たそうとするニード サポートの中でも情緒的表現を通して、それを受けとめてもらったり、対応してもらいたいと、意識的あるいは無意識的に表出されたもの
安楽・安寧	家族自身の物理的・身体的な安楽・安寧・利便を求めるニード
情報	患者のことを中心にしたさまざまなことに関する情報を求めるニード
接近	患者に近づき、何かしてあげたいと思うニード
保証	患者に行われている治療や処置に対して安心感、希望などを保証したいニード

コーピング	
情動的	ストレスフルで苦痛をもたらす厄介な問題に対し、情動反応を調節していくこと 直接的な問題解決にはつながらないが、情動をコントロールすることによってストレスフルな状況を軽減させようとする対処
問題志向的	ストレスフルで苦痛をもたらす厄介な問題を巧みに処理し、変化させていこうとする対処 その問題を直接的に解決するようなさまざまな行為を含む

山勢博彰：CNS-FACE II について．より引用
http://ds26.cc.yamaguchi-u.ac.jp/~cnsface/user/html/about.html （2024/9/2アクセス）

士の会話などを観察して、客観的に評価することで家族のニードやコーピングを把握しケアにいかす。この測定概念を使用した研究において、①入院期間全体でのニードは、接近のニードが最も高く、次に情報と保証のニードで、安楽・安寧が最も低い、②入院期間全体でのコーピングは情動的コーピングより、問題志向的コーピングが高い、③構造方程式モデリングでは、「患者との相互関係上のニード」である情報・接近・保証のニードは問題志向的コーピングに、「自己の安定性を維持するニード」である情緒的・社会的・安楽、安寧のニードは情動的コーピングに高い影響を与えていた[7,8]。

　このように、家族のニードはさまざまであり、時期により変化するもののため、適宜ニードとコーピングを把握して対応するのが望ましい。

4. 悲嘆

　救急患者は重篤なことも多く、生命危機に陥る可能性も高い。患者が亡くなる場合に家族は悲嘆を体験する[9]。大切な人の死は家族にとって強い悲しみとなり、悲嘆反応（表3）により対応するが、十分に対応できない場合は悲嘆が遷延したり、身体・心理的に不調を呈したりすることがある。また、死が近いと予測されるときに死別の前から生じる悲嘆は予期悲嘆とされる[10]。家族が患者の死を予期したり、実際に死を体験したりするとその体験に適応するために、悲嘆を受け入れ、消化していくグリーフワーク（悲嘆作業）が必要である[11]。グリーフワークでは、悲しみを表出したり、患者への思いを語ったりするのが望ましく、医療者は家族の悲嘆

表3　悲嘆反応の主な特徴

感情	悲しみ、ショック・衝撃、感情の麻痺、怒り、罪悪感 自責の念、不安、孤独感、消耗感、無力感など
身体感覚 （症状）	お腹が空っぽな感じ、胸の締め付け、喉のつかえ 音への敏感さ、息苦しさ、体力の衰え、口渇など
認知	死を信じられない、混乱、故人へのとらわれ 故人がいるという感覚、幻覚など
行動	泣くこと、ため息をつくこと、うわの空、休みなく動き続けること 故人を思い出すものの回避など

ウォーデン，J.W.（2008/2015），山本力（監訳），上地雄一郎，桑原晴子，濱崎碧
（訳），悲嘆カウンセリング．臨床実践ハンドブック．P.12-104．誠信書房を元に作成）

藤本理恵，岡林志穂：悲嘆ケア．日本クリティカルケア看護学会，日本救急看護学会監修，立野淳子，山勢博彰，山勢善江，他編，救急・集中ケアにおける終末期看護プラクティスガイド，医学書院，東京，2020：77-85．より引用

反応を観察し、悲嘆を受け止め、適応できるようにサポートする必要がある。

救急患者の家族の社会的特徴

1. 代理意思決定

　救急患者は重篤な状態となり、治療中の鎮静薬の使用などにより、自らで治療やケアの選択について意思決定できない場合がある。その際は家族が患者の代理で病状説明を受け、治療やケア内容の選択を迫られる。患者の代理で意思決定を行うのは家族にとってストレスとなり、心理的負担を感じる。

　患者の治療やケア方法を決定する過程として、厚生労働省は『人生の最終段階における医療・ケアの決定プロセスに関するガイドライン』を提示している【12】。ガイドラインでは、人生の最終段階を想定しているが、重篤な救急患者の場合にも参考にできる。医療・ケアの決定は基本的に患者本人の意向を聴くことが大切であるが、それが難しい場合は患者の意思を家族や医療者が想起し、事前の様子から意思を汲み取り、決めるのが望ましい。患者の意思が確認できない場合は、意思決定の流れ（図3）に沿って、家族や医療者が患者の意思を推定し、患者のためによりよい治療やケアが選択できるよう、家族のサポートを行う。

2. 経済的問題

　突然の患者の病気や事故により、家族は入院のサポートをしなくてはならない。多くの家族が初めて体験することであり、戸惑いが大きい。また、救急患者の治療には高額な費用がかかることも多く、金銭面への不安も大きくなる。そのため、看護師は医療ソーシャルワーカー（MSW）と連携して経済的問題へのサポートができるようにする。

図3 意思決定支援や方針決定の流れ

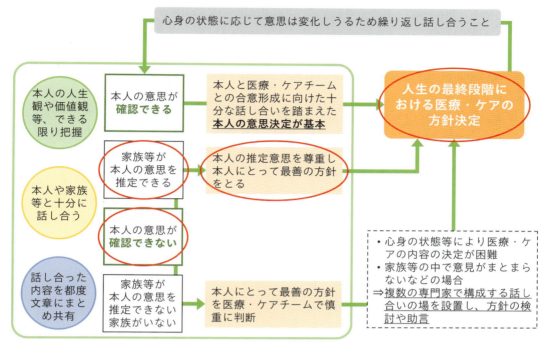

厚生労働省：令和3年度介護報酬改定の主な事項について．より引用
https://www.mhlw.go.jp/content/12300000/000727135.pdf（2024/9/2アクセス）

引用文献

1. Wright LM, Leahey M. Nurses and families：a guide to family assessment and intervention. F.A. Davis Company, Philadelphia, 2009：19-46.
2. 林峻一郎編・訳：ストレス・コーピング－ラザルス理論への招待．星和書店，東京，2008：18-42.
3. リチャード・S・ラザルス，スーザン・フォルクマン著，本明寛，春木豊，織田正美訳：ストレスの心理学－認知的評価と対処の研究．実務教育出版，東京，2014：3-24.
4. 近藤浩子：ストレスと対処．吉松和哉，小泉典章，川野雅資編，精神看護学Ⅰ 精神保健学 第6版，ヌーヴェルヒロカワ，東京，2015：54-55.
5. 立野淳子：ストレス・コーピング理論．立野淳子編著，あらゆる場面で使える 救急・ICUナースのための家族ケア，メディカ出版，大阪，2024：15-19.
6. 小島操子：看護における危機理論・危機介入 第4版－フィンク／コーン／アグィレラ／ムース／家族の危機モデルから学ぶ－．金芳堂，京都，2018：85-91.
7. 山勢博彰：重症・救急患者家族のニードとコーピングに関する構造モデルの開発－ニードとコーピングの推移の特徴から－．日本看護研究学会雑誌 2006；29（2）：95-102.
8. 山勢博彰：CNS-FACE Ⅱについて．http://ds26.cc.yamaguchi-u.ac.jp/~cnsface/user/html/about.html（2024.9.2アクセス）
9. 藤本理恵，岡林志穂：悲嘆ケア．日本クリティカルケア看護学会，日本救急看護学会監修，救

急・集中ケアにおける終末期看護プラクティスガイド，医学書院，東京，2020：77-85.

10 大山祐介：悲嘆理論・悲嘆ケア．立野淳子編著，あらゆる場面で使える　救急・ICUナースのための家族ケア，メディカ出版，大阪，2024：33-41.

11 Abbott KH, Sago JG, Breen CM, et al. Families looking back：one year after discussion of withdrawal or withholding of life-sustaining support. Crit Care Med 2001；29（1）：197-201.

12 厚生労働省：人生の最終段階における医療・ケアの決定プロセスに関するガイドライン．https://www.mhlw.go.jp/file/06-Seisakujouhou-10800000-Iseikyoku/0000197721.pdf（2024.9.2アクセス）

第 2 章

救急患者・家族の
アセスメント

第 2 章・救急患者・家族のアセスメント

救急初療時のアセスメント
（状況判断と諸症状の見方）

増山 純二

　初療室、救急外来は患者の情報が少ない中で迅速な対応が求められており、臨床判断をするうえでフィジカルアセスメントが重要となる。救急車で来院する患者においては、救急隊の情報からアセスメントして来院前の準備を行い、来院後は救急車から降りてきた患者の第一印象を見る。初療室に入ってからは、モニタリングをしながら一次評価の観察を行い、緊急度の判断から救急処置の実施や準備、また、場の調整（医師、看護師との情報共有、ベッドの調整、物品等の調整）を行う。続いて、問診、身体所見の二次評価から疾患の予測を行い、一次評価の生理学的徴候と統合して緊急度の判断を行い、救急処置や場の調整を追加して行う。

　さらに、疾患予測のもと検査を準備・実施する。検査データや医学診断、治療方針の決定など医師と共有し、病態アセスメントを行い、継続観察や症候緩和、治療の準備、手術室・カテーテル室・ICU・病棟への移動の準備、調整を行う。

　本稿では、第一印象や一次評価、二次評価の観察の方法、フィジカルアセスメント、看護ケアの実施について解説する。また、医学診断後に病態アセスメントを行い看護問題（共同問題）を抽出し、看護計画を立て実施する思考についても解説する。

第一印象の観察とアセスメント

　第一印象では、重症感を見るために3～5秒の一瞬で見た感じで評価する。“ぱっと見”の重症感として「emergency」「sick or not sick」と表現することもある。呼吸、循環、意識・外見を観察（表1）する。患者の表情を見ながら「わかりますか」などと声をかけ、気道と意識の確認を行い、同時に頸部、胸部を見て、呼吸数や呼吸補助筋の使用の観察を行う。橈骨動脈を触知し、触知の強弱、脈拍数、皮膚所見（冷感、冷汗、蒼白）を確認し、循環と体温の観察を行う

表1　第一印象の観察

呼吸	気道は開通しているか 呼吸の異常はないか（頻呼吸、呼吸補助筋の使用）
循環	ショック徴候（頻脈、冷感、冷汗、顔面蒼白）
意識・外見	意識レベルの低下、外見におかしいところはないか （皮膚紅潮、視点が合わない、苦悶表情）

（図1）。呼吸、循環、意識・外見の1つでも異常があれば重症感あり（emergency）と判断する。
　判断後は場の調整として、医師とその他の看護師と共有し、入室前に準備したベッド、物品の確認や調整を行う。救急隊の情報から軽症と判断した場合でも、来院後の患者の第一印象で重症感ありと判断した場合は、その他の看護師と共有し、緊急度の高いベッドへ変更し、救急カートなどの準備を行い、蘇生できる環境を整備する。

一次評価の観察とアセスメント

　生命を維持していくためには、酸素供給のしくみを維持しておく必要がある。そのためには、大気中の酸素が気道を通して取り込まれ、肺でガス交換が行われ、心臓の働きによって酸素が全身に供給される必要がある。また、脳の働きは重要であり、酸素供給が維持されることで、気道、呼吸、循環の働きが可能となり、酸素供給のしくみが形成される（図2）。これらの酸素供給がうまく機能できなければ、生命が脅かされ、緊急度が高くなる。

図1　第一印象をみるとき

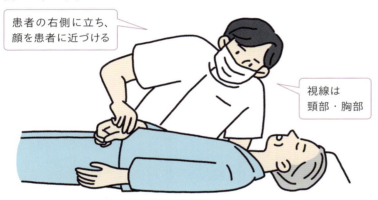

図2　酸素供給のしくみ

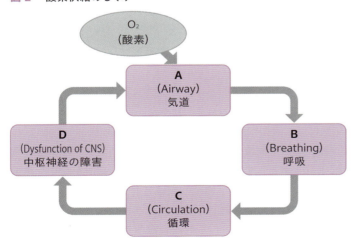

救急初療時のアセスメント（状況判断と諸症状の見方）

表2　一次評価の観察

Airway：気道（A）	気道閉塞の有無［発声の有無・高調性の連続性副雑音（stridor）、シーソー呼吸・陥没呼吸］
Breathing：呼吸（B）	呼吸数、呼吸補助筋の使用、異常呼吸、頸静脈怒張
Circulation：循環（C）	橈骨動脈の触知程度、脈拍、四肢の冷感・冷汗・蒼白 CRT、チアノーゼ
Disability of CNS 中枢神経（D）	意識レベル：JCS・GCS 瞳孔所見：瞳孔の左右差・対光反射
Exposure and Environmental control 脱衣と外表・体温（E）	低体温、高体温、外観（外傷）

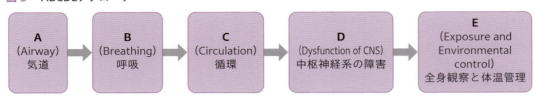

図3　ABCDEアプローチ

　酸素供給のしくみが破綻されていないかを観察する方法として一次評価の観察（表2）を行う。これを「ABCDEアプローチ」（図3）という。ABCDEアプローチとは、生命維持のための酸素供給のしくみに基づいて観察する手順である。酸素が供給される流れに沿って、「気道→呼吸→循環」の順に生理機能が維持されているかを評価する。
　次に、生命維持として重要な中枢神経障害、そして、脱衣と外表・体温まで観察する。ここでの観察は、疾患予測ではなく、あくまでも観察の目的は「緊急度の判断」となる。つまり、一次評価の異常をきたしている場合は、呼吸不全、循環不全、中枢神経障害が考えられる可能性が高く、緊急度の高い病態が顕在していると判断できる。
　一次評価で緊急度が高いと判断した後は、第一印象と同様に場の調整を行う。呼吸不全、循環不全、中枢神経障害に陥っていることから、救急処置として気管挿管、BVM（bag valve mask：バッグバルブマスク）、酸素投与、末梢静脈路確保の準備、実施を行う。

1. 気道の観察とアセスメント

　気道閉塞の有無を観察する。気道閉塞には、異物や意識障害時の舌根沈下があり、その他には、血液や吐物、声帯のけいれんまたは浮腫、咽頭・喉頭・気管の炎症、腫瘍、外傷などがある。発声の有無の観察を行い、発声があれば気道開通として評価することができる。発声がなく、意識障害に伴い気道閉塞の観察ができない、また、高調性の「連続性副雑音」（stridor）が聴取される場合は、胸郭の挙上の確認、「シーソー呼吸」「陥没呼吸」の観察を行う。シーソー呼吸、陥没呼吸は気道閉塞時に出現する異常な呼吸様式である。シーソー呼吸は吸気時に胸部が陥没して腹

図4 陥没呼吸

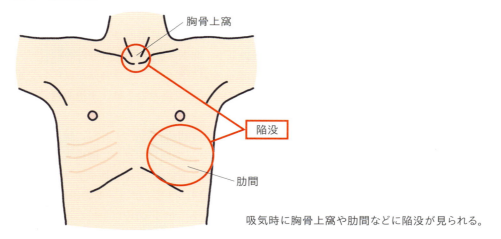

吸気時に胸骨上窩や肋間などに陥没が見られる。

部が膨らみ、呼気時には逆のパターンを呈する。陥没呼吸は、胸骨上窩や鎖骨上窩の陥没、また、肋間の陥没呼吸も見られることがある。気管支喘息における小発作時は肋間の陥没呼吸が見られ、大発作時には、肋間の陥没呼吸とともに胸骨上窩の陥没呼吸が見られることがある（図4）。

2. 呼吸の観察とアセスメント

　呼吸の観察の目的は、呼吸不全に陥っていないかを確認することである。その他に、循環不全の症状の観察も行うが、まずは呼吸不全の観察から始める。呼吸数は重要な観察項目であり、生体の異常として早期に出現するのが「頻呼吸」である。呼吸数の正常は12～20回/分、頻呼吸は25回/分以上であり、徐呼吸は10回/分以下をいう。

　頻呼吸はさまざまな要因で起こる。呼吸は、血液ガスのPaO_2、$PaCO_2$、pHに変化が生じると、化学受容体から呼吸中枢（延髄）へ伝わり、呼吸のリズムや深さを変えることで換気量を増減させ、血液ガスを正常に維持するなどして調節される。この反応を見逃さないように呼吸数を観察しなければならない。

　また、安静時の呼吸筋（吸気）は、横隔膜、外肋間筋が収縮し、安静時呼気はそれらの呼吸筋が弛緩して行われる。低酸素血症が見られると、安静時の呼吸筋では十分な酸素を供給することができないため、呼吸補助筋の胸鎖乳突筋、斜角筋、僧帽筋を使用する努力呼吸が見られる。気管支喘息などの肺胞低換気状態で呼気が十分でない場合は、腹直筋、内肋間筋を働かせ呼気努力が見られる。

　循環不全においても頻呼吸が見られる。これは、体内に不揮発性酸（乳酸、ケトン体など）が産生し、pHの低下に伴い体内のCO_2を排出することを目的に頻呼吸になる。このときには、呼吸補助筋の使用は見られない。頸静脈怒張が見られる場合は、「心外閉塞・拘束性ショック」を疑い、また、心不全を疑う所見でもあるため、いずれにしても循環不全として評価する。

3. 循環の観察とアセスメント

循環の観察は、ショック症状の観察である。早期ショックの出現を見落とさないことが重要である。早期ショックでは、血圧は正常、もしくは若干の低下、頻脈、皮膚所見（四肢冷感・冷汗、顔面蒼白）の出現がある。これは、何らかの要因で循環血液量が減少し、圧受容体が反応し交感神経、カテコラミンが作用する。その結果、心拍数が上がり、心収縮力の上昇、末梢血管の収縮が見られるためである。

末梢循環不全症状として、毛細血管再充満時間（capillary refilling time：CRT）、チアノーゼの観察がある。CRTでは、爪床を 5 秒間圧迫し、圧迫解除後に爪床がピンク色に回復するまでの時間が 2 秒以上の場合に「末梢循環不全」と判断する。チアノーゼには、「中心性チアノーゼ」と「末梢性チアノーゼ」がある。中心性チアノーゼは、低酸素血症に伴うチアノーゼの出現であり、口唇、爪床、舌に出現する。還元Hb（酸素と結合していないHb）が 5 g/dL以上になると出現すると言われている。末梢性チアノーゼは、心拍出量低下、ショック、閉塞性動脈硬化症などの末梢血管の閉塞で出現する。また、敗血症性ショック時には、mottling（斑点）と呼ばれる「網状チアノーゼ」が出現する。

4. 中枢神経の観察とアセスメント

中枢神経の観察では、意識障害の観察、瞳孔所見、対光反射の観察を行う。ここでの観察で見落としてはいけないのは、最も緊急度、重症度の高い「脳ヘルニア」の病態である。意識障害は頭蓋内疾患だけではなく、頭蓋外疾患の可能性も考えておく必要がある。原因疾患の詳細は、二次評価の観察で行う。

一次評価でGCS（Glasgow Come Scale）8 点以下、もしくは経過中に 2 点以上の低下がある場合は重症度が高く、さらに、除脳硬直、瞳孔不同、クッシング現象は頭蓋内圧亢進症状であり、脳幹が圧迫され脳ヘルニアを疑う。これらは一次評価のみで予測することができる。

5. 脱衣と外表、体温の観察とアセスメント

高体温、低体温は、生命を脅かす因子である。熱中症等で高体温を引き起こすが、中枢神経障害、肝腎機能障害、血液凝固異常が出現する。また、低体温は中枢神経系や心血管系、呼吸器系、内分泌・代謝系、血液系、消化器系などのさまざまな障害が複合的に起こる。代謝性アシドーシスや血液凝固異常が起こり、重症度が上がると徐脈、不整脈、心肺停止に陥る。外表の観察については、皮膚所見や外傷の観察も行う。

二次評価の観察とアセスメント

二次評価では、疾患予測のための臨床推論を行う。臨床推論の方法とともに問診、身体所見、疾患予測後の一次評価との統合、緊急度判断、救急処置について説明する。

1. 疾患予測のための臨床推論

　医師が診断する臨床推論には、主訴からいくつかの疾患を仮説形成し、それに基づいて情報収集をして診断する「仮説演繹法」がある。また、「徹底的検討法」は、情報収集、主に問診や身体診察に関して、網羅的に進め、その後で診断に関する議論をし診断する方法がある。その他には、アルゴリズム法、パターン認識、ヒューリスティックなどが挙げられる。救急初療では、時間がない中での疾患予測としては、仮説演繹法を使用することが多い。

　仮説演繹法は、主訴を特定し見逃してはいけない疾患（表3）を仮説形成する。その仮説として挙げた疾患の特徴を踏まえて、OPQRST（表4）やSAMPLER（表5）を活用して問診、身体所見（表6）をとり、また、脳神経を疑う場合は脳神経の身体所見（表7）をとる。収集した患者情報を解釈しながら仮説検証を行い、疾患を予測する。

　検査においても同様に仮説検証を行い診断が決定される。例えば、突然の胸痛、高血圧症を既往に持つ70歳代男性が救急搬送された。主訴は胸痛であることから、見逃してはいけない疾患として、急性心筋梗塞、急性大動脈解離、肺血栓塞栓症、緊張性気胸を仮説形成し、問診、身体所見をとる。胸痛から背部痛があり、痛みの特徴として引き裂かれたような痛みがあり、絞扼感や放散痛はない。呼吸困難はなく、頻呼吸もなく、血圧の左右差は見られた。患者情報から仮説検証をした結果、「急性大動脈解離」を疑った。その後の検査で、12誘導心電図ではST変化なし、血液ガスも正常、血液検査でDダイマーの上昇、トロポニンT陰性であった。心臓超音波検査では壁運動異常はなく、右心負荷の所見はなかったが、上行大動脈の拡張があり、胸部X線では上

表3　見逃してはいけない疾患

頭痛	くも膜下出血、脳出血、緑内障、急性硬膜下血腫/硬膜外血腫
胸痛	急性心筋梗塞、胸部大動脈解離、肺血栓塞栓症、緊張性気胸、食道破裂
腹痛	急性心筋梗塞、大動脈解離/腹部大動脈瘤（切迫破裂）、腎梗塞、異所性妊娠、消化管穿孔、絞扼性腸閉塞、重症急性膵炎、胆嚢炎、胆管炎、急性腸間膜動脈閉塞症、腹膜炎、精巣捻転、卵巣嚢腫茎捻転
呼吸困難	急性喉頭蓋炎、窒息、アナフィラキシー、気管支喘息（重積）、心不全、慢性閉塞性肺疾患（COPD）急性増悪、重症肺炎、肺血栓塞栓症、緊張性気胸
意識障害	低酸素血症、ショック、低血糖、脳血管障害、感染症（脳炎、髄膜炎、敗血症）一酸化炭素中毒、中毒
吐下血	食道静脈瘤破裂、出血性胃・十二指腸潰瘍、大腸憩室症、急性腸間膜閉塞症、絞扼性腸閉塞
失神	心血管性失神：不整脈、心筋梗塞、大動脈弁狭窄症、大動脈解離、肺血栓塞栓症 起立性失神：循環血液量減少
めまい	小脳・脳幹出血/梗塞、椎骨動脈解離、脳腫瘍（聴神経腫瘍）
発熱	敗血症、急性腎盂腎炎、前立腺炎、髄膜炎、脳炎、感染性心内膜炎、心筋炎、壊死性筋膜炎、急性喉頭蓋炎、悪性腫瘍
腰背部痛	大動脈解離、腹部大動脈瘤（切迫破裂）、麻痺を伴う腰痛、急性膵炎、腎盂腎炎

救急初療時のアセスメント（状況判断と諸症状の見方）　45

表4　問診：OPQRST

Onset：発症時間・様式	突然、徐々に、発作性、夜間、朝方に発症
Palliative/**P**rovocative ：増悪/誘発因子	症状の悪化もしくは軽減する要因はあるか、何によってよくなるか、外傷・損傷があるか
Quality/**Q**uantity of pain ：痛み（症状）の性質/程度	どのような痛み（症状）か、痛みの程度（1～10）
Region/**R**adiation ：部位/放散痛の有無	部位は1か所か、ほかの場所に移動するのか
Symptom：随伴症状	胸痛・発熱・起座呼吸など
Time/**T**reatment ：時間経過/治療	改善、増悪傾向、時間・日単位、続いているのかなど
	内服したか、いつ内服したか、患者自ら行ったか、効果があった治療、なかった治療

表5　SAMPLER

Sign and Symptoms	主訴・症状
Allergy	アレルギー歴
Medication	内服薬
Past medical history/Pregnancy	既往歴と妊娠歴
Last meal	最終食事
Events	現病歴
Risk factor	危険因子

表6　二次評価の身体診察（救急看護における身体所見）

顔面	顔面浮腫、眼：貧血（眼瞼結膜）・黄疸（眼球結膜）・充血（眼球結膜）
頸部	頸静脈怒張、呼吸補助筋の発達・使用
胸部	視診（胸郭の形態）、触診（胸郭の動揺・皮下気腫・心尖拍動） 打診（鼓音・濁音）、聴診（呼吸音・心音）
腹部	視診（腹部膨隆・手術痕・皮下出血・ヘルニア・静脈怒張）、 聴診（腸蠕動音）、打診（鼓音・濁音） 触診：圧痛（部位、マックバーネー点・ランツ点）、マーフィー徴候 　　　腹膜刺激症状（筋性防御・ブルンベルグ徴候・打診痛）
四肢	浮腫、チアノーゼ、ばち指、腫脹、発赤、圧痛、ホーマンズ徴候
背部	肋骨脊柱角の圧痛・叩打痛（CVA tenderness）

縦隔の拡大を認めた。胸部造影CTでDeBakey I 型の急性大動脈解離の診断となった（図5）。このように、看護師も仮説演繹法を使って確定診断につながる情報と除外診断として上がってくる情報を検証しながら疾患を予測する。

表7 脳神経の身体所見（救急看護における身体所見）

神経所見	神経所見の目的
視野所見	右目、左目の視野欠損の確認
眼球運動、眼振	眼球運動の異常、眼振、複視
瞳孔・対光反射	瞳孔不同、直接/間接対光反射の確認
顔面の感覚	顔面（額・頬・顎）の触覚/痛覚の左右差
顔面麻痺	鼻唇溝や口角のゆがみ、閉眼の可否・左右差を評価、額のしわ寄せの評価
舌の所見	舌の偏位
上肢運動（バレー徴候） 下肢運動（ミンガッチーニ徴候）	運動神経麻痺の有無
四肢の触覚と痛覚	四肢の触覚と痛覚の確認
鼻指鼻試験 踵膝試験 手回内・回外試験	小脳性運動失調
項部硬直 ケルニッヒ徴候 ブルジンスキー徴候 ジョルトアクセンチュエイション ネックフレクションテスト	髄膜刺激症状の有無
バビンスキー反射 チャドック反射	病的反射の所見

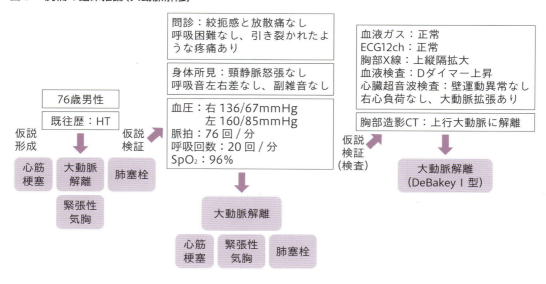

図5 胸痛の臨床推論（大動脈解離）

救急初療時のアセスメント（状況判断と諸症状の見方） 47

2. 疾患予測後の一次評価の生理学的徴候と統合

　緊急度の判断では、一次評価の観察で呼吸不全、循環不全、脳神経障害が顕在している場合は、緊急度は高いことが明らかである。しかし、一次評価で異常所見がなく、バイタルサインも安定している場合は緊急度の判断が難しく、二次評価の観察が重要となる。二次評価の疾患予測において酸素供給のしくみが破綻する、つまり、一次評価の異常が出現する可能性のある疾患については緊急度が高いと判断することができる。急性心筋梗塞や大動脈解離、肺炎、肺水腫、喉頭蓋炎など、一次評価が破綻する可能性がある疾患であり緊急度が高いものでは、場の調整や救急処置の準備を進めていく。

　救急処置については、一次評価だけでなく二次評価での疾患予測をすることで確実に準備を追加することができる。例えば、一次評価で呼吸不全とわかった時点で、酸素投与や気管挿管の準備を行い、二次評価で肺水腫、慢性閉塞性肺疾患（chronic obstructive pulmonary disease：COPD）急性増悪、肺炎などの原因がわかることで、NPPV（non-invasive positive pressure ventilation：非侵襲的陽圧換気）やnasal high flow（ネーザルハイフロー）の準備を追加する。また、一次評価で循環不全とアセスメントした場合は末梢静脈路を確保する。二次評価で循環不全の原因を明らかにすることで、心原性ショックであれば、循環作動薬、必要時には補助循環装置を準備する。また、循環血液量減少性ショックでは、輸液、輸血を準備することができる。

3. 疾患予測後の検査の選択

　仮説演繹法を使用して、疾患予測後の検査の準備・実施を行う。検査にはベッドサイドでできる検査と検査室で行う検査があり、優先順位を考えながら検査の準備を行っていく。基本的には侵襲が少ない検査から行い、また、検査室で行う検査においてはバイタルサインが安定していることを前提として行う。検査は、形態（解剖）と機能（生理）の両方から行う。具体的には、血液検査のような生理検査とX線検査のような画像検査のことである。また、感度の高い検査（スクリーニング）と特異度の高い検査（確定診断）を組み合わせて行う。

　スクリーニングで陰性所見がある場合は、「ルールアウト」（除外診断）することができ、特異度の高い検査で陽性所見がある場合は、「ルールイン」（確定診断）することができる。

医学診断後の病態アセスメント

　一次評価において、呼吸不全、循環不全、脳神経障害の顕在化のアセスメント、二次評価では、主訴を同定し臨床推論を行い、また、検査データも含めて疾患を予測し、最終的には医学診断、治療方針について医師と共有する。その後は、病態アセスメントを行い、看護診断（看護問題、共同問題）をして看護計画を立案する。その際に、病態アセスメントから症候や検査データの値を確認し、フィジカルアセスメントとの整合性を確認する。病態と合わない所見があれば、再度、症候からフィジカルアセスメントを行い、別の原因が隠れていないか確認する。

　医学診断決定後は、数分から30分で初療室、救急外来を退出するときもあれば、数時間滞在することもある。その間は、看護計画に沿って観察やケア介入を行う。しかしながら、看護記録に看護計画を書く時間はないため、思考の中でしっかり看護過程を展開させる必要がある。身体的

側面においての健康課題として考えると共同問題が挙げやすく、また、看護目標としては、顕在している問題を悪化させず、潜在している問題については顕在化させない看護が必要であり、また、症候緩和にも努める。そのため、O-p（観察計画）は一次評価とバイタルサインの継続観察を行い、二次評価の観察については、顕在している症候の観察とともに病態アセスメントから合併症や悪化した際の症候をアセスメントし観察する。検査データの確認も観察計画に入る。

C-p（看護ケア計画）は治療の準備、調整とともに入院調整を行う。状況によっては検査の追加が行われることもある。呼吸不全、循環不全、脳神経障害をきたしている場合は、呼吸管理や酸素治療の実施、輸液・輸血・循環作動薬・補助循環装置の準備・管理、そして、除細動の準備などが挙げられる。症候緩和は重要であり、体位や掛け物の調整、必要時薬剤について医師へ相談する。初療室においても日常生活支援は必要であり、ベッド上排泄、治療に伴い膀胱留置カテーテル挿入することもある。そのほか、着替えなど重症度が高い場合は全介助で行う。

E-p（教育計画）は、患者の診断、治療の理解について、医師からの説明など確認する。不安緩和を図りながら、これからの治療や入院の予定を説明、また、疼痛に伴い疾患によってはがまんすることで悪影響を及ぼすこともあるため、がまんせずに訴えるなどの説明を行う。

参考文献

1. 日本救急看護学会監修：救急初療看護に活かすフィジカルアセスメント．へるす出版，東京，2018．
2. 増山純二編：看護関連図でケアをイメージ 3フェーズで学びなおす！ 救急初療フィジカルアセスメント WEB解説動画でキホンをおさらい．エマログ2022秋季増刊．メディカ出版，大阪，2022．
3. 大西弘高編：The 臨床推論．南山堂，東京，2012．

第 2 章 ● 救急患者・家族のアセスメント

緊急度と重症度のアセスメント

吉川 英里

「緊急度」と「重症度」の違い

　「緊急度」と「重症度」は混同して用いられがちであるが、前述のようにその概念は異なる。緊急度とは、時間経過が各病態の生命予後または機能予後に影響を与える程度を示す尺度である。重症度とは、各病態が患者の生命予後または機能予後に影響を与える程度を示す尺度である。そのため、「緊急度＝重症度」ではない。進行がんなどは直ちに治療介入しなければ生理機能が不安定となる状態ではなく緊急度は低いが、病態そのものの生命予後は悪く重症度が高い。一方、気道閉塞や呼吸不全、ショック状態などは時間経過によって致命的な状態となるため緊急度は非常に高いが、速やかに適切な対応を行うことで病態が改善されれば重症度は高くない。しかし、対応が遅くなったり、不適切な対応であったりするとその重症度は高くなってしまう。

　本稿では、救急看護で特に必要となる緊急度の判断について、臨床判断のプロセスに則って述べる。

緊急性の判断：第一印象、一次評価、二次評価

　緊急度と重症度のアセスメントによる"緊急性の判断"は、患者と接触している間は常に意識して実施されるべきである。これは救急初療に限ったことではなく、一般外来で診療の補助を行う場面でも、病棟でバイタルサイン測定や療養上の世話を行う場面でも同様である。

　まず、第一印象で呼吸、循環、外観・意識を迅速評価し、重症感（とりあえずの緊急性）を判断する。この時点で異常を認めれば直ちに蘇生処置を実施しなければならない。次に一次評価では、ABCDEアプローチで生命維持に必要な生理機能を観察し、それを脅かす異常の有無や切迫度合いを評価して緊急性を判断する。緊急性があると判断された場合は、安定化させるための処置を実施する。緊急性はない、もしくは時間的余裕があると判断された場合は二次評価を行う。二次評価では、患者の主訴を確認し、それに基づいて見逃してはならない緊急度・重症度の高い疾患（病態）の可能性を評価して緊急性を判断する。緊急度・重症度の高い疾患が否定できない状態なら、たとえ第一印象、一次評価に顕在的異常はなくても、潜在的に急変する危険性があるため緊急性は高いと判断しなければならない。この二次評価の思考過程が「臨床推論」である。臨床推論については、第2章「救急初療時のアセスメント（状況判断と諸症状の見方）」p.45を参照されたい。

50　第2章 救急患者・家族のアセスメント

救急看護における臨床推論

医師による臨床推論は、患者の診断を明らかにし、治療やマネジメントから治療効果を評価する思考過程や内容である。一方、看護領域おける臨床推論とは、問診やフィジカルアセスメントなどの情報を用いて患者の健康状態を同定し、看護ケアに関連づけるための推論・推察といった思考過程である。つまり、診断という医行為ではなく、患者の健康状態を明らかにするための看護アセスメントを含んだ思考過程（看護過程）である[1]。

しかし、救急看護実践の中には、初療室における緊急性の判断（トリアージ）、入院患者の状態変化の判断（急変対応）といった、医師が行う臨床推論のように診断の要素を含んだ臨床推論が必要な場面がある。臨床推論にはパターン認識、仮説演繹法、徹底的検討法があり、救急という時間的制約があるなかでも比較的落ちなく思考できる方法として、仮説演繹法を用いることが推奨される。看護師による仮説演繹法のプロセスを図1に示す。

1. 情報収集と主訴の同定

1）主訴の選定

二次評価で緊急性を判断するための思考過程が臨床推論である。

患者が苦痛と感じている愁訴を確認する。ここでのポイントは、医療従事者ではない患者の愁訴を医学的用語に変換しなければならないということである。例えば、"胃が痛い"という愁訴であった場合、胃痛、心窩部痛、季肋部痛、胸痛など、変換される症状で想定する疾患は違ってくる。初めの段階では、緊急度・重症度が最も高い疾患が想定される症状を、とりあえずの主訴と設定し、問診を進める中で主訴の設定の修正が必要な場合もある。

また、患者が複数の症状を訴える場合、その訴えの中から鑑別が絞りやすい主訴となる症状（high yieldの症状）を見つけることも重要である（逆に、鑑別が絞りにくい主訴をlow yieldの症状という）。例えば、"頭痛"と"全身倦怠感"を訴える場合、"頭痛"から想定される緊急度・重症度の高い疾患はある程度絞ることができ、high yieldの症状と言える。一方、"全身倦怠感"から想定される疾患は数多くあるため鑑別が絞りにくく、low yieldの症状と言える。主訴を確認、選定する際は、可能な限りhigh yieldな症状を主訴に設定する。

なお、ここで用語の定義をしておくと、"症状"とは、患者自身が感じている身体や心の不調をいい、患者が自発的に医療者に訴えるものと、医療者から尋ねられて話すものの両方を含む。そ

図1 看護師による仮説演繹法のプロセス

緊急度と重症度のアセスメント 51

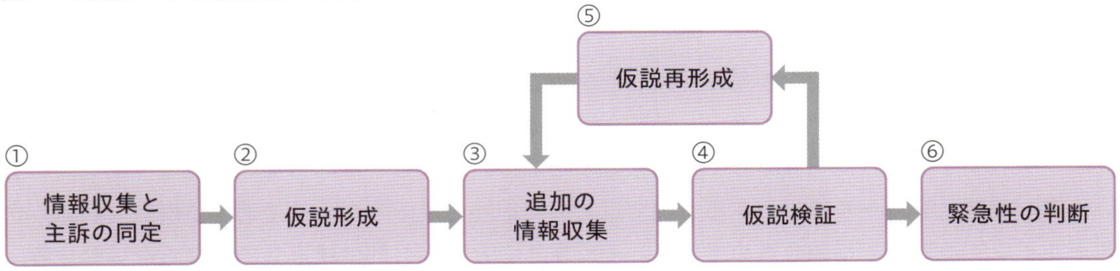

のうち、患者が自発的に訴える症状を"愁訴"と言う。

"主訴"とは、最も診断（疾患名を明らかにすること）に寄与する症状をいう。鑑別診断のとりかかりとして重視され、診断に一定の方向性をもたせることが可能となる。

"所見・徴候"は、身体診察や検査などによって医療者側から確認された情報を言う。

患者の主観的情報の"症状"と、客観的情報の"所見"を合わせたものを"症候"と言う【2】。

2）問診による情報収集

救急での問診は、できるだけ短時間で、漏れなく、網羅的に情報を得る必要があるため、症状解析ツールを用いて行う。患者の年齢や性別に加えて、SAMPLERで既往歴や内服薬、危険因子など患者の基本属性を把握する。発症の経過や症状を詳細に把握するためにはOPQRSTを用いる（SAMPLERとOPQRSTについては第2章「救急初療時のアセスメント（状況判断と諸症状の見方）」p.46を参照）。

これらの情報を収集することで症状の分析ができ、見逃してはならない疾患の警告症状を拾い上げることにつながる。特に警告症状を見つけるためにはOPQRSTのうち、O：発症時間・様式、Q：痛み（症状）の性質/程度、T：時間経過/治療に注目する。Oが突然発症の場合、血管や臓器が"詰まる（塞栓：肺塞栓、急性心筋梗塞）"、"破れる（破裂、穿孔：急性大動脈瘤破裂、消化管穿孔）"、"捻れる（捻転：S状結腸捻転、卵巣捻転）"、"裂ける（解離：急性大動脈解離）"といった病態があり、これらは突発的で悪化するスピードも速いため緊急性が高くなる【2】。

3）仮説形成

一次評価の所見や主訴、問診で得た情報を、これまでの看護師としての臨床経験や医学的知識をもとに、関連性を持たせながら頭の中で組み立てて疾患（病態）をイメージする。イメージするときは、ある疾患を特徴づける症状（high yieldの症状）などを手がかりに、思い浮かんだ疾患（病態）を仮説として設定する。

この時点で正確な診断にはこだわらず、可能性がありそうな疾患（病態）を複数想定しておく。緊急性を判断するための臨床推論であり、見逃してはならない緊急度・重症度の高い疾患（病態）は必ず想定し、その可能性を検証しなければならない。見逃してはならない緊急度・重症度の高い疾患（病態）とは、急変する可能性があるもの、進行性に悪化するもの、治療の有効な時間（golden time）が限られているものである（critical disease）。また、救急場面でよく遭遇する疾患（病態）なども想定しておく（common disease）。

4）追加の情報収集

仮説を検証するため、想定疾患に関連した病歴聴取や身体所見の観察を追加で行う。それにより、仮説を支持したり（ルールイン：確定診断）、否定したり（ルールアウト：除外診断）する症候の情報収集を行う。情報収集して仮説検証する際は、見逃してはならない緊急度・重症度の高い疾患（病態）をルールアウトする方向で進め、可能性の高そうなよく遭遇する疾患（病態）をルールインする方向で推論を進めていく。そうすることで相対的に見逃してはならない緊急度・

重症度の高い疾患（病態）を除外することができる【2】。

5）仮説検証・仮説再形成

追加情報を批判的に吟味し、仮説が正しかったのか、間違っていたのか判断する。間違っていると判断した場合、違う疾患（病態）を仮説として再形成する必要がある。"仮説形成"→"検証"→"仮説再形成"→"検証"の流れを繰り返しながら疾患（病態）を絞り込み、緊急性の判断につなげる【2】。

6）緊急性の判断

仮説検証の結果、導き出された予測される疾患（病態）の緊急性を考慮して、患者の健康問題の緊急性を判断する【2】。重要なことは、患者の安全であり、少しでも見逃してはならない緊急度・重症度の高い疾患（病態）の可能性が残されているのであれば緊急性は高いと判断し、適切なタイミングに、適切な診療場所で、適切な処置を実施する。

引用文献

1. 増山純二，苑田裕樹：病棟における患者急変対応．増山純二，苑田裕樹編著，急変時，何をみる？ どう判断する？ 病棟ナースの臨床推論，医学書院，東京，2023：2-47.
2. 伊藤敬介，大西弘高：診断推論を看護に活かす！ 代表的な診断推論アプローチ ②仮説演繹法．伊藤敬介，大西弘高編著，ナースのための臨床推論で身につく院内トリアージ 最速・最強の緊急度アセスメント，Gakken，東京，2016：10-23，52-78.

参考文献

1. 増山純二：救急初療のフィジカルアセスメント（総論）．増山純二編著，看護関連図でケアをイメージ 3フェーズで学びなおす！ 救急初療フィジカルアセスメント，メディカ出版，大阪，2022：8-14.
2. 横田由佳：トリアージのプロセス 成人．日本救急看護学会監修，日本救急看護学会 トリアージ委員会編，トリアージナースガイドブック2020，へるす出版，東京，2019：56-68.
3. 守田誠司：救急看護とトリアージ トリアージに活かす臨床推論．日本救急看護学会監修，日本救急看護学会 トリアージ委員会編，トリアージナースガイドブック2020，へるす出版，東京，2019：13-16.

第 2 章 ● 救急患者・家族のアセスメント

脳・神経系（意識状態）の症状と観察・アセスメント

市村 健二

はじめに

　脳・神経系（意識状態）の症状と観察というと、意識だけに着目しがちであるが、たとえ意識障害があったとしても呼吸や循環の異常への対応が優先される。したがって、脳神経系の観察や評価を行う段階では、ABC（気道・呼吸・循環）が安定化した状態で行っていく必要がある。脳神経系の異常所見は多岐にわたるが、救急場面における脳神経のアセスメントにおいて最も重要なことは、「脳ヘルニアに陥っていないか／脳ヘルニアに陥る徴候はないか」を見きわめることである。本稿では、それらを見きわめる観察ポイントに焦点を当てて解説していく。

意識状態アセスメントの概要

1. 意識

　意識は主に大脳皮質と上行性網様体賦活系の相互作用によって維持されている（図1）。大脳皮質は、思考、知覚、意思決定などの高次の認知機能を担い、意識の内容を形成している。一方、

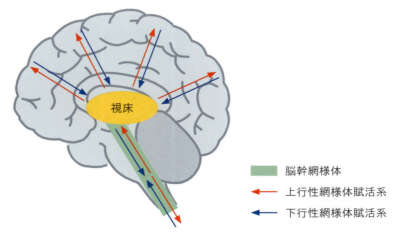

図1　意識と脳

上行性網様体賦活系は脳幹から大脳皮質へと伸びる神経のネットワークで、覚醒状態を維持し、覚醒度を調節している。そのため、大脳皮質、間脳、脳幹のいずれかに障害が生じた場合に意識が障害される。

2. 脳循環

　脳は総頸動脈から分岐する左右の内頸動脈と、鎖骨下動脈から分岐する左右の椎骨動脈の合計4本で栄養され、全身の臓器の中で最もエネルギー代謝が活発な臓器である。脳の質量は体重の約2％であるが、血流量は心拍出量の約15～20％、酸素消費量は全身の約20％、ブドウ糖消費量は全身の約25％である。脳は血流によって運搬された大量の酸素とブドウ糖を取り込んで代謝を行い、二酸化炭素と代謝産物を排泄しながら機能維持を図っている。脳組織は虚血に弱く、数分間の血流停止で可逆的な機能障害が起こる。

　脳血流量のコントロールは、脳灌流圧（動脈血圧）と脳血管抵抗で行われている。脳血流量と脳灌流圧、脳血管抵抗は、「脳血流量＝脳灌流圧/脳血管抵抗」の式で表すことができ、脳血流量は脳灌流圧に比例する。したがって、血圧が上昇すれば脳血流量は増え、低下すれば脳血流量は減少する。また、高二酸化炭素血症や低酸素血症、アシドーシスは脳血管の拡張と収縮を招き脳血管抵抗が変化するため、脳血流量に影響を及ぼす。しかし、脳には脳血流を一定に保つための脳循環自動調節能という機能があり、これによって血圧の変動に足して脳血流を一定に維持している（図2）。脳血管抵抗についても、脳血流量と同様に自動調節が働き、脳血管の収縮と拡張をして維持している。

図2　脳循環自動調節能

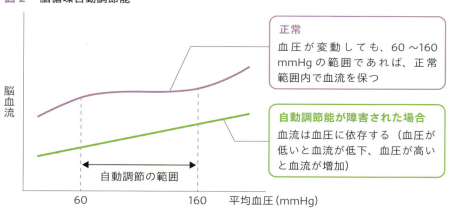

脳はエネルギーを貯蔵しておくことができないため、常に血流が必要であり、血圧が変動しても血流を一定に調節する機能が備わっている。

川合茜：脳循環の調節．前田純子，川合茜，久松正樹編著，Cocco mina 脳神経，照林社，東京，2020：18．より引用

3. 脳ヘルニア

　脳ヘルニアは、何らかの原因によって頭蓋内圧が亢進した結果、脳組織が正常な位置から異常な位置へ押し出された状態のことである（図3）[1]。押し出された組織だけでなく、嵌入した先の組織にも異常をきたすため、さまざまな症状を引き起こす（表1）。

図3　脳ヘルニア

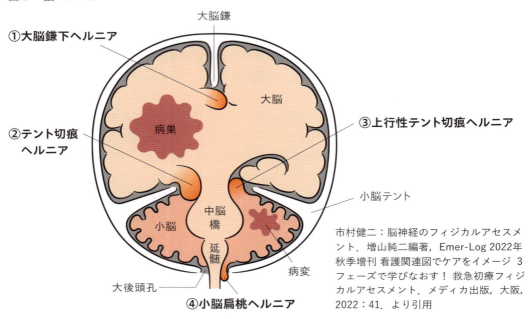

市村健二：脳神経のフィジカルアセスメント．増山純二編著，Emer-Log 2022年秋季増刊 看護関連図でケアをイメージ 3フェーズで学びなおす！救急初療フィジカルアセスメント．メディカ出版，大阪，2022：41．より引用

表1　脳ヘルニアのタイプ別による症状

脳ヘルニアのタイプ	起こりうる症状
大脳鎌下ヘルニア（図3-①）	脳の片側の病変により、隣接する脳組織が大脳鎌（頭蓋内で大脳半球を分ける膜）の下を通って反対側に圧迫する。圧迫される脳組織の場所と程度によって異なるが、一般的な症状としては、頭痛、麻痺、意識障害、けいれん発作などが生じる
テント切痕ヘルニア（図3-②）	大脳の一部が小脳テント（大脳と小脳を分ける膜の切れ目）を通って中脳を圧迫する。中脳の圧迫によって意識障害、呼吸障害、片麻痺、除脳硬直、瞳孔散大、対光反射消失などが生じる
上行性テント切痕ヘルニア（図3-③）	小脳の一部が上方へ移動し、小脳テントを通って中脳を圧迫する。中脳の圧迫によって意識障害、呼吸障害、片麻痺、除脳硬直、瞳孔散大、対光反射消失などが生じる
小脳扁桃ヘルニア（図3-④）	小脳の扁桃部が頭蓋骨の大後頭孔を通って脊髄の方向に移動し、延髄を圧迫する。延髄の圧迫によって急激な意識障害、呼吸停止が生じる

症状と観察・アセスメント

1. 頭蓋内圧亢進症状

　頭蓋内圧とは頭蓋骨内部の圧力を示す。頭蓋内は脳実質、血液、脳脊髄液が一定の割合で構成されている。頭蓋内は頭蓋骨で覆われているため、頭蓋内占拠病変（出血、腫瘍など）などが生じると、圧力の逃げ場がないため頭蓋内圧は亢進する（図4）[1]。

　頭蓋内圧亢進症状の三徴候として、頭痛、悪心・嘔吐、うっ血乳頭（視力障害）があるが、救急場面においては、これに加えて「クッシング現象」も重要な所見となる。

2. クッシング現象（徴候）

　頭蓋内圧が亢進すると、脳血管が圧迫されて細くなるため、循環障害が起きる。しかし、脳灌流圧を一定にする働きとして、交感神経が刺激され心収縮力が増大し血圧が上昇する。この際に収縮期血圧が上昇するため、脈圧が増大する。そして、血圧が上昇すると代償機能として圧受容体（頸動脈洞と大動脈弓）が刺激され、徐脈が生じる（図5）。これをクッシング現象（徴候）と呼ぶ。頭蓋内圧亢進の所見であり、この代償機構が破綻すると脳ヘルニアに陥る。

3. 意識の評価

　GCS（Glasgow Coma Scale、表2）やJCS（Japan Coma Scale、表3）などのスケールを用いて、意識の程度や意識障害の有無を客観的に評価していく。脳ヘルニアが発生すると脳幹

図4　頭蓋内圧亢進の病態

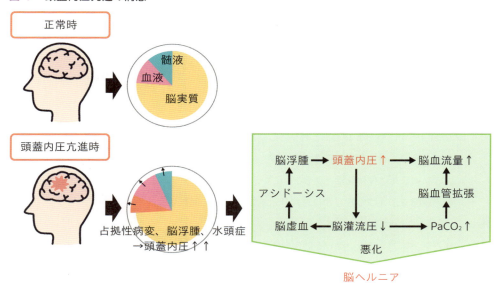

市村健二：脳神経のフィジカルアセスメント．増山純二編著，Emer-Log 2022年秋季増刊 看護関連図でケアをイメージ 3フェーズで学びなおす！ 救急初療フィジカルアセスメント．メディカ出版，大阪，2022：42．より改変

図5　クッシング現象のメカニズム

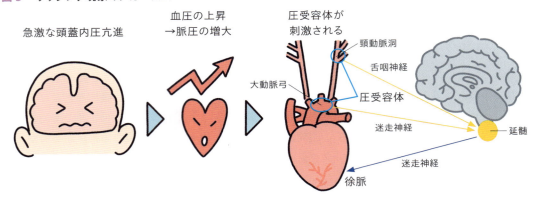

表2　GCS (Glasgow Coma Scale)

E：eye opening 開眼		V：best verbal response 最良の言語反応		M：best motor response 最良の運動反応	
E4	自発的に	V5	見当識あり	M6	指示に従う
E3	言葉で	V4	見当識なし	M5	刺激部位に手足を持ってくる
E2	身体圧迫刺激で*	V3	不適当な単語	M4	逃避屈曲
E1	開眼せず	V2	無意味な発声	M3	異常屈曲
		V1	発声せず	M2	異常伸展
		VT	挿管中	M1	全く動かない

＊指先、僧帽筋、眼窩下切痕の圧迫

表3　JCS (Japan Coma Scale)

I：刺激しなくても覚醒している状態	
0	清明である
1	ほぼ意識清明だが、今ひとつはっきりしない
2	見当識障害がある
3	自分の名前、生年月日が言えない
II：刺激をすると覚醒するが、刺激を止めると眠り込む状態	
10	普通の呼びかけで容易に開眼する
20	大きな声または身体を揺さぶることによって開眼する
30	痛み刺激を加えつつ呼びかけを繰り返すことによって開眼する
III：刺激をしても覚醒しない状態	
100	痛み刺激に対して払い除ける動作をする
200	痛み刺激に対して少し手足を動かしたり、顔をしかめる
300	痛み刺激に反応しない

R：restlessness（不穏）、I：incontinence（失禁）、A：akinetic mutism, apallic state（自発性喪失）

が圧迫され、上行性網様体賦活系に障害が生じ、重度の意識障害に陥る。GCSが8点以下（JCS
でⅡ-30以上）の場合は、脳ヘルニアに陥っている可能性が高い。意識を評価する際に痛み刺激
によって異常肢位として除脳硬直を認めることがある。除脳硬直は脳幹が障害された場合に生じ
るため、脳ヘルニアに陥っている可能性が高い。

4. 瞳孔の観察

　瞳孔の観察では、瞳孔径および左右差・対光反射を観察する。瞳孔径の観察はペンライトでの
光刺激を当てた後の径を測定するのではなく、自然状態で左右の瞳孔径を測定する（夜間などで
暗室の場合には目の横からペンライトの光を当てて測定する）。対光反射の観察法には、光を照ら
した側の瞳孔収縮を観察する直接対光反射と、光を照らした反対側の瞳孔収縮を観察する間接対
光反射の2つがある。目から入った光刺激は視神経（求心路：入力）を通って中脳を介して動眼
神経（遠心路：出力）に伝わり、縮瞳が起こる。脳ヘルニアを起こすと脳幹（中脳）が圧迫され
るため、視神経、動眼神経の障害を来し、対光反射消失や瞳孔不同の所見が出現する（図6）。

5. 異常肢位の観察

　異常肢位の観察としては、除皮質硬直と除脳硬直の有無を観察する（図7）。除皮質硬直は大
脳皮質の広範囲な障害によって生じ、除脳硬直は脳幹の障害によって生じる。意識を評価する際
の痛み刺激によって異常肢位を認めることがあり、特に除脳硬直は脳ヘルニアを示唆する所見と
なる。

6. 片麻痺の観察

　頭蓋内病変により内包や大脳皮質運動野が障害されることによって、上位運動ニューロンが障
害され片麻痺が生じる。観察方法としてはバレー徴候、ミンガッチーニ試験などがあるが、意識
障害の場合には痛覚刺激で評価を行う。

7. その他

　救急場面で遭遇する脳神経系の異常所見は多岐にわたるため、代表的な症状と観察方法、アセ
スメントの視点を表にまとめた（表4）。

図6　瞳孔、対光反射

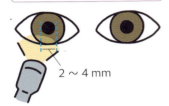

正常
2〜4mm
左右同大、正円形

2〜4mm

● 直接対光反射：光を照らした側の瞳孔収縮を観察
● 間接対光反射：光を照らした反対側の瞳孔収縮を観察

視神経と動眼神経に問題がなければ、
どちらも瞳孔収縮する

縮瞳
2mm以下

・橋出血疑い
・両側の場合は視床、脳幹、延髄、大脳皮質の障害疑い

瞳孔不同
1mm以上の左右差

・頭蓋内占拠性病変、脳浮腫悪化→脳ヘルニア疑い

瞳孔散大
5mm以下

・脳幹障害

市村健二：脳神経のフィジカルアセスメント．増山純二編著，Emer-Log 2022年秋季増刊 看護関連図でケアをイメージ 3フェーズで学びなおす！救急初療フィジカルアセスメント．メディカ出版，大阪，2022：43．より改変

図7　異常肢位

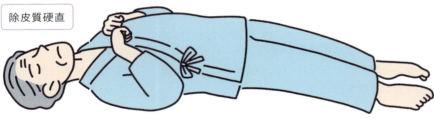

除皮質硬直

大脳皮質や白質など広範囲の障害

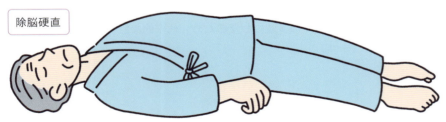

除脳硬直

脳幹部の障害

日本救急看護学会監修，日本救急看護学会『フィジカルアセスメント』編集委員会編：救急初療看護に活かす フィジカルアセスメント．へるす出版，東京，2018：83．より引用

表4　その他の症状とアセスメントの視点

症状	アセスメントの視点	検査方法
頭痛	頭蓋内疾患、髄膜炎、緑内障などで生じる 「経験したことのない」「殴られたように」などいつもとは違う表現で訴える頭痛は危険のサイン	問診
嘔気/嘔吐	頭蓋内圧亢進時や小脳病変で生じる 頭蓋内圧亢進時は嘔気を伴わない突然の噴出する嘔吐が特徴	問診
めまい	脳血管障害、内耳・三半規管の障害などで生じる 「ふわふわする」などと表現される中枢性めまい（浮動性めまい）は緊急性が高い	問診
言語障害	運動性言語中枢（ブローカ中枢：話すことを担う）が前頭葉、感覚性言語中枢（ウェルニッケ中枢：言葉の理解を担う）が側頭葉、視覚性言語中枢（絵などをみて口に出して喋ることを担う）が後頭葉に存在している。それぞれの障害部位に応じた症状が現れる	患者との会話 ※救急初療においては言語障害を診断するわけではないため専門的検査は行わない
眼球運動（人形の目現象）	脳幹や中脳に障害を受けると、人形の目現象が消失し、頭部と同側に眼球が動く	人形の目試験
髄膜刺激徴候	脳出血や感染などによって髄膜が刺激されたときに症状を認める。羞明、頭痛、嘔吐などの自覚症状と併せて、髄膜刺激徴候の観察を行っていく	項部硬直、ケルニッヒ徴候、ブルジンスキー徴候、ネックフレクションテスト、ジョルトアクセンチュエイション
病的反射	腱反射の亢進→上位運動ニューロンの障害 腱反射の消失・減弱→反射弓の障害 病的反射→上位運動ニューロンの障害	バビンスキー反射、チャドック反射など
小脳失調	小脳の障害だけでは麻痺は生じないが、運動失調を生じる。運動失調（小脳失調）は、四肢の運動失調、体幹の運動失調、構音障害（断綴性言語）などを特徴的とする	鼻指試験、膝踵試験など

市村健二：脳神経のフィジカルアセスメント．増山純二編著，Emer-Log 2022年秋季増刊 看護関連図でケアをイメージ 3フェーズで学びなおす！ 救急初療フィジカルアセスメント．メディカ出版，大阪，2022：45．より改変

引用文献

1　市村健二：脳神経のフィジカルアセスメント．増山純二編著，Emer-Log 2022年秋季増刊 看護関連図でケアをイメージ 3フェーズで学びなおす！ 救急初療フィジカルアセスメント．メディカ出版，大阪，2022：40-46．

参考文献

1. 日本救急看護学会監修，日本救急看護学会『フィジカルアセスメント』編集委員会編：救急初療看護に活かす フィジカルアセスメント．へるす出版，東京，2018：83．
2. 医療情報科学研究所：病気がみえるvol.7 脳・神経．メディックメディア，東京，2011：60．

第 **2** 章 ● 救急患者・家族のアセスメント

呼吸器系（呼吸状態）の 症状と観察・アセスメント

石井 恵利佳

　呼吸器系（呼吸状態）の症状としては、呼吸困難、咳嗽、喀痰、喘鳴、発熱、血痰、喀血など
がある。
　呼吸器系の症状を主訴とする救急患者は、他の症状を主訴とする場合と同様に、生命の危機に
つながる危険な徴候がないか数秒で迅速に評価をする「第一印象」から始め、ABCDEアプロー
チを基本とする生理学的徴候の観察である「一次評価」を実施する。ABCDEアプローチとバイ
タルサインで患者の状態がどの程度悪化しているのかを裏づけし、一次評価に異常を来している
場合は、緊急度が高いと判断する。次に、系統的に全身を観察して原因検索を行う「二次評価」
に進んでいく。
　救急患者のアセスメントでは、フォーカスアセスメント（重点的アセスメント）を行う。
フォーカスアセスメントは、一次評価で顕在化もしくは潜在化していると考えられる特定の問題
に焦点を当てて情報収集を行う。そして、その問題が生じている原因、関連する要因、対処方法
についてアセスメントする。
　呼吸器系の観察では、頸部からも重要な情報が得られるため、胸部だけに注目してはいけない。
例えば、視診において頸静脈の怒張があれば緊張性気胸や心タンポナーデ、呼吸補助筋の使用が
あれば低酸素血症や気道閉塞の可能性がわかる。また、緊張性気胸で生じる気管の偏位や皮下気
腫の拡がりは、頸部の触診で得られる重要な情報である。

呼吸状態の観察

　呼吸器系のフォーカスアセスメントについて述べる。呼吸器系（呼吸状態）の観察は、問診→
視診→触診→打診→聴診の順が基本である。

1. 問診

　患者から情報を得て、症状の原因（症状の原因となっている疾患）を探していく。「診断」は看
護師が行うことではないが、患者の症状を消失させるためにもその原因を考えていくことは必要
である。問診は、SAMPLER、OPQRSTを用いて行う。SAMPLER、OPQRSTは、第 2 章「救
急初療時のアセスメント（状況判断と諸症状の見方）」表 4 、 5 （p.46）を参考いただきたい。

62　第2章 救急患者・家族のアセスメント

2. 視診

通常は座位や立位で視診するが、患者が呼吸困難感や苦痛を訴えている場合は、患者にとって最も楽な姿勢をとってもらう。

1）呼吸の姿勢：起坐呼吸、側臥位

起坐呼吸は、一般に左心不全の主要徴候として知られている。左心不全の状態で臥位をとると、右心系への静脈還流の増加、これによる肺血流の増加から、肺うっ血、肺コンプライアンスの減少を来し、呼吸仕事量の増大を招く。この変化が起坐位では軽減するため、患者は自ら起坐位をとろうとする。

気管支喘息や肺炎、気管支炎などでは上半身が前傾姿勢となる起坐呼吸がみられる。これらの疾患では肺血流量の問題ではなく、気道分泌物の喀出が臥位では困難となることや、起坐位のほうが横隔膜の運動を十分に行うことができるためである。

2）呼吸数と呼吸の深さ（表1）

頻呼吸はさまざまな原因で起こりうる。徐呼吸では意識障害をきたしていることが多く、頭蓋内圧亢進状態であることが予想される。そのまま呼吸停止、心停止に至る可能性が高い。

「頻呼吸」は、低酸素血症、高二酸化炭素血症、pHの異常を補正するために、頸動脈小体の末梢化学受容野、頸髄腹側の中枢化学受容野を介して、延髄の呼吸中枢を刺激し、血液ガスを生理的範囲に維持しようとするために起きる。呼吸状態や酸塩基平衡の異常をいち早く反映するのが呼吸回数の増加であるため、頻呼吸があった場合には、急性に低酸素血症、高二酸化炭素血症、酸塩基平衡に異常を来す疾患を疑う。

3）呼吸のリズム

リズム異常の種類によっても疾患が予測できる（表2）。緊急度の高い呼吸状態は、努力呼吸である。呼吸回数・深さ・リズムは、患者に意識させずリラックスした状態で測定することが大切である。また、その患者の通常の値との変化をみて判断する。

4）努力呼吸の有無

呼吸のアセスメントでは、呼吸にかかわる筋肉をどのように使用しているか理解しておくことも大切である（表3、図1）。

5）胸郭・腹部の動き：胸郭運動の左右差、形状

通常の胸郭の前後径：横径は、1：1.5〜2である。肺気腫は胸腔内の容積が増大されている

呼吸器系（呼吸状態）の症状と観察・アセスメント　63

表1　呼吸数と深さの異常

	呼吸数	呼吸の深さ	状態や疾患
頻呼吸	増加（25回/分以上）	変化なし	肺炎・発熱など
徐呼吸	減少（12回/分以下）	変化なし	頭蓋内圧亢進・麻酔時など
多呼吸	増加	増加	過換気症候群・肺血栓塞栓症など
少呼吸	減少	減少	死亡直前
過呼吸	変化なし、もしくは多少の増加	増加	神経症・過換気症候群など
減呼吸	変化なし、もしくは多少の減少	減少	
無呼吸	安静時の吸気で呼吸が一時的に停止		睡眠時無呼吸症候群

日本救急看護学会監修，日本救急看護学会『フィジカルアセスメント』編集委員会編：I呼吸器系．救急初療看護に活かすフィジカルアセスメント，へるす出版，東京，2018：58．より引用

表2　呼吸のリズム異常と想定される状態

クスマウル呼吸	・ゆっくりとした深い規則的な呼吸 ・高二酸化炭素血症のため、二酸化炭素を排出するための生体反応	・糖尿病ケトアシドーシス
チェーン・ストークス呼吸	・呼吸数は増減する ・呼吸の深さは周期的に変化する ・無呼吸→過呼吸→減呼吸→無呼吸を繰り返す ・血液のpHの低下に対し、1回換気量を増やしてCO_2を排出することで、$PaCO_2$を低下させて代償しようとする反応	・心不全 ・尿毒症 ・脳出血 ・脳腫瘍 ※頭蓋内圧亢進により橋や脳幹が圧排される
ビオー呼吸	・不規則に速く深い呼吸が突然中断して無呼吸になり、再度速く深い呼吸に戻る ・無呼吸の後のやや促迫した呼吸で$PaCO_2$を低下させようとする反応。$PaCO_2$の低下は頭蓋内圧血管収縮を引き起こすため、血管の占めるスペースが減少すると頭蓋内圧が低下する。呼吸停止に至る危険性が高い	・脳腫瘍 ・頭部外傷 ・髄膜炎
失調性呼吸	・不規則な呼吸	・延髄障害 ・瀕死・死亡直前の状態

日本救急看護学会監修，日本救急看護学会『フィジカルアセスメント』編集委員会編：I呼吸器系．救急初療看護に活かすフィジカルアセスメント，へるす出版，東京，2018：58．より引用

表3 努力呼吸と疾患

鼻翼呼吸	気道を広げるために鼻翼が張り、鼻腔が拡大する	重篤な呼吸不全
口すぼめ呼吸	吸気時に唇をすぼめる呼吸（吸気時に末梢気道の閉塞を回避する）	COPD
陥没呼吸	吸気時に胸腔内の陰圧が強くなるため、鎖骨上窩や肋間の陥没がある 患者は上気道に手を当て、チョークサインを示すことがある	上気道閉塞
シーソー呼吸	吸気時に胸部が陥没し腹部が膨らむ。呼気時には逆に胸部が膨張し腹部が陥没する	不完全な気道閉塞 気道狭窄

努力呼吸は、肩を上下させる、顎を突き出す、口呼吸、鼻翼呼吸など、安静時呼吸では使用されない呼吸補助筋を使用して行う呼吸。重度の低酸素血症や胸郭外の気道狭窄を呈する。

日本救急看護学会監修, 日本救急看護学会『フィジカルアセスメント』編集委員会編：I 呼吸器系, 救急初療看護に活かすフィジカルアセスメント, へるす出版, 東京, 2018：58. より引用

図1 呼吸筋のしくみ

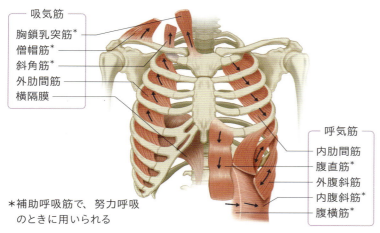

看護スキルアッププロジェクト：アセスメントができるケアの根拠 呼吸のしくみ. Expert Nurse 2021；37（7）：38. より引用

ため、胸郭の前後径：横径が1：1程度である場合、肺気腫を疑う。

　吸気時に胸部が陥没し、腹部が膨らむ呼吸運動をシーソー呼吸（表3）という。これは、窒息や咽頭浮腫などによる上気道閉塞や肺胞の拡張障害が起こっていることを示し、緊急度は高い。

6）外表所見：外傷、皮疹

　外傷による肺挫傷、血胸や気胸（開放性気胸、緊張性気胸）などで、呼吸器症状が出る場合もあるため、外傷の有無を確認する。また、呼吸器症状を引き起こすアナフィラキシーや新型コロナウイルス感染も皮膚症状が現れるため、外表所見を観察する。

7）ばち状指、チアノーゼ

　ばち状指とは、爪と軟部組織の角度が180度以上になり（通常は160度）、手指が太鼓のばち状に変形した状態である。呼吸器疾患患者で頻度が高い所見であり、肺癌、特発性肺線維症、心内

膜炎、先天性心疾患等がある。

　チアノーゼは、血液中のヘモグロビンのうち、還元ヘモグロビンの割合が増えることで現れる。毛細血管の血液中の還元ヘモグロビンが５g/dL以上で出現し、皮膚や粘膜が青紫色に変化した状態となる。チアノーゼは出現部位の分布によって中心性と末梢性に分類される（表4）。

　一酸化炭素中毒では、ヘモグロビンに一酸化炭素が結合しチアノーゼは出現せず、ピンク色の皮膚を呈する。また、貧血の患者では、還元ヘモグロビンが５g/dL以上になりにくいためチアノーゼは起こりにくく、多血症では出現しやすい。

3. 触診

　触診で得られる情報は多い。胸郭の動きは横隔膜および腹部の動きを、手で触って、左右、上下部で比較して確かめる。気管の偏位や皮下気腫の拡がりは緊張性気胸が疑われ、緊急度は高い。

4. 打診

　通常、肺野は清音である。胸水や肺炎、無気肺の場合は濁音となり、気胸では鼓音へ変化する。打診により診断が可能な場合がある。

5. 聴診

　呼吸音は、音の減弱・副雑音の有無を聴診する。正しく音を聴診するには、正しい部位を左右対称に１か所１呼吸ずつ（吸気・呼気）行う（図2）。通常聞こえるはずの呼吸音が消失したり、位置が移動したりした場合は異常である。

　呼吸副雑音には断続性と連続性があり、大きく４つ（wheeze：笛音、rhonchi：いびき音、fine crackles：捻髪音、coarse crackles：水泡音）に分類される（表5）。

表4　チアノーゼ

分類	発生機序	原因	疾患	部位
中心性チアノーゼ	酸素飽和度の低下	心原性：右左シャント	先天性心疾患	口唇爪床舌
		肺性：肺胞低換気　　　拡散障害　　　換気・血流比不均衡	気管支喘息間質性肺疾患COPD・肺梗塞呼吸中枢障害神経筋障害	
末梢性チアノーゼ	末梢循環不全	心拍出量低下	うっ血性心不全心原性ショック	局所
		寒冷曝露による血管攣縮	レイノー現象	
		四肢末梢動静脈の閉塞障害	閉塞性動脈硬化症	

日本救急看護学会監修，日本救急看護学会『フィジカルアセスメント』編集委員会編：I 呼吸器系．救急初療看護に活かすフィジカルアセスメント，へるす出版，東京，2018：61．より引用

図2 呼吸音の聴取部位

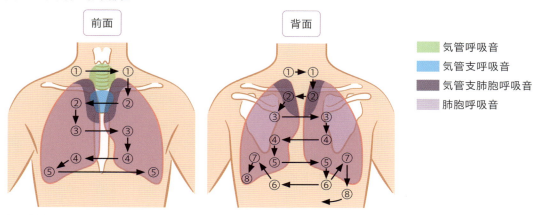

左右対称に、1か所1呼吸ずつ（吸気・呼気）行う。

表5 呼吸の副雑音

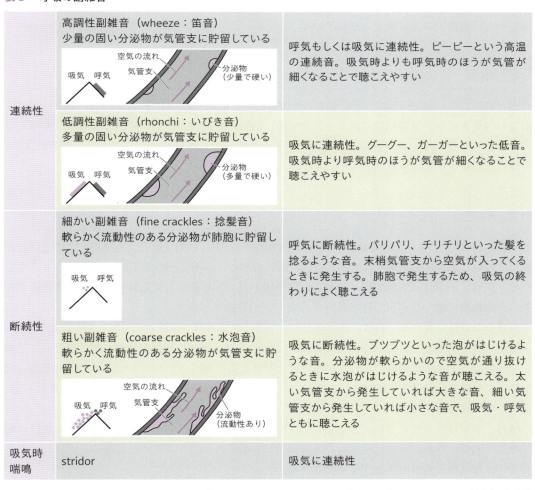

連続性	高調性副雑音（wheeze：笛音） 少量の固い分泌物が気管支に貯留している	呼気もしくは吸気に連続性。ピーピーという高温の連続音。吸気時よりも呼気時のほうが気管が細くなることで聴こえやすい
	低調性副雑音（rhonchi：いびき音） 多量の固い分泌物が気管支に貯留している	吸気に連続性。グーグー、ガーガーといった低音。吸気時より呼気時のほうが気管が細くなることで聴こえやすい
断続性	細かい副雑音（fine crackles：捻髪音） 軟らかく流動性のある分泌物が肺胞に貯留している	呼気に断続性。パリパリ、チリチリといった髪を捻るような音。末梢気管支から空気が入ってくるときに発生する。肺胞で発生するため、吸気の終わりによく聴こえる
	粗い副雑音（coarse crackles：水泡音） 軟らかく流動性のある分泌物が気管支に貯留している	吸気に断続性。ブツブツといった泡がはじけるような音。分泌物が軟らかいので空気が通り抜けるときに水泡がはじけるような音が聴こえる。太い気管支から発生していれば大きな音、細い気管支から発生していれば小さな音で、吸気・呼気ともに聴こえる
吸気時喘鳴	stridor	吸気に連続性

日本救急看護学会監修，日本救急看護学会『フィジカルアセスメント』編集委員会編：I 呼吸器系．救急初療看護に活かすフィジカルアセスメント，へるす出版，東京，2018：64．より引用

呼吸器症状

1. 呼吸困難

呼吸困難とは「息切れ」や「息苦しさ」などの「呼吸の際に感じる不快」であり、主観的なものである。低酸素血症（$PaO_2 < 60Torr$）で定義される呼吸不全とは異なる。すなわち、呼吸困難は自覚症状であり、過換気症候群のようにSpO_2は正常範囲であっても、患者が「息苦しい」と言えば呼吸困難があるということになる。

また、慢性呼吸不全患者で慢性低酸素血症が持続していると、チアノーゼが生じている場合でも呼吸困難を認めないことがあるため注意が必要である。

呼吸困難で見逃してはいけない疾患（**表6**）を想起しながら、観察・アセスメントをしていく。

表6　呼吸困難で見逃してはいけない疾患

アナフィラキシー
急性喉頭蓋炎
緊張性気胸
肺血栓塞栓症
非心原性肺水腫
うっ血性心不全
気管支喘息重篤発作
間質性肺炎急性増悪

2. 喀痰

痰（喀痰）は、気道分泌物や炎症による滲出液のことであり、気道分泌物は生理的に分泌され、気道の湿度を保ち、気道粘膜の働きを保持する。通常、無意識のうちに粘膜での再吸収や嚥下などにより吸収されているが、感染症や心血管系の異常、アレルギーなどさまざまな原因により、生理的に吸収できないほど増加することがある。

3. 喘鳴

「喘鳴」というと多くが「気管支喘息」を思い浮かべるが、喘鳴を聴取する疾患は気管支喘息だけではない。急性喘鳴を来す代表的疾患は、喘息の他に、心不全、COPD急性増悪、うっ血性心不全、気胸、閉塞性細気管支炎、肺炎、声帯機能不全などがある。気道に何らかの狭窄機転が発生した病態を考慮しながら、身体観察を進めていく必要がある。

留意しなければならないのは、致死的となりうる上気道狭窄（閉塞）を喘息と誤ることである。上気道狭窄の聴診上の特徴はstridorである。stridorとは、咽頭、喉頭や気管などが部分的に閉塞し、吸気時に発生する喘鳴であり、中枢気道上で最も強く聴取される。stridorは部分的閉塞（狭窄）により発生し、完全閉塞ではむしろsilent となる。stridorを聴取した場合は、緊急度は高く、速やかに気道確保する。

喘息の喘鳴は呼気時が多い。しかし、吸気時喘鳴が見られるときもある。原則的に吸気性喘鳴は呼気性喘鳴に伴うが、稀に吸気時のみ喘鳴を来す喘息も存在するため、喘鳴のみの症状で判断せず、全身状態を観察し判断する必要がある。

4. 発熱

　発熱が見られたら、発熱以外に何の症状があるかに注目する。例えば、咳嗽・鼻汁・咽頭痛などの上気道症状や倦怠感、頭痛、腹痛・下痢・嘔吐などの消化器症状、関節痛、皮疹、頸部痛・腫脹などが認められる症状として挙げられる。

　発熱時に頻呼吸となることがある。体温が1℃上昇するに従って、代謝は約13％上昇し、組織の酸素消費量が増大する。そのため、酸素供給量を保つために呼吸数を増加させて全身の酸素化維持を図っていると考えられる。

表7　咳嗽の原因とポイント

疾患	ポイント
咳喘息	眠れないほどの咳や起坐呼吸 夜間から早朝にかけての悪化 症状の季節性・変動性
アトピー咳嗽	症状の季節性 咽頭のイガイガ感や搔痒感 特に花粉症などアレルギー性疾患の合併
副鼻腔気管支症候群	慢性副鼻腔炎の既往・症状、膿性痰の存在
胃食道逆流症	食道症状存在 会話時・食後・起床直後・上半身前屈時の悪化 体重増加に伴う悪化 亀背の存在
感染後咳嗽	上気道炎が先行し、徐々に自然軽快傾向にある場合は感染後咳嗽を疑う 持続期間が短いほど感染後咳嗽の可能性が高くなる
アンジオテンシン変換酵素（ACE）阻害薬による咳	服薬開始から数週間後に咳がみられることが多い

表8　咳嗽で見逃してはいけない疾患と症状や特徴

見逃してはいけない疾患	症状や特徴
細菌性肺炎	発熱、全身倦怠感、膿性痰
肺癌	発熱、咳嗽、胸痛、呼吸困難、体重減少、血痰、喫煙歴（最も多い症状は咳嗽と喀痰）
心不全	体重増加、夜間や労作時の呼吸困難、下腿の浮腫、高血圧、肥満・喫煙・心房細動
結核	発熱、咳嗽、ときには血痰、胸痛、体重減少、寝汗、全身倦怠感、免疫抑制者、路上生活者、透析患者
喘息	発作的な咳嗽や喀痰、ゼーゼー、ヒューヒューという夜間や早朝の喘鳴

呼吸器系（呼吸状態）の症状と観察・アセスメント　69

5. 咳嗽

咳嗽は、「急性咳嗽」と「慢性咳嗽」で分けられる。急性咳嗽は咳が出てから3週間未満とされ、慢性咳嗽は8週間以上続く咳と定義される。その間は「遷延性咳嗽」と呼ばれる。

急性咳嗽の原因として、急性上気道炎、気管支炎、感冒後咳嗽、細菌性肺炎が挙げられる。慢性咳嗽の原因としては、咳喘息、アトピー咳嗽、副鼻腔気管支症候群が多い（表7）。咳嗽で見逃してはいけない疾患を表8に示す。

頻呼吸やSpO_2低下、冷汗、全身状態の不良などがあれば、緊急度は高く、救急処置が必要である。咽頭発赤や膿性鼻汁があれば上気道炎もしくは副鼻腔炎、片側性に副雑音が聴取されれば肺炎、強制呼気での喘鳴があれば喘息を疑う。

咳嗽のみを主訴に受診する心不全や肺炎、COPD急性増悪もある。高齢者や慢性の呼吸器・心疾患、精神疾患のある患者では軽症に見えることもあるため、リスクのある患者では必ずSpO_2と呼吸数を確認する。

6. 血痰・喀血

血痰と喀血を明確に区別する基準はなく、喀痰中に点状もしくは線状の血液を混じた場合を血痰、ほぼ血液を喀出した場合を喀血と示すことが多い。血痰・喀血の約90％は気管支動脈からの出血と考えられている。

大量喀血は生命にかかわるが、24時間以内の出血が300〜500 mL 以上、または1時間に50〜100 mL 以上の出血と推定される場合には大量喀血とされることが多いが、喀血量は正確に評価しにくい。喀血量が少量と情報があっても、患者が呼吸不全や循環不全となっている場合、またはその可能性がある場合には大量喀血として管理する。喀血で見逃してはいけない疾患を表9に示す。

血痰・喀血の患者と接する際は、感染対策を十分に行い、口腔内出血、鼻出血、吐血の可能性はないか確認する。

表9　喀血で見逃してはいけない疾患

気管支拡張症
肺結核
肺アスペルギルス症
肺膿瘍
肺癌
血管性病変
肺胞出血
肺梗塞
その他（抗血小板薬、抗凝固薬の服用）

留意すべきこと

1. 低酸素症と低酸素血症の違い

低酸素症とは、「組織の」酸素分圧が低下している状態、低酸素血症とは、「動脈血の」酸素分圧が低下している状態である。

低酸素血症には4つの分類（表10）がある。

2. 慢性的な呼吸器疾患がある患者への酸素投与

慢性的な呼吸器疾患がある患者に酸素投与をするときは、二酸化炭素（CO_2）ナルコーシスに注意する。慢性的に二酸化炭素濃度が高い状態が続くと、二酸化炭素濃度の上昇に対する中枢化学受容体の反応が鈍くなる。呼吸は酸素濃度の低下の刺激によって保たれているが、ここに高濃度の酸素を投与して低酸素血症を急激に改善させてしまうと、酸素低下による刺激もなくなり、換気は低下し、さらなる二酸化炭素の蓄積を引き起こす。

二酸化炭素ナルコーシスの症状として、頭痛、欠伸、振戦、発汗、けいれん、傾眠・昏睡などの意識障害がある。さらに悪化すると死に至ることもある。

まとめ

呼吸に異常があった場合、さまざまな病態が関連していることが考えられる。何が原因で呼吸に異常が見られているのかを考えながら、身体診察、アセスメントしていくことが大切である。バイタルサインは測定するだけでなく、そこからいかに「判断」するかが重要である。数値の意味だけでなく、リズム、深さ、通常との「変化」の意味を捉えることが必要である。

表10　4つの低酸素血症

肺胞低換気 十分なガス交換を行うことができるだけの肺胞換気が得られていない	II型呼吸不全（換気不全） $PaCO_2>45Torr$	呼吸抑制（麻薬性・中枢性） 神経・筋疾患 胸郭異常
換気血流比不均等 肺胞換気量と血流量のバランスがとれていない		気道・肺胞・肺循環障害のすべて
拡散障害 肺胞気から赤血球までの酸素の拡散過程に障害がある	I型呼吸不全（ガス交換不全） $PaCO_2≦45Torr$	肺胞膜/肺胞面積の狭小 肺毛細血管血液量減少
右左シャント 右室から駆出された血液が肺胞気に接触せず酸素化されずに左室系に流入する		肺胞充満・虚脱 肺内血管シャント

日本救急看護学会監修，日本救急看護学会『フィジカルアセスメント』編集委員会編：I呼吸器系．救急初療看護に活かすフィジカルアセスメント，へるす出版，東京，2018：54．より引用

呼吸器系（呼吸状態）の症状と観察・アセスメント　71

引用文献

1. 日本救急看護学会監修，日本救急看護学会『フィジカルアセスメント』編集委員会編：Ⅰ呼吸器系．救急初療看護に活かすフィジカルアセスメント，へるす出版，東京，2018：50-65.
2. 厚生労働省 検疫所 FORTH：結核（Tuberculosis）結核とは．https://www.forth.go.jp/moreinfo/topics/name65.html（2024.9.2アクセス）
3. 日本肺癌学会：WEB版患者さんのための肺がんガイドブック Q3肺がんになるとどのような症状が現れるのですか．https://www.haigan.gr.jp/guidebook2019/2020/Q3.html（2024.9.2アクセス）
4. 日本呼吸器学会：気管支ぜんそく．https://www.jrs.or.jp/citizen/disease/c/c-01.html（2024.9.2アクセス）
5. 松本強：吸気性の喘鳴．medicina 2004；41（9）：1494-1497.
6. 黒木茂広：息切れ，呼吸困難を訴える患者の診かた．medicina 2014；51（9）：1611-1613.
7. 徳田安春：身体診察による臨床診断．日本内科学会雑誌 2017；106（3）：505-509.
8. 小川知洋，松元幸一郎：慢性咳嗽－咳嗽・喀痰の診療ガイドライン 2019．medicina 2020；57（4）：95-98.
9. 仁木真理子，久保宜明：COVID-19感染症でみられる皮膚病変．四国医学雑誌 2023；79（1.2）：33-36.
10. 早田宏：喀血・血痰．medicina 2016；53（4）：258-261.
11. 日本緩和医療学会 ガイドライン統括委員会：呼吸困難の原因．進行性疾患患者の呼吸困難の緩和に関する診療ガイドライン 2023年版 第3版，金原出版，東京，2023：21.

第 2 章 ● 救急患者・家族のアセスメント

循環器系（循環状態）の症状と観察・アセスメント

石川 幸司

はじめに

　循環器系の症状を観察・アセスメントするためには、循環器系の解剖生理に関する知識を理解することが重要である。循環は、生命活動に必要な酸素、栄養素を血液で全身に運搬する機能であるため、心臓のポンプ機能、心拍出量が十分で末梢循環が維持されているかを観察してアセスメントする。

　救急場面においては、ショックなどの循環不全に陥っていることが多く、低灌流および酸素需給バランスの観察など、循環が破綻することによって生じる病態の知識をもとにアセスメントすることが重要である。

循環状態の破綻（循環不全、ショック）

　循環は、全身への酸素運搬と全身臓器における組織灌流によって成り立っており、生体に酸素を供給することが目的である[1]。生体は酸素によって代謝などの生命活動を行っている。この循環状態は救急場面において、破綻していることが多い。この循環が破綻した状態は循環不全、ショックと呼ばれ、さまざまな症状が出現する。

　循環不全とは、循環を構成する３つの要素（心臓、血管、循環血液量）のうち、１つあるいは複数の要素の異常により、全身臓器への酸素供給が維持できなくなった状態であり、臨床所見、血行動態の変化、生化学検査の結果をもとに、総合的な評価が必要な病態である[2]。ショックは、全身の組織が十分に酸素を利用できる状態ではなく、致死的な急性循環不全とされ[3]、全身への酸素供給低下、組織への血液還流不足、酸素の利用障害などの病態が生じる。

　ショックの判断は、循環不全と同様に臨床所見、バイタルサイン、検査結果などを総合的に行う。特徴的な所見としては、「ショックの５P」と呼ばれる５つの症状（蒼白、冷汗、虚脱、脈拍微弱、呼吸不全）がある（表１）。これらのうち、１つでも認められたらショックと判断される。また、ショックの３つの指標（図１）と呼ばれる「皮膚所見（冷たく湿って蒼白）」「腎（0.5mL/kg/時以下の尿量低下）」「神経学的所見（意識障害、見当識障害など）」は、臓器における低灌流を評価する指標であり[4]、ショックを判断するための観察項目である。

循環器系（循環状態）の症状と観察・アセスメント　73

表1 ショックの5P

蒼白（pallor）	毛細血管の血流が不良のため皮膚の色が蒼白になる
冷汗（perspiration）	交感神経が過緊張となり局所的に汗をかく
虚脱（prostration）	血流が極度に減少することで脱力する
脈拍微弱（pulselessness）	血圧など灌流が低下することで脈拍が微弱となる
呼吸不全（pulmonary insufficiency）	循環不全に起因する不十分な呼吸*

＊循環不全による組織低灌流から乳酸値が上昇した代謝性アシドーシスの代償として頻呼吸になることや、呼吸様式の異常、低酸素血症など

図1 ショック（組織低灌流）の評価

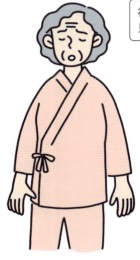

ショックの3つの指標

神経学的所見（意識障害、見当識障害など）

腎（0.5mL/kg/時以下の尿量低下）

皮膚所見（冷たい、湿っている、蒼白）

循環（ショック）の症状、観察

　救急患者の初期評価では、正常に循環が機能しているかの判断として、ショックの有無を観察する【5】。ショック患者の多くは血圧低下を伴うが、代償機転が働くことで必ずしも血圧低下するわけではなく、血圧だけでショックと判断することは危険である。また、ショック時には、カフによる自動血圧計を用いた血圧測定は、計測が不正確になるとの報告【6】もあり、ショック状態を早期に認知できる観察とアセスメントが必要である。

表2　心拍出量低下時の循環調節機構の作用とショック症状

作用			神経性調節	液性調節	ショック症状
心拍数		上がる	交感神経	カテコラミン	頻脈
1回拍出量	心収縮力	上がる	交感神経	カテコラミン	血圧上昇（維持）
	循環血液量	増加		ADH（バソプレッシン）RAA系	
末梢血管抵抗		増やす	交感神経	RAA系	末梢冷感/顔面蒼白
			交感神経	カテコラミン	冷汗

RAA：renin-angiotensin-aldosterone（レニン アンギオテンシン アルドステロン）

1. ショックの症状

　前述のように、ショックを判断する5Pはショック症状であり、これらを観察することが基本である。また、3つの指標のように組織低灌流による末梢循環不全で生じる症状の観察も重要である。末梢循環は皮膚の温かさ、色調、そして毛細血管再充満時間（capillary refilling time: CRT）が簡便に評価できる指標である【7】。バイタルサインの数値だけではなく、これらの身体所見も観察する。

2. 循環の調節機構とショック症状

　循環は、自律神経やホルモンなどによる調節機構を有しており（表2）、この生体反応を理解することでショックにおける循環調節機構など循環の評価から以上の早期発見に役立つ。

3. ショックの分類

　ショックでは組織灌流が低下しているため末梢循環不全が生じる。この末梢における循環不全の原因によってショックの病態は変わり、その血行動態から4つに分類される（①心原性ショック、②循環血液量減少性ショック、③血液分布異常性ショック、④心外閉塞・拘束性ショック）。
　これらのショックでは、いずれも循環の要素が障害され、組織への酸素供給が低下しているため、循環のアセスメントから早期対処し多臓器不全を予防することが重要である。

1）心原性ショックと症状

　心不全、心筋虚血、そして不整脈などに起因する心ポンプ機能低下に伴い、1回拍出量が減少することによって生じる。症状としては、心収縮力の低下で前負荷は上昇するが、ポンプ機能の低下により血圧は低下する。

循環器系（循環状態）の症状と観察・アセスメント　75

2）循環血液量減少性ショックと症状

　出血や脱水などの体液喪失、炎症などによる血管透過性の亢進に伴い、循環血液量が減少することによって生じる。症状としては、前負荷、心収縮力の低下により頻脈や血圧が低下する。また、皮膚の冷感や湿潤、CRT延長、意識変容などが出現する。

3）血液分布異常性ショックと症状

　血管の拡張や血管透過性の亢進に伴い、血液分布に異常を来すことで生じる。症状としては、後負荷の低下により血圧が低下する。初期には、心ポンプ機能は上昇し高心拍出量症候群となるが、ショックが進行するに従い低下していく。また、敗血症性ショックにおいては、膝周囲の皮膚の斑状変化を客観的に評価するために、mottling score*を活用する[8]。

4）心外閉塞・拘束性ショックと症状

　物理的な圧迫による拡張障害、拡張期の血液充満障害によって生じる。症状としては、肺動脈から左心系への血液流入障害により左心系の前負荷は低下し、心ポンプ機能の低下もあり血圧は急激に低下する。また、心タンポナーデでは、Beckの三徴として、脈圧低下・頸静脈怒張・心音減弱が出現する。原因の病態を解除することができればショックからは離脱することができるため、心タンポナーデ、緊張性気胸、肺血栓塞栓症などの原因疾患の有無を判断できるように観察する。

循環のアセスメント

　循環の要素、ショックの病態を踏まえ、循環が安定しているか、ショックに陥っていないかを判断する。ショックの初期には生体機能を維持する代償機転（循環調節機構など）により心拍出量が維持されているため、ショック症状が顕在化しないこともある。しかし、交感神経の過緊張による身体所見（頻脈、冷汗など）や呼吸促迫などの症状は出現し始めるなど循環障害は生じている。このような初期症状を捉えてショックの有無を判断し、循環のアセスメントを実施する。

　循環は生命に直結する問題であることが多いため、救急患者における循環のアセスメントでは、循環不全やショックなどの看護問題が生じていないかを念頭におき、身体所見などの症状に加えて、問診から主観的情報も収集する。ここで、全身を系統的にすべて観察するのではなく、ショック症状の有無など顕在化もしくは潜在化していると考えらえる問題に焦点を当て、疾患予測から演繹的思考を用いて観察し、フォーカスアセスメントから状態を判断する。

　循環不全に陥る可能性のある疾患が想定される所見としては、「気管偏位、頸静脈怒張、胸郭挙上の左右差、呼吸音、心音（過剰心音・心雑音）、血圧（値・左右差）」などがある（表3）。

＊末梢循環不全を評価する際に用いる。膝周囲の皮膚の色調の変化（mottling：皮膚の斑紋）の範囲を0～5点で評価する。0点ではmottlingなしと評価でき、点数が高いほどmottlingの範囲が大きくなる。5点では下肢全体に斑紋が認められる。

表3 循環不全に陥る可能性がある疾患が想定される所見の一例

	問診	身体所見
急性冠症候群	突然の発症、安静で改善しない 胸痛、絞扼感・圧迫感、放散痛	頸静脈怒張 呼吸音（断続性副雑音）、心音（III音、収縮期雑音）
急性大動脈解離	突然の発症 引き裂かれるような疼痛 背部痛、痛みの移動	血圧の左右差（20mmHgを超える）
肺血栓塞栓症	呼吸困難、骨折、術後の活動後の発症	頸静脈怒張、低酸素血症、頻呼吸
緊張性気胸	呼吸困難	気管偏位、頸静脈怒張、呼吸音・胸郭挙上の左右差、皮下気腫、鼓音
急性心不全	既往、発症経緯	呼吸音（断続性副雑音）、心音（III音）

また、乳酸値は組織低灌流の指標となる。乳酸値は組織が低酸素となり、嫌気性代謝になることで上昇する。2mmol/L（18mg/dL）以上が高乳酸血症であり、ショックの重症度判定や治療への反応の指標としても有用である[9]。

おわりに

循環のアセスメントでは、循環器系の解剖および生理学的な基礎知識を理解しておくことが重要である。心臓が血液を拍出し、全身の組織に血液が灌流して酸素が届けられることで循環は成立する。そのため、単に症状を観察するだけではなく、個々の所見が持つ意義を考え、論理的に所見をまとめ、循環にかかわる所見と病歴を関連づけなければならない[10]。救急患者の循環に関連した症状の知識からショックの有無を判断し、疾患を予測しながら目の前の所見の意義を確実な知識をもとに整理することが求められる。

血圧や脈拍などのバイタルサインは、心拍出量を判断する重要な所見であるため、単に数値として理解するのではなく、血行動態は安定しているのか、ショックなのか、酸素は全身の組織に行き渡り生命活動が維持できているかという循環の状態をアセスメントしていくことが重要である。

引用文献

[1] 中村謙介：循環を極めよう．循環とは何か？虜になる循環の生理学，三輪書店，東京，2020：2-8.

[2] 橋本壮志，天谷文昌：循環不全の定義と診断．藤野裕士，坂田泰史編，急性循環不全 救急・集中治療アドバンス，中山書店，東京，2019：2-8.

[3] Cecconi M, De Backer D, Antonelli M, et al. Consensus on circulatory shock and hemodynamic monitoring. Task force of the European Society of Intensive Care Medicine. Intensive Care Med 2014；40（12）：1795-1815.

4 Vincent JL, Ince C, Bakker J. Clinical review：Circulatory shock-an update：a tribute to Professor Max Harry Weil. Crit Care 2012；16（6），239.

5 石川幸司：初療における一次評価と二次評価．日本救急看護学会監修，日本救急看護学会『フィジカルアセスメント』編集委員会編，救急初療看護に活かすフィジカルアセスメント，へるす出版，東京，2018：31-37.

6 Cohn JN. Blood pressure measurement in shock. Mechanism of inaccuracy in auscultatory and palpatory methods. JAMA 1967；199（13）：118-122.

7 Lima A, Jansen TC, van Bommel J, et al. The prognostic value of the subjective assessment of peripheral perfusion in critically ill patients. Crit Care Med 2009；37（3）：934-938.

8 Ait-Oufella H, Lemoinne S, Boelle PY, et al. Mottling score predicts survival in septic shock. Intensive Care Med 2011；37（5）：801-807.

9 佐藤康次，谷口巧：ショック．救急・集中治療 2020；32（4）：935-943.

10 仲田操訳：心血管系．福井次矢，井部俊子監修，ベイツ診察法，メディカル・サイエンス・インターナショナル，東京，2008：279-335.

第**2**章 ● 救急患者・家族のアセスメント

消化器系（腹部状態）の症状と 観察・アセスメント

田戸 朝美

症状

1. 腹痛

　腹痛は、救急の現場でしばしば認められる代表的な症状である。消化器疾患に由来することが多いが、婦人科系疾患や泌尿器系疾患、循環器疾患に由来する場合の症状として出現することもあり、病歴の聴取や観察、検査から適切な判断を行うことが求められる。腹痛は、発生メカニズムから内臓痛、体性痛、関連痛の 3 つに分類される。

1）内臓痛

　内臓痛は、消化管の収縮、拡張、伸展、実質臓器の皮膜の伸展などによって生じる。痛みの伝達速度が遅いため、鈍い痛みとなるのが特徴である。

2）体性痛

　体性痛は、壁側腹膜の炎症や感染などの化学的・物理的刺激によって生じる。痛みの伝達速度が速いため、鋭い痛みとなる。

3）関連痛

　関連痛は、内臓痛が生じた部位と同レベルの脊髄後根における体制神経が刺激されることによって生じる。病原部位と離れた部位に痛みが生じるのが特徴である。

2. 吐血・下血

1）吐血とは

　吐血とは、消化管からの出血によって、血液の吐出や吐物に血液が混入することである。通常、トライツ靭帯より口側の上部消化管からの出血によって生じる。吐血の性状は、潜血やコーヒー

消化器系（腹部状態）の症状と観察・アセスメント　79

残渣様である。出血量が多い場合は鮮血となり、血液が胃内に停滞して胃液によってヘマチン化した場合にはコーヒー残渣様に変色する。

　原因としては、胃・十二指腸潰瘍、急性胃粘膜病変、マロリーワイス症候群、食道静脈瘤破裂、胆道系からの出血や腹部大動脈瘤の消化管への穿破によっても生じる。

2）下血とは

　下血とは、上部から下部までの全消化管からの出血によって黒色便やタール便が排泄されることである。ヘモグロビンが胃酸や腸液によって酸化しヘマチン化することで黒色となり、タール様に変化してタール便となる。

3. 悪心・嘔吐

　嘔吐は、胃内容物を吐き出すことである。大脳皮質や第4脳室にある化学受容器引金帯、前庭器、消化管などの末梢が刺激されることで、食道、胃、横隔膜の反射が起こって生じる。嘔吐はさまざまな原因で生じるため、催吐症状に関与している原因を推察して制吐薬を使用する必要がある。

4. 下痢

　下痢は、便中の水分の量が増え液状の状態で排泄されることである。下痢は、腸管内の水分の吸収障害や腸液の分泌亢進、腸の炎症による滲み出し、腸管の蠕動運動の亢進などにより生じる。

5. 便秘

　便秘は、大腸内での便の貯留時間が長期化し、便が硬くなって排出が困難になることである。腸蠕動運動の低下や麻痺、腸管の閉塞、消化管神経節の神経障害によるものなどさまざまな原因で生じる。

6. 腹水

　腹水は、腹腔内に体液が過剰に貯留した状態である。生理的な腹水の量は30〜40mLとされており、肝硬変や心不全、腎不全、がんなど、さまざまな原因で生じる。門脈圧の上昇や低蛋白血症により生じる腹水を漏出性腹水という。一方、腹膜の血管透過性亢進やリンパの通過障害により生じる腹水を滲出性腹水という。

7. 黄疸

　黄疸は、血液中のビリルビンが過剰になり、皮膚や粘膜に沈着した状態である。黄疸が生じる原因は、肝性黄疸、閉塞性黄疸、溶血性黄疸等がある。肝性黄疸は、肝細胞の障害によってビリ

ルビンが血液中で増加するために生じる。閉塞性黄疸は、胆管の閉塞によって、胆汁が逆流して生じる。溶血性黄疸は、溶血や赤血球の増加、血腫の吸収などでビリルビンの産生が増加したことで生じる。

8. ヘルニア

ヘルニアは、腹壁の弱くなった部分から腹膜や腸管の一部が飛び出している状態である。臍ヘルニアや鼠経ヘルニア、上腹部ヘルニアなどがある。腹圧のかかる動作を行ったときに出現するものもある。無症状であることが多いが、ヘルニアが嵌頓を起こすと腸管壊死を引き起こし、腹痛や嘔吐が生じることがある。

観察・アセスメント

消化器系とは、消化管として口腔から食道、胃、小腸（十二指腸、空調、回腸）、大腸（盲腸、結腸、直腸）、肛門まで続く管腔である。救急患者の消化器系のアセスメントとしては、「破裂（破れる）、塞栓（詰まる）、捻転（捻れる）、虚血、炎症」が重症な消化器系疾患を見逃さないためのキーワードとなる。

1. 問診

腹痛症状を有する患者の状態を詳しく聴取するために、網羅的な問診方法が有効である。患者の基本的な情報を聴取するにはSAMPLER（第2章「救急初療時のアセスメント（状況判断と諸症状の見方）」表5（p.46））、症状の経過を把握するにはOPQRSTを用いる（表1）。

1）SAMPLER

SAMPLERのM（内服薬）で、NSAIDsの内服がある場合には、上部消化管の出血や穿孔の可能性がある。ステロイド薬内服の患者も潰瘍や出血、穿孔などを生じる可能性があるため注意する。P（既往歴）で得られる情報は、消化器疾患のアセスメントに重要である。既往歴に、結石、開腹手術がある場合には、関連する疾患の可能性があるため注意する。L（最後の食事の内容）に

表1 OPQRSTによる問診

Onset：発症機転	発症時間、様式	「いつから始まったか？」
Palliative & Provoke：寛解・増悪	緩和、増悪因子	「どんなときによく/悪くなるのか？」
Quality & Quantity：性状・強さ	痛みの性状、程度	「（例えば痛みなら）どんな/どれくらいの痛みか？」
Region：部位	部位、放散	「どこが痛いか？」 「どこかに放散するか？」
Symptoms：随伴症状	随伴症状	「他にどんな症状があるか？」
Time course：時系列	時間経過	「最初はどうで、それからどうなって、今は？」

消化器系（腹部状態）の症状と観察・アセスメント　81

表2　見逃してはいけない疾患

	疾患（消化管）	疾患（消化管以外）
塞栓（詰まる）	NOMI、急性閉塞性化膿性胆管炎、脾梗塞	心筋梗塞、上腸間膜動脈閉塞、腎梗塞、尿路結石
捻転（捻れる）	絞扼性腸閉塞	卵巣軸捻転、子宮筋腫茎捻転、精巣捻転
破裂（破れる）	食道破裂、消化管穿孔孔、壊疽性胆嚢炎、肝破裂、脾破裂	大動脈瘤破裂、子宮外妊娠破裂
裂ける		大動脈解離

NOMI：non-occlusive mesenteric ischemia（非閉塞性腸管膜虚血症）

日本救急看護学会監修，日本救急看護学会『フィジカルアセスメント』編集委員会編：救急初療看護に活かすフィジカルアセスメント．へるす出版，東京，2018．を参考に作成

ついても消化器系疾患の患者の場合、アニサキス症の可能性がないか確認する必要がある。

2）OPQRST

　救急患者の消化器系の疾患では、緊急度が高い腸管の破裂（破れる）、塞栓（詰まる）、捻転（捻れる）、を見逃さないことが要点である（表2）。これらを把握するために、OPQRSTのO（発症機転）、P（疼痛の寛解・増悪）、Q（性状・強さ）の情報は重要である。突然の発症で腹痛が増悪し、安静時にも持続する疼痛は緊急度が高い可能性がある。想起すべき疾患としては、急性虫垂炎、消化管穿孔などがある。突然発症した上腹部の強い腹痛の場合は、大動脈解離や急性冠症候群などの循環器疾患からの可能性がある。Q（性状・強さ）は、今まで経験した最も強い痛みを10として、まったく痛みがなければ0として評価してもらう。痛みの性状は、内臓痛と体性痛とで違いがあり、内臓痛では漠然とした鈍い痛みで局在ははっきりしない。体性痛は鋭い痛みで局在が明確となる。R（部位）の情報は、腹痛の原因疾患を想起するうえで非常に重要である。腹痛を認める部位の下に解剖学的にどのような臓器があるかを想定しながら疾患を想起する必要がある（図1）。急性虫垂炎では右下腹部にあるが、初期症状として上腹部痛や臍周囲の痛みとして解剖学的位置とは異なる場合がある。S（随伴症状）では、他の症状を確認し、推論に役立てるために収集する。例えば、腹痛に加え発熱が認められれば、炎症性疾患が推察される。

2. 視診

　救急患者の腹部の視診では、腹部だけでなく全体の外観の観察も重要である。まず、姿勢から疼痛の程度を推測することができる。腹痛のある患者は、疼痛のある部位をかばうため、痛む部位に手を当て、前屈みでゆっくり動くなどの特徴がある。

　腹部の外皮の状態では、皮膚の乾燥や湿潤、発汗の有無、皮膚の色、皮疹の有無、皮膚線条の有無、手術痕の有無、腹壁静脈の怒張の有無を観察する。黄疸については、目の色も確認する。黄疸とともに右上腹部痛と悪寒を伴う発熱を認めるときは、シャルコー三徴と呼ばれ、急性胆管炎などの胆道系疾患を疑う。

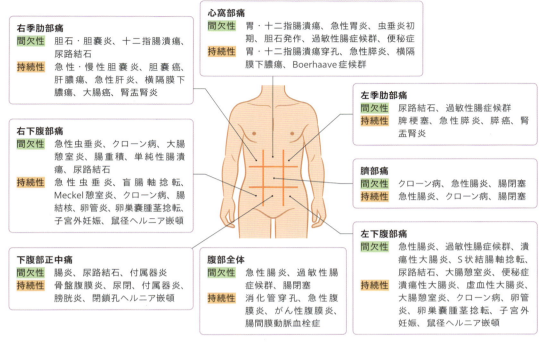

図1 腹痛の部位から考えられる鑑別疾患の例

安藤裕貴：腹痛の訴え 画像の着目ポイント．Expert Nurse 2019；35（5）：145．より引用

　腹部の形態では、膨隆、緊満の有無、陥没、左右対称性を確認する。また臍の突出や陥没、鼠径部を確認する。腹部の膨隆が急激に生じた場合には、消化管穿孔や腸閉塞、腹腔内出血、腹部大動脈瘤破裂などが考えられる。

3. 聴診

　救急患者の腹部の聴診では、腹壁の1か所に聴診器をあて、腸蠕動音を確認する。1分間に5回以上腸蠕動音が聴取されることが正常であり、1分間計測しても聴取できない場合は、絞扼性腸閉塞や麻痺性イレウスなどによる腸蠕動の消失を疑う。「ピチン、ピチン」という金属音が聞かれる場合は閉塞性腸閉塞を疑う。また、腹大動脈領域に聴診器をあて、血管雑音の有無を確認する。血管雑音を聴取する場合は、腹部大動脈瘤や閉塞性動脈硬化症などを推察する。

4. 打診

　救急患者の腹部の打診では、腹部全体をもれなく打診し、腹部臓器内の症状の把握と炎症の有無を確認する。打診は疼痛に影響を与えるため、疼痛部位の打診の順は最後に行う。腹部の大部分では、ガスを含んだ腸管の反応音である鼓音が聴取されるのが正常である。肝臓などの実質臓器以外の部分で濁音が聴取される場合には、腫瘤や便塊などの存在を考慮する。

表3　腹膜刺激症状の確認の仕方

咳嗽試験	●患者に咳をしてもらう ●腹部に強い痛みがある場合、腹膜炎を疑う ※咳嗽試験は感度が高い
筋性防御	●腹痛のある部位（腹壁）を片手でそっと押し込む ●炎症がある腹膜の支配部位に対応した体性神経の反射性筋収縮が起こる ●腹膜炎のときは「板状硬」（腹部全体が板のように硬い）となる
反跳痛 （ブルンベルグ徴候）	●圧痛のある箇所を数本の指をゆっくり（2～3秒くらい）押し付け、急に（0.5秒くらい）力を抜く ●腹壁を圧迫したときよりも、手を離す瞬間に鋭い痛みを感じる
踵落とし衝撃試験 (heel drop test)	●つま先立ちから急に踵を下ろす ●踵を落とした際に腹部に強い痛みがある場合、腹膜炎を疑う ●重症の場合は、歩行時にも腹痛が出現する ※反跳痛より感度が高いと言われている

古谷伸之編：診察と手技がみえる vol.1 第2版．メディックメディア，東京，2007：142-143．を参考に作成

5. 触診

　救急患者の腹部の触診では、炎症や腫瘤の有無を確認する。打診と同様に疼痛部位の触診の順は最後にする。浅い触診では、腹壁の緊張の程度や圧痛の有無、腫瘤の有無を確認する。深い触診では、深い部位での圧痛や腫瘤の有無を確認する。

　疾患に特徴的な圧痛点では、触診による疼痛の有無を確認する。急性虫垂炎の特徴的な圧痛点として、マックバーネー点とランツ点がある。圧痛点での疼痛を認めるとき、急性虫垂炎を推察する。急性胆嚢炎を推察する所見としては、マーフィー徴候がある。マーフィー徴候の診察では、患者の右季肋部に看護師が深い触診を行ったまま深呼吸をさせたとき、吸気が停止した場合には陽性となり、急性胆嚢炎を推察する。

　救急患者の腹部の触診では、腹膜刺激症状を確認することが重要である（表3）。腹膜刺激症状を認める場合には、腹膜炎の存在が推察できる。腹膜刺激症状の観察方法としては、筋性防御、反跳痛、踵落とし衝撃試験などがある。筋性防御では、疼痛部位を圧迫した際に筋肉の収縮が生じ、筋が硬直するものを腹膜刺激症状陽性とする。反跳痛では、疼痛部位を圧迫した後、急激に離した際に疼痛が増強するものを腹膜刺激症状陽性とする。踵落とし衝撃試験では、つま先立ちをしたところから踵を床に下ろした際、腹部に疼痛が起こるものを腹膜刺激症状陽性とする。

第 2 章 • 救急患者・家族のアセスメント

運動器系（脊髄・四肢）の症状と観察・アセスメント

本田 智治

運動器系とは、身体運動にかかわる骨、筋肉、関節、神経などすべての器官の総称である。運動器系はそれぞれが連携して働いており、1つが悪くても身体はうまく動かない。また、複数の運動器が同時に障害を受けることもある[1]。運動器系の役割は体幹や四肢の機能を健全に保ち、生活の質（QOL）を維持することである。人は、座る、立つ、歩く、走るといった動作によって日々の生活を営み、人生を豊かなものにしている。そのため、運動器系の障害は身体の自由を奪い、QOLを低下させ、結果的に生命を脅かす原因ともなりうる。

運動器の病態は、先天性障害や四肢・体幹の変形、外傷による骨、関節、筋、神経などの損傷、筋力低下、感覚障害など運動器に特徴的な病態や、炎症、腫瘍、変性、循環障害などの病態によるものなどさまざまである。したがって、患者の訴えから種々の疾患を想定するとともに、運動器系に生じている異常に気づくことが大切である。本稿では、運動器系の症状における観察とアセスメントについて述べる。

運動器系における症状の観察手順

運動器系の観察手順は、原則的に、「問診」→「視診」→「触診」の順序で行う。運動器系の異常のある患者では、疼痛、変性、運動機能障害を主訴とする場合が多い。まずは、患者の主訴や現病歴、発症様式から、外傷、炎症、腫瘍、退行変性疾患、代謝異常疾患、先天異常などの疾患かどうかを考える。次に、障害部位が、表皮、皮下組織、筋膜、筋、腱鞘、腱、神経、血管、靭帯、関節包、滑膜、軟骨、骨のどこにあるかを捉えていく必要がある（図1）。

運動器系の疾患は、問診から疾患をある程度絞り込むことは可能だが、患者の愁訴と病変部位が異なることもあるので注意が必要である（例：「手がしびれる」と訴えているが、頚椎に起因する神経根症状など）。したがって、病状の具体像を捉えるためには、症状を訴える局所ばかりに目を奪われず、患者の全身状態にも十分配慮し必要な所見を過不足なく観察することが大切である。

運動器系における症状とアセスメント

1. 痛み（疼痛）

運動器系の疾患では、外傷、炎症、変性などに起因する痛み（疼痛）が主訴として最も多い。痛みの分類として、侵害受容性疼痛、神経障害性疼痛に分けられる（表1）。急性の痛みの病態と

図1 運動器系における症状の観察手順

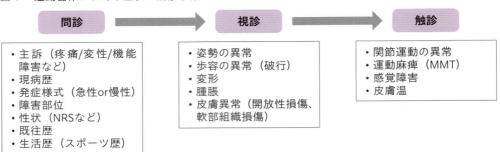

具体的にはOPQRSTを用いて病歴聴取を進める

【観察のポイント】
- 発症様式（いつ、きっかけ、急性か慢性か）
- 部位（どこの関節が問題か、単発か、多発か）
- 性質（どの程度の疼痛か、運動痛・圧痛・疼痛・腫脹・熱感・発赤・可動域制限・変形・不安定性など）
- 経過（どの程度持続しているのか、改善しているのか、増悪しているのか、不変か、日内変動はあるか）。

表1 疼痛の分類

急性発症		慢性進行発症
侵害受容性疼痛		神経障害性疼痛
・組織の障害	・炎症 ・脊柱・関節の不安定	・神経組織の障害 ・神経系の可逆性変化 ・心因性要因
・外傷 ・手術　など	・変形性関節症 ・関節リウマチ　など	・脊髄損傷後の疼痛 ・幻肢痛　など

して、外傷や手術に伴う機械的刺激は、侵害受容器に作用し強い痛みを引き起こす。また、組織の損傷に続発する炎症も急性期の痛みに関与する。

　一方で、3か月以上続く痛みは慢性疼痛であり、変形性関節症や関節リウマチなど侵害刺激が持続的に作用している慢性侵害性受容性疼痛や、脊髄損傷など神経系に異常を来して生じる神経障害性疼痛がある。器官の種類による疼痛としては、骨痛、筋肉痛、関節痛、神経痛、関連痛がある。また、痛みの起こり方によって、自発痛（安静時痛）と運動痛にも分けられる。痛みは主観的な感覚であるため、問診や視診、身体所見や検査などにより、痛みの背景にある病態の把握に努めることが重要となる。痛みの強さの評価法としては、NRS（Numerical Rating Scale）やVAS（Visual Analogue Scale）などスケールが用いられる。

表2　異常歩行

歩行	特徴	代表的な疾患
逃避性跛行	疼痛を回避させるため生じる。疼痛性疾患があるときに、患肢の立脚時間を短縮するようにして体重負荷を避ける歩行	坐骨神経痛 下肢の疼痛性疾患
墜下性跛行	硬性：3cm以上の下肢長差があるときに短縮側の骨盤が下がる歩行 軟性：中殿筋の筋力低下などにより、患肢が立脚期にあるときに骨盤が下降し、体幹が健側に揺れる歩行（トレンデレンブルグ歩行）	硬性：下肢の短縮（短縮跛行） 軟性：先天性股関節脱臼
痙性歩行	内転筋拘縮の結果、両下肢が交差する歩行（はさみ歩行）	脳性麻痺
失調性歩行	泥酔した場合に千鳥足と形容される歩行（酩酊様歩行）	前庭神経炎、小脳変性症、ウェルニッケ脳症　など
鶏歩	垂れ足のため、膝を高くし、爪先を投げ出す歩行	総腓骨神経麻痺
間欠跛行	歩行を続けると下肢の疼痛や疲労感が強くなり、足を引きずるようになるが、休むと再び歩ける	腰部脊柱管狭窄症 閉塞性動脈硬化症　など

2. 異常姿勢

　姿勢の異常は、骨格あるいは関節の構造そのものの異常、あるいは姿勢制御機能の異常が原因となって起こる。異常姿勢は運動器系における異常の主要徴候の１つであり、診察の最初のステップである視診で観察すべき重要な徴候である。姿勢の観察は立位を基本として、座位や臥位の観察を追加して行う。立位がとれない場合は、運動器系の障害や、神経系の障害、感覚受容器の障害などを考える。異常姿勢は必ずしも疾患の存在を意味するものではないが、腰椎椎間板ヘルニアによる坐骨神経痛性側弯症や関節リウマチにみられる変形（スワンネック変形）などがある。

3. 異常歩行（跛行）

　歩行の異常は、疼痛や骨・関節、神経・筋肉の異常・障害などによって生じ、正常な歩行ができない状態を「跛行」という。跛行の観察により障害部位や原因疾患の推定につながる。跛行の種類としては、痛みによる逃避性跛行や下肢短縮による跛行、末梢神経麻痺によって起こる麻痺性跛行、中枢神経疾患によって起こる跛行などがある（表2）。跛行の評価にあたっては、正常歩行を理解しておく必要がある。

4. 運動麻痺（筋力低下、筋萎縮）

　運動麻痺は、大脳の運動神経から筋肉に至る伝導路（錐体路）のどこかに障害が生じ随意運動が困難または不能になった状態をいう。一次ニューロン（脳、脊髄）での障害と二次ニューロン（神経根、神経叢、末梢神経）での障害に分けられる。
　一般に、前者では、深部腱反射の亢進、病的反射の出現、巧緻性の低下が生じ、後者では、深

部腱反射の低下または消失、筋力低下や筋萎縮が生じる。運動麻痺の種類は、脳での障害による片麻痺や単麻痺、頸髄での障害による四肢麻痺、胸・腰髄の障害による対麻痺、局所麻痺に分類される（図2）。また、麻痺の強さによって、完全型と不完全型に分けられる。四肢の運動麻痺を評価する検査法は、徒手筋力テスト（manual muscle testing：MMT）が用いられ6段階の判定基準で評価される（表3）。

5. 感覚障害

身体の感覚受容器からの刺激は、末梢神経、神経叢、後根、脊髄、脳幹、視床の順に上行性に伝導し、最終的に頭頂葉中心後回にある大脳皮質感覚領域へ伝えられる。感覚障害は、上行性伝導路のいずれかの部位が障害されることにより生じる。感覚麻痺の程度により、感覚鈍麻と感覚脱失に分けられる。感覚には、表在感覚（触覚、痛覚、温度覚）および深部知覚（位置覚、振動

図2　運動麻痺の分類

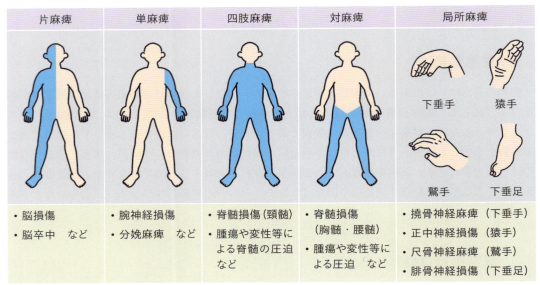

表3　徒手筋力テスト（MMT）

スコア	判定基準
5（normal）	強い抵抗を加えても、重力に打ち勝って関節を正常可動域いっぱいに動かすことができる筋力がある
4（good）	かなり抵抗を加えても、重力に打ち勝って関節を正常な可動域いっぱいに動かす筋力がある
3（fair）	抵抗を加えなければ、重力に打ち勝って関節を正常な可動域いっぱいに動かす筋力がある。しかし、抵抗が加わると関節をまったく動かすことができない
2（poor）	重力を除けば正常な関節可動域いっぱいに関節を動かす筋力がある
1（trace）	筋肉の収縮は認められるが、関節運動はまったく生じない
0（Zero）	筋肉の収縮がまったく認められない

覚、深部感覚）、複合感覚がある。それぞれの感覚は、皮膚髄節（デルマトーム）と呼ばれる皮膚領域と対応している（図3）。そのため、感覚障害の分布状態を観察すれば、原因疾患の部位の高さや種類のアセスメントにつながる。

6. 関節運動の異常

関節の運動は、外傷などによる関節の異常や治療効果判定を評価する際に有用となる。関節運動の異常は、軽症から重症までさまざまな程度のものがあり、原因によって関節拘縮、関節強直、動揺関節に分けられる（表4）。関節拘縮は関節運動が制限された状態をいい、関節強直は関節内に生じた病変で関節運動が著しく制限された状態をいう。一方、動揺関節は正常では存在しない異常な関節運動が生じている関節であり、原因により骨性、靱帯性、神経性に分けられる。

関節の自動運動が可能か観察し、不可能なときは、患者の表情や訴えを観察しながら他動運動が可能かを観察し、関節可動域（range of motion：ROM）を測定する。各関節の正常な動きの範囲は日本整形外科学会ならびに日本リハビリテーション医学会で定められた関節可動域表示および測定法が定められており、変形などの程度を表現するうえでは関節運動の理解は必要である（図4）。

図3　皮膚感覚の分布（デルマトーム）

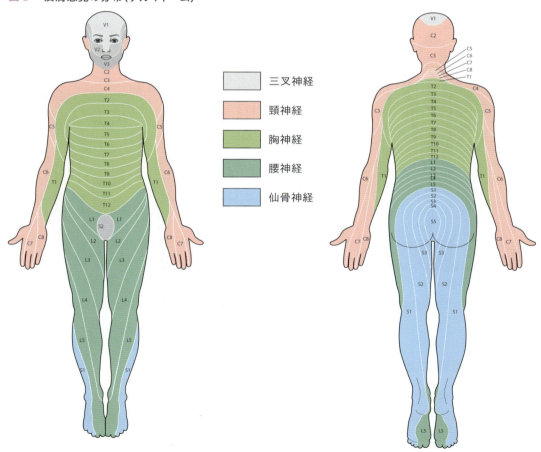

運動器系（脊髄・四肢）の症状と観察・アセスメント　89

表4 関節拘縮、関節強直、動揺関節

	関節拘縮	関節強直	動揺関節
先天性	・先天性内反足	・先天性橈尺骨癒合症	・マルファン症候群 ・ダウン症
後天性	・皮膚性：関節部が瘢痕化（外傷・熱傷・強皮症） ・筋肉性：不動性筋拘縮（ギプス固定後、フォルクマン拘縮、区画症候群） ・神経性：神経系統の異常（脳性麻痺、脳脊髄損傷による痙性麻痺） ・関節運動の異常：関節線維性組織の萎縮変性（変形性関節症、関節炎、廃用性拘縮など）	・特発性：組織損傷に伴う異形成（関節手術後、異所性骨化） ・炎症性：炎症による骨軟骨破壊（関節リウマチ） ・変性性：軟骨の摩耗と骨増殖 ・外傷性：軟骨損傷、関節面破壊（関節内骨折） ※完全強直：関節運動が、自動的にも他動的にも完全にできない状態 ※不完全強直：ある程度の運動性を保持している	・外傷性：靭帯・腱断裂、神経損傷（前十字靭帯断裂、腕神経損傷など） ・炎症性：関節包・靭帯の延長や靭帯の破壊吸収（関節リウマチ、細菌性関節炎） ・神経性：神経障害の関節弛緩に伴う関節骨軟骨破壊（脊髄小児麻痺など） ・薬剤性：副腎皮質ステロイドによる骨・軟骨・靭帯・関節包の結合組織の脆弱性、異損傷

図4 関節運動

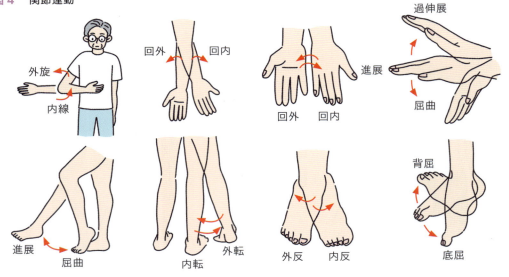

日本救急看護学会監修，日本救急看護学会『フィジカルアセスメント』編集委員会編：救急初療看護に活かすフィジカルアセスメント．へるす出版，東京，2018：131．を参考に作成

7. 脊髄障害による症状

　脊髄は、脊柱管の中を通る円筒形の神経組織で、延髄から腰椎の位置まで伸びている。それ自体は非常に脆弱な組織からなるが、周囲の結合組織が頑丈に脊髄を保護している。脊髄は運動系・感覚系の重要な伝導路を含んでおり、それらは前根、後根を介して脊髄神経、末梢神経に連

図5 脊髄の髄節支配

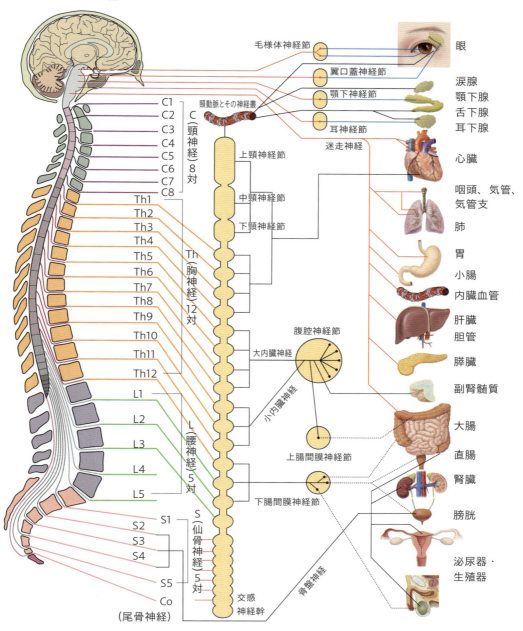

落合慈之監修,下出真法編:整形外科疾患ビジュアルブック.Gakken,東京,2012:19.より引用

絡している。また、脊髄は、脊髄神経を介する深部反射の刺激を伝達する。脊髄は、頸髄、胸髄、腰髄、仙髄、尾髄の5つの範囲に区分される。

脊髄障害は、病変や障害部位に応じた特有の症状(運動麻痺、感覚障害、排尿・排便障害など)が出現する。脊髄の伝導路、髄節性支配、血管支配、骨を含めた周囲の結合組織との解剖学的位置関係を把握することが重要である(図5)。

運動器系(脊髄・四肢)の症状と観察・アセスメント 91

表5　脊髄障害を生じる疾患の分類

	急性発症	慢性経過発症
圧迫性	・脊髄損傷 ・急性硬膜内外血腫 ・椎間板ヘルニア　など	・頸椎症性脊髄症 ・後縦靭帯骨化症 ・脊髄腫瘍 ・関節リウマチ　など
非圧迫性	・髄膜炎 ・急性化膿性脊椎炎	・筋萎縮性側索硬化症 ・脊髄小脳変性症 ・ビタミン欠乏症　など

　脊髄障害の原因は、脊椎の骨折などの外傷による脊髄損傷、加齢などによる脊椎変性に伴う頸椎症性脊髄症・頸椎椎間板ヘルニア・胸椎椎間板ヘルニア、後縦靭帯骨化症・黄色靭帯骨化症などの靭帯骨化症、脊髄腫瘍や転移性脊椎腫瘍などの腫瘍性病変、感染症、血腫、さらに脊髄梗塞・脊髄炎・多発性硬化症などの脊髄自体に由来する疾患がある。

　疾患は、圧迫性と非圧迫性とに大別でき、急性発症と慢性経過発症とに分類でき、症状の現れ方などによって、おおよその原因疾患を推測できる（表5）。したがって、脊髄障害を考える基本として、発症様式や随伴症状を押さえた問診・神経学的診察により病変部位の予測を行い、総合的に症候を捉えていく必要がある。

1）脊髄障害を伴う疾患の特徴

　突然の脊髄症状を発症する代表的疾患として、外傷による脊髄損傷がある。多くは、脊椎の骨折、脱臼に合併して生じる。なかでも高位脊髄（頸髄）損傷では、呼吸運動をつかさどる横隔神経の麻痺が生じて致命的となる。また、神経原性ショックに陥る可能性もあるため、高位脊髄損傷が疑われる場合には、救命処置を優先させる必要がある。神経学的には、脊髄損傷の直後は弛緩性麻痺であるが、次第に痙性麻痺へと移行する。受傷直後に直腸肛門反射が残存していれば、経過中に脊髄機能が回復する可能性が高い。ほかの急性疾患としては硬膜内外血腫があり、動静脈奇形や脊髄腫瘍がある場合に生じやすく、多くは激しい背部強を伴う。

　脊髄症状が急速に進行している場合、非圧迫性疾患では髄膜炎、脊椎炎などが原因である。髄膜炎では、ブルジンスキー徴候、ケルニッヒ徴候、項部硬直など髄膜刺激症状を呈する。急性化膿性脊椎炎では前駆症状として全身性の発熱が見られる場合が多い。

　慢性経過をとる疾患としては、頸椎症性脊髄症、後縦靭帯骨化症など圧迫性疾患が多い。日本人では欧米人に比べて脊柱管腔が狭いため、加齢による脊椎の変性変化により脊髄が圧迫されやすく、外傷が加わると急激に症状が悪化しやすいなどの特徴がある。

運動器系の症状を観察していくうえでの注意

　四肢や体表などに骨折や変形、出血、強い疼痛があれば、観察が目に見える症状のみに集中してしまい、致死的な病態や呼吸不全およびショック状態などバイタルサイン悪化を見逃してしま

う可能性がある。必ず第一印象でABCDアプローチを行い緊急性を判断してから、運動器系の異常にまつわる症状の観察を進めていくことが求められる。

引用文献

1. 日本整形外科学会：運動器のしくみ．https://www.joa.or.jp/public/about/locomotorium. html（2024.9.2アクセス）
2. 日本救急看護学会監修：救急初療看護に活かすフィジカルアセスメント．へるす出版，東京，2018：131.
3. 落合慈之監修，下出真法編：整形外科疾患ビジュアルブック．Gakken，東京，2012：19.

参考文献

1. 井樋栄二，他監修：標準整形外科学 第15版．医学書院，東京，2023：113-123.
2. 病気がみえる vol.11 運動器・整形外科．メディックメディア，東京，2017：42-51.
3. 加藤光寶：系統看護学講座 専門分野II 運動器 成人看護学10 第13版．医学書院，東京，2012：57-64.

第 2 章 ● 救急患者・家族のアセスメント

患者・家族の心理社会的アセスメント

加藤 茜

　本稿では、第1章「救急患者と家族の特徴」（p.29〜38）の内容を踏まえつつ、臨床現場における患者・家族の心理社会的側面に対するアセスメントについて、心理的状況、社会的状況それぞれを概説していく。

救急患者・家族の心理的状況のアセスメント

　救急外来における診療は、混雑状況や医療者の人員により即時的に開始できる場合とそうでない場合がある。そのため、待機時間を経て診療を受ける患者および家族の心理状況と、即時的に診療が開始された患者および家族の心理には違いが生じる。ここでは、診察が開始していない段階の患者および家族の心理的状況と、診察を受けている段階の心理的状況に分けて概説していく。

1. 診察が開始していない患者および家族（図1）

　救急外来を受診する患者や付き添いの家族らは、患者の症状について“緊急事態であり医療者による即時的な介入が必要である”と認識し来院している場合が多い[1]。そのため、診療までの待ち時間が長時間に及ぶと、症状や病状に対する不安はもちろんのこと、すぐに診療が受けられないことに対する怒りや不信感などの負の感情を抱く[2]。なかには、怒りのあまり医師の診察を待たずに帰宅してしまう場合もある[3]。看護師は、患者が適切に医療を受けられるよう診療中だけでなく、診療待機の段階から患者やその家族の心理的状況を観察およびアセスメントすることが重要である。ここで注意しなければならないのは、医療者の認識および客観的事実と患者や家族の認識にはずれがある[4]という点である。

　医療者が医学的に判断する症状の深刻さと、患者が経験している症状の程度は必ずしも一致するわけではない。同様に、客観的に経過している時間と患者や付き添いの家族らが体感している時間の経過には隔たりがある。そのため、看護師は客観的な症状や時間だけでなく、患者自身が体感、認識している症状や時間を理解する必要がある。同時に、1人の患者や家族の言動が待機している他の患者や家族にも影響を及ぼすことを念頭におく必要がある。

❶ 観察・確認すべき項目
・救急外来受付時間。
・医療者の初回接触の有無、および最終接触時間。

図1　救急外来で診療を待つ患者や付き添いの家族ら

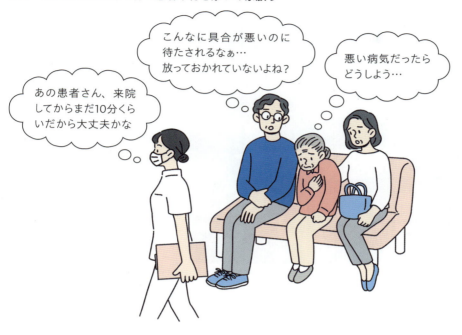

・医療者からの説明の有無、および内容。
・付き添い者の有無、および関係性。
・患者および付き添い者の表情や行動。

❷ アセスメントのポイント
・患者や付き添いの家族らはどのくらい待たされていると感じているか。
・患者や付き添いの家族らは診療までに要するおおよその時間を把握しているか。
・医療者に放置されていると感じていないか。
・不安や緊張、ストレスを緩和する行動（付き添いの家族らと会話をする、掲示物を読む、インターネットを使用するなど）があるか。

2. 診察中の患者および家族

　救急外来における患者の診察や処置は、家族が待機する場所とは離れて行われることが多く、患者と家族はそれぞれの心理プロセスを経験する。ここでは患者と家族それぞれの心理状況の観察、およびアセスメントについて概説していく。

1）診察を受ける患者の心理状況

　救急外来を受診した患者は急激な身体的症状の変調に加え、一般的な外来診療とは大きく異なる環境下で診療を受けることとなり、不安や恐怖を抱く。特に、救急外来の診療では、ストレッチャーに臥位の状態で行われることが多く、患者自身の視界は狭小化し（図2）、不安や恐怖が

図2　ストレッチャーに臥床する患者から見えるERの風景

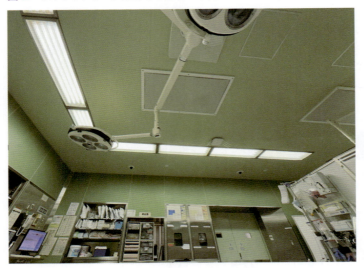

高まる[5]。さらに、患者は診療の流れを把握しにくく、自分自身が治療に参加できない無力感を感じている[6]。

　また、患者は付き添いの家族らと離され、かつ、医療者同士の聞きなれない会話が耳に入ってくるため、疎外感を抱きやすい[7]。このような心理状況にある中でも、患者はよりよい治療が受けられるよう「医療者へ声をかけるタイミングをうかがう」、「親しみを持ってもらえるような返答をする」など、医療者に対しさまざまな対応を試みている[8]。看護師はこのような患者が発するサインを見逃さずにキャッチし、患者の心理状況を汲み取っていくことが重要である。

❶ 観察・確認すべき項目
・患者の表情。
・患者の動作やしぐさ。
・患者の現状の理解度。
・医療者の立ち位置。

❷ アセスメントのポイント
・患者が診療の流れを理解できずに不安を感じていないか。
・医療者が視界に入っていない状況に置かれていないか。
・患者が疑問に思っていることはないか。
・医療者同士の会話に疎外感を感じていないか。
・付き添いの家族らとの分離を不安に思っていないか。

2）患者の診察を待つ付き添い者や家族の心理状況

　付き添いの家族らは患者と離れた場所で待機しているため、処置室内で患者に行われている医療や患者の状態、患者に起きている出来事を知ることができない。そのため、患者の状態を心配、

不安に思うとともに、患者のそばに付き添ってあげられないことへの申し訳なさや、行われている医療への漠然とした不確かさを抱く[9]。

　また、アギュララとメズイックの問題解決型危機モデルによると、救急外来における患者の家族はバランス保持要因の欠如により危機的状況に陥りやすい。そのため、どのバランス保持要因が不足しているのかをアセスメントし、心理的危機に陥らない、あるいは増悪しないように介入していく必要がある。その一方で、救急外来における診療の流れについて医療者からしっかり説明が得られた患者の家族らは、医療者や行われている治療について信頼感や満足感を感じていた[10]。

　そのため、看護師は人員調整などを行い、できる限り待機する患者の家族の観察を行っていく必要がある。その際、身体的状況に伴うストレスが心理状況にも影響することを踏まえ、患者の家族の生理的欲求（空腹、睡眠、倦怠感など）が満たされているのかも把握する必要がある。

❶ 観察・確認すべき項目
・他の関係者への連絡の有無。
・医療者の最終対応時間。
・家族の表情。
・家族の動作や行動。
・家族の最終飲食（夜間であれば、休息）。

❷ アセスメントのポイント
・家族が信頼している人物と現状の共有ができているか。
・医療者からの情報を理解できているか。
・医療者からの情報に不足を感じていないか。
・医療者に確認しておきたいことはあるか。
・待機中に飲水や食事、休息は摂取できているか。

　また、救急外来の患者が初期診療後に入院となり、家族の心理面に対して継続的な支援が必要となる場合も多い。救急外来における家族とのかかわりはわずかであるため、CNS-FACE (Coping & Needs Scale for Family Assessment in Critical Care and Emergency care settingsのすべての項目を観察できるわけではないが、救急外来の段階から家族のニードを大まかにでも把握し、病棟看護師に引き継いでいくことは継続看護の点からも有用である。CNS-FACEⅡの具体的な活用方法や測定結果の解釈については第1章「救急患者の家族の身体・心理・社会的特徴」（p.35〜36）ならびにホームページ（https://ds26.cc.yamaguchi-u.ac.jp/~cnsface/user/html/about.html）に詳しく解説されているため、参考にしていただきたい。

　さらに、救急外来では患者が死亡の転機をたどることも少なくなく、その場合は家族の看取りに対する心理的サポートが必要となる。詳細については、第5章「救急医療における終末期看護」（p.371）を参照されたい。

救急患者および家族の社会的側面のアセスメント

救急外来を利用する患者の多くは、一般外来時間外（夕方から明け方）にかけて来院している【11】。そのため、患者が帰宅するにせよ入院するにせよ、医療者は患者や家族の交通手段が確保されているか配慮する必要がある。また、救急医療を要する患者や家族の背景はさまざまである。近年の傾向として、孤立や低所得、ひとり親世帯などの社会的課題を抱える、いわゆる"社会的弱者"【12】に該当する患者が救急外来を受診した後、緊急入院となるケースも珍しくない【13-15】。救急外来における医療者と患者および家族とのかかわりは限定的ではあるものの、患者や家族の社会的側面を適切にアセスメントし、その後のよりよい療養生活につなげていくことが重要である。さまざまな事情を抱えた患者がやむにやまれず受診する救急外来であるからこそ、救急外来の医療者が社会的処方*の一端を担っていけるよう、地域医療との連携を促進していかなければならない。

❶ 観察・確認項目
・交通手段。
・家族関係。
・居住状況。
・フォーマルなケア資源（例：ケアマネジャー、訪問看護、訪問介護、ショートステイなどの行政サービス）。
・インフォーマルなケア資源（例：食事の宅配サービス、近隣住人からのサポートなど）。

❷ アセスメントのポイント
・患者が信頼している支援者は誰で、どのような関係性か。
・継続的に支援が必要な事項を帰宅後も継続することが可能か。
・帰宅または入院後に患者や家族を支援してくれる人物はいるか、どの程度の支援が得られるのか。

おわりに

救急外来の看護師は、攻撃的な患者や過大な不安を抱える患者に対し、「誇張している」「協力的でなく看護師を困らせる」と評価する傾向にあることが報告されている【17】。看護師も人間であり、心無い言葉や粗暴な振る舞いを腹立たしく思い、否定的に捉えてしまうことも少なくないだろう。しかし、そのような言動は派生的感情に伴うものであり、その中心には「不満」「失望」「不安」「当惑」「恐れ」「自尊心の損失」といった一次的感情がある【18】とされる。看護師は患者や家族の言動そのものに捉われず、患者や家族の言動の背景にある心理や"伝えようとしていること"に目を向けていただきたい。

---

*社会的処方とは、「医療機関等を起点として、健康問題を引き起こしたり治療の妨げとなる可能性のある社会的課題を抱える患者に対して、その社会的課題を解決しうる非医療的な社会資源につなげること、またケアの機会となる社会的資源を患者とともに作る活動」のことである【16】。

引用文献

1. Arik C, Anat R, Arie E. Encountering anger in the emergency department：Identification, evaluations and responses of staff members to anger displays. Emergency Medicine International 2012：603215.

2. Pich JV, Kable A, Hazelton M. Antecedents and precipitants of patient-related violence in the emergency department：Results from the Australian VENT study（Violence in Emergency Nursing and Triage）. Australas Emerg Nurs J 2017；20（3）：107-113.

3. Mohsin M, Forero R, Ieraci S, et al. A population follow-up study of patients who left an emergency department without being seen by a medical officer. Emerg Med J 2007；24（3）：175-179.

4. Thompson DA, Yarnold PR, Williams DR, et al. Effects of actual waiting time, perceived waiting time, information delivery, and expressive quality on patient satisfaction in the emergency department. Ann Emerg Med 1996；28（6）：657-665.

5. Baraff LJ, Bernstein E, Bradley K, et al. Perceptions of emergency care by the elderly：Results of multicenter focus group interviews. Ann Emerg Med 1992；21（7）：814-818.

6. Dahlen I, Westin L, Adolfsson A. Experience of being a low priority patient during waiting time at an emergency department. Psychol Res Behav Manag 2012；5：1-9.

7. O'Brien J, Fothergill-Bourbonnais F. The experience of trauma resuscitation in the emergency department：Themes from seven patients. J Emerg Nurs 2004；30（3）：216-224.

8. Elmqvist C, Frank C. Patients' strategies to deal with their situation at an emergency department. Scand J Caring Sci 2015；29（1）：145-151.

9. Forsgärde E, Attebring MF, Elmqvist C. Powerlessness：Dissatisfied patients' and relatives' experience of their emergency department visit. Int Emerg Nurs 2016；25：32-36.

10. Papa L, Seaberg DC, Rees E, et al. Does a waiting room video about what to expect during an emergency department visit improve patient satisfaction? CJEM 2008；10（4）：347-354.

11. 厚生労働省：平成17年患者調査の概況．https://www.mhlw.go.jp/toukei/saikin/hw/kanja/05/index.html（2024.9.2アクセス）

12. Dixson M, Polley M. Report of the Annual Social Prescribing Network Conference 2016.

13. 藤井紀男，中谷比呂樹，森亨：わが国の結核医療の現状と問題点－平成12年厚生労働省「結核緊急実態調査」の分析－．日本救急医学会誌 2002；13（3）：123-132．

14. 山村淳平，沢田貴志：超過滞在外国人のHIV感染者の実態と問題点．日本エイズ学会誌 2002；4（2）：53-61．

15. 日比野誠恵，堀進悟：米国救急医学の現状と本邦のER型救急医療．日本救急医学会雑誌 2010；21（12）：925-934．

16. 西岡大輔，近藤尚己．社会的処方の事例と効果に関する文献レビュー－日本における患者の社会的課題への対応方法の可能性と課題－．医療と社会 2020；29（4）：527-544．

17. Huff NR, Chimowitz H, DelPico MA, et al. The consequences of emotionally evocative patient behaviors on emergency nurses' patient assessments and handoffs：An

experimental study using simulated patient cases. Int J Nurs Stud 2023；143：104507.

18 Reilly PM, Shopshire MS. Anger management for substance use disorder and mental health clients：A cognitive-behavioral therapy manual. Substance　Abuse and Mental Health Services, Maryland, USA, 2019.

第 **2** 章 ● 救急患者・家族のアセスメント

救急時に必要な主な検査の見方と アセスメント

後小路 隆

緊急検査の目的

　緊急検査の目的は、①病態の把握、②疾患・損傷の鑑別、③治療方針の決定である。しかし、蘇生などの処置と治療が同時進行している中での検査は、時間的制約があるため、検査の結果が治療に影響を与えるものに限定して行わなければいけない。

緊急検査の選択（表1）

　救急診療では、患者の緊急度と重症度を考慮し病態をアセスメントし、どのような疾患が疑われるのか考え、疑った疾患の鑑別に必要な検査を行わなければならない。大事なことは、今実施しようとしている検査が、診断や治療方針にどの程度の影響があるのか、検査の診断精度と信頼度を考えて実施しなければならないことである。

　検査では、「検査前確率」「感度と特異度」「尤度比」を考慮して、結果が陽性、陰性であることがどのくらい診断に寄与するか考える必要がある。

1. 検査前確率

　行った検査の結果を評価する前に、鑑別に挙げた診断や損傷の可能性を評価することである。例えば、心筋梗塞のためにカテーテル検査を検討する前に、12誘導心電図での結果などから有病率をアセスメントし、有病率が高ければカテーテル検査を検討するということにつながる。

表1　感度と特異度、尤度比について

感度 （sensitivity）	疾患に罹患している患者が、実施しようとしている検査で陽性になる確率 →感度が高い場合、陰性であれば疾患に罹患していない可能性が高い
特異度 （specificity）	疾患に患っていない患者が実施しようとしている検査で陰性になる確率 →特異度が高い場合、検査で陽性の場合、疾患に罹患している可能性が高い
尤度比 （likelifood ratio：LR）	・陽性尤度比>10の場合、疾患を抽出することに長けている ・陰性尤度比<0.1の場合、疾患を除外することができる

救急時に必要な主な検査の見方とアセスメント　101

2. 感度と特異度

感度（sensitivity）と特異度（specificity）とは、検査を識別する力を表現するための用語である。感度とは、疑っている疾患がある患者の検査が陽性になる確率で、特異度は疑っている疾患を持っていない患者で検査が陰性になる確率である。

特異度が高い検査をして陽性であれば診断をほぼ確定でき、感度の高い検査をして陰性であれば疑っている疾患を否定することができる。しかし、時間経過とともに感度や特異度が変わってくる場合があるため十分に注意しなければならない。

3. 尤度比（likelifood ratio：LR）

尤度比も感度・特異度と同様に、検査の識別する力を測る尺度である。尤度比には陽性尤度比と陰性尤度比がある。陽性尤度比とは、疑っている疾患があり特定の身体所見を持つ患者を、疑っている疾患がないのに特定の身体所見がある患者との比率を算出したものである。陽性尤度比＞10の場合は、その疑っている疾患を検出することに長けている。

一方で、陰性尤度比は、疑っている疾患があり特定の身体所見がない患者を、疑っている疾患がないのに特定の身体所見がない患者との比率を算出したもので、＜0.1の場合、疾患を除外することができるとされている。尤度比を用いる利点としては、検査にて疾患の肯定や否定を数字で表すことができることである。

緊急検査の種類

救急医療では主に、採血検査、単純X線、CT、MRIなどの画像検査、超音波検査、12誘導心電図検査などが行われる。これらの特徴について述べていく。

1. 採血検査

1）基本検査とは

日本臨床検査医学会の『臨床検査のガイドライン2021』では、基本的検査とは、全血球計算（血算）、生化学検査、尿検査とされている【1】。そのほか、救急初期診療では、凝固線溶検査、血液ガス検査、糞便検査などを実施する。これらの検査には基準範囲が定められており、基準範囲は健常人とされる集団の95％が入るように設定されている。それぞれの検査の特徴を以下に示す。

❶ 血算（末梢血液一般）

血液は、血管を通じて体内を循環し、ほとんどすべての組織・臓器と関連し、体内に起こった異常が血管内に影響が及べば血球にも変化が生じる。全血球計算（血算）は血液成分を解析し血管外の病態を明らかにする。血球成分には赤血球、白血球、血小板が含まれ、主に骨髄で産生され、放出される。

102　第2章 救急患者・家族のアセスメント

表 2　主な末梢血液検査項目の働き

赤血球 (red blood cell：RBC)	・主な役割は酸素の運搬である。赤血球内のヘモグロビンの働きによるもので、組織へ酸素を受け渡し、代わりに二酸化炭素を肺へ運搬する
白血球 (white blood cell：WBC)	・白血球は、好中球、好酸球、好塩基球、単球、リンパ球から構成され、主に体外からの病原体や異物から体を守る働きがある ・それぞれ異なった異物や病原体に反応して活性化される
血小板 (platelet：PLT)	・血小板の働きは止血である。傷ついた血管内皮細胞で活性化し、血小板同士が凝集する作用がある

白血球分画	働き
好中球（neutrophil）	遊走作用・貪食作用・殺菌作用
好酸球（eosinophil）	遊走作用・貪食作用・免疫作用
好塩基球（basophil）	アレルギー反応・寄生虫感染関与
単球	食菌作用
リンパ球	免疫作用・抗原抗体反応

　病態によって血液成分は変化するが、それだけでは説明がつかない場合がある。血液の生産が滞る（骨髄からの供給不足）のか、消費の亢進なども病態によっては生じる。また、赤血球と白血球では分画（血球の成熟度と種類）も測定でき、どの程度の割合で産生されているかによって起こっている病態を知ることができる。それぞれの血球の特徴を表 2 に示す。

❷ 生化学検査

　生化学検査は、一般的には血清を用いて行われるが、目的によっては血漿や尿、腹水などが用いられ、化学的に分析される。

　検査項目としては、①各種酵素、②電解質・金属、③蛋白関連、④含窒素成分、⑤脂質検査、⑥糖質関連などがある。これらは一定の正常値があるため、正常範囲外であればその原因が病態と関連している可能性がある。また、時系列で経過を観察できるため、その変動もアセスメントに生かすことができる（表 3）。

❸ 凝固検査

　以前は、出血傾向を中心に検査してきたが、現在では血栓傾向がより重要となってきている。主な検査内容としては、①血管、②血小板・血管凝固系、④線溶系（フィブリン溶解）である。

　血小板は末梢血液一般で検査するが、その他は別スピッツでの検査を必要とする。敗血症や播種性血管内凝固症候群（disseminated intravascular coagulation：DIC）などの凝固亢進を来すような重症患者の全身状態を評価する指標としても有用である（表 4（p.105））。

❹ 尿・糞便検査

■尿検査

　尿は腎臓で血液中の老廃物などの不要物が濾過され排泄されたものである。クレアチニンや蛋白、糖などがほぼ一定範囲内の量で排泄される。これらの異常は、腎・尿路の疾患や糖尿病、膠原病などで変化し、本来、尿に含まれていないはずの物質が含まれることがあるため、さまざ

救急時に必要な主な検査の見方とアセスメント　103

表 3　主な生化学検査と目的

検査目的	主な検査項目	考えうる病態
各種酵素	肝酵素 AST/ALT/γ-GTP/ Ch-E	〈増加〉 ・肝炎などの肝障害 ・アルコール性肝障害
	肝・胆道系酵素 ALP	〈増加〉 ・肝外胆道閉塞 ・肝内胆汁うっ滞症
	膵酵素 AMY	〈増加〉 ・膵炎
	筋酵素 CPK	〈増加〉 ・心筋梗塞 ・骨格筋疾患 ・悪性腫瘍
電解質・金属	Na（ナトリウム） K（カリウム） Cl（クロール） Ca（カルシウム） Mg（マグネシウム）	〈増加・低下〉 ・腎臓：腎不全など腎機能障害 ・消化管：イレウス、腸炎などの消化管疾患 ・皮膚：熱傷、滲出性皮膚疾患 ・肺：二酸化炭素排泄障害による酸塩基平衡 ・血管：出血、過剰輸液
蛋白関連	TP（総蛋白） Alb（アルブミン）	〈増加〉 ・脱水 ・多発性骨髄腫 〈低下〉 ・低栄養
含窒素成分	BUN（血中尿素窒素） Cr（血清クレアチニン）	〈増加〉 ・腎機能障害 ・脱水 ・組織蛋白の異化亢進 ・蛋白摂取量の増加 ・消化管出血
脂質検査	T-chol（総コレステロール） HDLコレステロール LDLコレステロール トリグリセリド	〈増加〉 ・脂質異常症
糖質関連	BS（空腹時血糖） HbA1c	〈増加〉 ・糖尿病 〈低下〉 ・長期間の絶食 ・インスリノーマ

表4　主な凝固検査と目的

検査目的	検査項目	考えうる病態
血管	出血時間	〈延長〉 ・毛細血管の異常 ・血小板の異常
血小板・血液凝固系	APTT （活性化部分トロンボプラスチン時間）	〈延長〉 ・血液凝固亢進 ・肝合成能障害 ・ビタミンK ・抗凝固薬の服用 ・抗菌薬の使用
血小板・血液凝固系	PT （プロトロンビン時間）	〈延長〉 ・血液凝固亢進 ・肝合成能障害 ・ビタミンK ・抗凝固薬の服用 ・抗菌薬の使用
血小板・血液凝固系	FIB（フィブリノゲン）	〈上昇〉 ・細菌感染 ・膠原病 〈低下〉 ・血液凝固亢進 ・血液線溶亢進 ・肝合成能障害
線溶系	FDP （フィブリン・フィブリノゲン分解物）	〈増加〉 ・広汎な血栓症 ・局所の血栓症

山田俊幸，本田孝行，小谷和彦：異常値のメカニズム．医学書院，東京，2019：38．を参考に作成

な疾患の検査に用いられる（表5）。

■便検査

　便は食物が通過する過程で消化、吸収された排泄物であり、消化器疾患の検査として用いられる。主な検査としては、色、性状の他に潜血反応や寄生虫検査などが行われる（表6 （p.107））。

❺ 血液ガス検査

　血液ガスは動脈血から採取され、呼吸・循環の状態を示す。単に酸素化や換気能を示すだけでなく、示された数字をいかに解釈し、数字同士のつながりを理解して患者の状態に照らし合わせるかが大切である。主に、酸素化、肺胞換気、酸塩基平衡の3つの生理学的な側面を評価するのに役立つ。そのほか、乳酸値（lactate）は、循環状態を評価指標として活用することができる。

救急時に必要な主な検査の見方とアセスメント　105

表5 主な尿検査と疑われる疾患

検査項目	目的と異常な場合の疑われる疾患
尿色	血尿や褐色、白濁など尿の色から疾患の有無を推測する • 例：赤（褐）色→血尿（腎炎・尿管結石） 　　　白色→膿尿（尿路感染症） 正常な尿　混濁尿 正常な尿に比べて混濁が認められる
尿比重	尿の溶けている固形成分の量を反映して変化を調べる • 例：高値→糖尿病、脱水 　　　低値→慢性腎不全、水分の過剰摂取
尿pH	本来は弱酸性である水素イオン濃度を調べる • 例：アルカリ尿→原発性アルドステロン症、腎不全、尿路感染症 　　　酸性尿→痛風、糖尿病、アルコール中毒
尿蛋白	腎糸球体を通過できないはずの蛋白質が尿に含まれているかを判断する • 例：陽性→多発性骨髄腫、急性腎炎、ネフローゼ症候群、糖尿病性腎症、尿路感染症、尿路腫瘍
尿糖	尿中の糖を測定して糖尿病のスクリーニングを行う • 例：糖尿病、クッシング症候群、甲状腺機能亢進症、慢性膵炎
尿潜血	尿中の赤血球を調べて、腎・尿路系疾患のスクリーニングを行う • 例：陽性→血尿：腎・尿路の炎症、尿路結石 　　　　　　ミオグロビン尿：筋炎、クラッシュ症候群、心筋梗塞 　　　　　　ヘモグロビン尿：溶血性貧血
尿ケトン	血糖が不足したときの代替エネルギーであるケトン体を測定し、糖尿病などの糖代謝異常を調べる • 例：陽性→糖尿病、飢餓・摂食障害、発熱

尿沈渣：尿中にある有形成分を顕微鏡で調べて腎臓や尿路系疾患の種類や部位を測定する

成分	異常値	疑われる疾患
赤血球	多数	糸球体腎炎、腎・尿路の結石、腫瘍
白血球	多数	腎・尿路系の感染症
上皮細胞	通常は認められない	扁平上皮→（女性）腟の分泌物の混入 移行上皮→腎盂～膀胱までの炎症・腫瘍 尿細管上皮→腎盂腎炎、急性尿細管壊死
円柱	通常は認められない	硝子円柱→急性尿細管壊死 脂肪円柱→ネフローゼ症候群、糖尿病性腎症 赤血球円柱→糸球体腎炎、ループス腎炎 白血球→糸球体腎炎、ループス腎炎 顆粒円柱→糸球体腎炎、ネフローゼ症候群 ロウ様円柱→慢性腎不全、ネフローゼ症候群
結晶	多数	尿酸・リン酸・シュウ酸→結石症や肝障害など
細菌	多数	腎・尿路系の感染症

表6　主な便検査の項目と疑われる疾患

検査項目	基準値	疑われる疾患
色調	黄褐色～茶褐色	・潜血便：下部消化管出血、大腸炎、赤痢、憩室出血、大腸癌 ・タール便：上部消化管出血、胃癌 ・黒色便：鉄剤服用 ・緑色便：（小児）酸性便、抗菌薬使用 ・灰色便：胆道閉塞
性状	固形便	・水様便：腸管の水分吸収不足 ・白色下痢便：ロタウイルス ・粘血便：赤痢、腸炎ビブリオ、潰瘍性大腸炎
便潜血	陰性	〈陽性〉 ・潰瘍：胃・十二指腸潰瘍 ・腫瘍：大腸癌、胃癌 ・炎症：急性胃粘膜病変（AGML）、憩室炎
寄生虫	陰性	〈便内に認められる寄生虫〉 ・原虫、回虫、鉤虫、蟯虫、吸虫、条虫、鞭虫

江口正信：すぐわかる看護がわかる 検査値ガイドブック-第3版. 医学芸術社，東京，2006：37-40. を参考に作成

■ 酸素化を示す値（PaO₂）

　PaO₂は動脈血酸素分圧を示す値で、基準値は90～100mmHgである。臨床では一般的に酸素化の指標として用いられている。PaO₂は、血液中に溶け込んでいる酸素を指す。つまり、ヘモグロビンと結合していない酸素で、ヘモグロビンと結合し、結合したヘモグロビンは酸化ヘモグロビンと呼ばれる。 ヘモグロビンは1分子で酸素4分子と結合することができ、結合した状態を100％の酸素飽和状態と言う。その結合状態を表したものをSaO₂（動脈血酸素飽和度）と言い、一般的にパルスオキシメータとは、このSaO₂の値を指す。

■ 肺胞換気を示す値（PaCO₂）

　換気の指標として重要なものとしてPaCO₂がある。PaCO₂は二酸化炭素分圧を示す値で、正常値は35～45mmHgとされている。それより高い場合は高二酸化炭素血症、低い場合は低二酸化炭素血症となる。高二酸化炭素血症は低換気と判断される。二酸化炭素は血管から肺胞へ酸素と交換するような形で移動するが、重要なことは、空気と血液が出合わなければガス交換ができないことである。そのため、循環がないと二酸化炭素が排出されないため、その評価も必要である。

■ 酸塩基平衡を表す値（pH / HCO₃⁻）

　体は酸性に傾くと細胞は死亡する。酸は体内の排泄物であり、二酸化炭素（CO_2）などの形で存在する。その酸は肺や腎臓で排泄されるが、この調節機能に異常があるとアシドーシスやアルカローシスに進行する。その病態は、基本的には表7に挙げた4つに分けられ、それぞれ原因が異なる。

■ 乳酸値（lactate）

　乳酸値は、低灌流状態で酸素が取り込めない場合、もしくは酸素の供給が追いつかない場合に

救急時に必要な主な検査の見方とアセスメント　107

表7　酸塩基平衡を表す4つの病態

原因	酸塩基平衡の異常	主な病態
酸であるPaCO₂の排泄がうまくいかず、HCO₃⁻の中和が追いつかない	呼吸性アシドーシス	高二酸化炭素血症
①呼吸性アシドーシス：$PaCO_2 \uparrow\uparrow$、$HCO_3^- \uparrow$		
酸であるPaCO₂の排泄が促進され、HCO₃⁻があまる	呼吸性アルカローシス	過換気
②呼吸性アルカローシス：$PaCO_2 \downarrow\downarrow$、$HCO_3^- \downarrow$		
酸であるPaCO₂の排泄は正常であるが、HCO₃⁻が減少（腎臓での生産や再吸収機能が低下している）し中和が追いつかない	代謝性アシドーシス	循環不全（ショック）
③代謝性アシドーシス：$HCO_3^- \downarrow\downarrow$、$PaCO_2 \downarrow$		
酸であるPaCO₂の排泄は正常であるが、HCO₃⁻が増加（利尿薬などの使用で再吸収が促進）し、あまる	代謝性アルカローシス	利尿薬の使用
④代謝性アルカローシス：$HCO_3^- \uparrow\uparrow$、$PaCO_2 \uparrow$		

尾﨑孝平：尾﨑塾 血液ガス・酸塩基平衡教室．メディカ出版，大阪，2018：162．を参考に作成

表8　血液ガスの正常値

項目	正常値
pH	7.35〜7.45
PaO₂	70〜100mmHg
PaCO₂	35〜45mmHg
HCO₂⁻	24±2 mmol/L
SaO₂	93〜98%
乳酸値（lactate）	− 2 〜 2 mmol/L

解糖系でエネルギーを生産する際に生じる疲労物質である。循環の低灌流状態を反映して上昇する数値である。乳酸値の上昇は死亡率と相関するとも言われ、乳酸値の上昇は、ショックにおける酸素供給不足の間接的指標として活用されている（表8）。

2. 画像検査（単純X線、CT、MRI）

　画像検査は、肉眼では見ることのできない体内の貴重な情報を教えてくれる。画像が示す情報によって病態の変化を正確に把握でき、今後行われる治療なども含めて予測性が向上し、ケアの根拠などにもつながってくる。重要なことは、得られた画像の情報をどのように看護のケアに生かしていくかをアセスメントすることである。そのためには、画像の理解を深めていく必要があるが、最も大事なことは人体の構造、解剖学的知識である。正しい臓器の位置や臓器間の位置関係など知っておくことで、情報を理解する能力は飛躍的に向上する。本稿では、救急領域でよく撮影される単純X線、CT、MRIの特徴について解説する。

1）単純X線検査

単純X線検査は、体に透過したX線の通り具合（透過度）によって、体に何らかの異常があるかどうかを確認する検査である（表9）。

単純X線写真では解剖学的な情報は得ることはできず、画像の白と黒の輪郭で異常を把握する。通常、黒く写るはずの部分が白く写っている場合は、X線が透過しづらいものがそこに存在すると考えられる（図1〜3）。

2）CT検査

CTとは、コンピュータ断層撮影（computed tomography）のことで、X線を用いて体の内部を輪切りにしたような画像（断層画像）が得られる。体を透過したX線の量をコンピュータで解析するとCT画像が完成する。CT画像もX線を用いるため、X線の透過度によって濃淡が異なる。それを「CT値」と言い、CT値によって透過されている組織が異なるため、各組織の透過度を把握することが重要である（図4）。

表9 単純X線の撮影部位と適応疾患

胸部	肺炎などの呼吸器疾患、心不全、気胸や胸水など胸膜疾患
骨・関節・脊椎	ほとんどの骨、関節、脊椎に有用
腹部	腸管内のガス像、イレウス像
頭頸部*	頭部や顔面の骨折

*現在はCTの普及により撮影機会は減少

図1　胸部X線画像の特徴

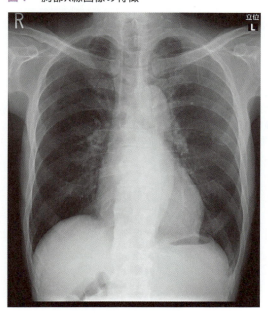

● 胸の写真に写る輪郭や線で異常と正常を把握する

単純X線画像の写りかた

①骨、石灰化、金属などはX線を透過しにくいため白く映る。
②水（脾臓や肝臓などの実質臓器、心臓、液体が溜まった消化管など）は、白っぽいグレーに映る。
③脂肪（皮下脂肪 脂肪組織など）は、②よりも黒っぽいグレーに映る。
④空気は正常時の肺、気管、消化管内に存在し、X線を透過しやすいため黒く映る。

後藤昇，下山達宏，本田晋久，他：単純X線画像．コメディカルのための画像の見かた X線・CT・MRI・PET，エクスナレッジ，東京，2013：15．より引用

救急時に必要な主な検査の見方とアセスメント

CTは画像モニターの左側が患者の右側になり、右側が左になる（図5）。また、コンピュータ解析で画像を作成するため、さまざまな角度［水平断（axial：アキシャル）、矢状断（sagittal：サジタール）、冠状断（coronal：コロナール）］の輪切り画像を作成することができる（図6）。
　CT画像は、同じデータでも表示条件を変えて見え方を調整することができる。「条件を変える」と表現し、それぞれ、「肺野条件」と「縦隔条件」がある。「肺野条件」とは、空気を含む肺胞（肺実質）をより詳細に見せるもので、肺内の血管や気管支などを強調し、白っぽい画像になる。一方、「縦隔条件」では、縦隔や胸壁の軟部組織を中心に表示する画像でも、目的によって条件を変

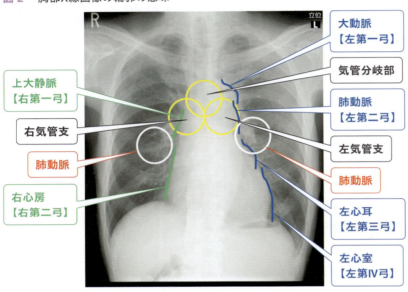

図2　胸部X線画像の輪郭の意味

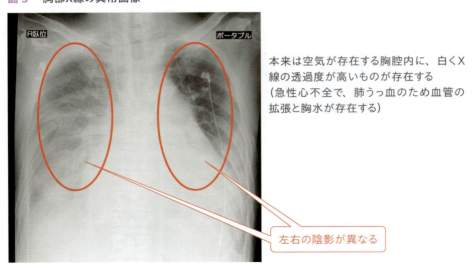

図3　胸部X線の異常画像

本来は空気が存在する胸腔内に、白くX線の透過度が高いものが存在する（急性心不全で、肺うっ血のため血管の拡張と胸水が存在する）

えて画像を確認する（図7）。

　また、造影剤を使用すると画像の濃淡の差がより鮮明になり、造影剤を使用しないCT（単純CT）では見つけられなかった異常所見や血管病変がよりわかりやすくなる（図8）。しかし、造影剤はアレルギーなどの副作用があるため、事前にアレルギーの有無や過去の使用歴などを確認することが重要である。

　CT検査は、救急外来よりCT室へ移動して撮影する。看護師は、常に患者の状態をモニタリングし、状態が変われば医師へ報告して検査の続行や中止などの指示を確認する必要がある。また、CT検査の所要時間（撮影時間や検査室への移動等にかかる時間）を事前に把握し、CT撮影にかかわる急変にも対応できるようにしておく必要がある。

図4　CT値による各組織の透過度の違い

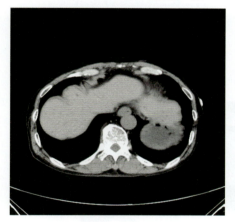

後藤昇, 下山達宏, 本田晋久, 他：単純X線画像. コメディカルのための画像の見かた X線・CT・MRI・PET, エクスナレッジ, 東京, 2013：17. より引用

図5　CT画像における左右の違い

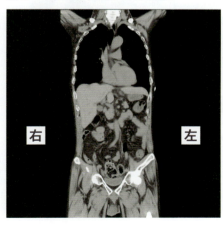

左右の違い

ドラムに入った順から画像が流れいく

救急時に必要な主な検査の見方とアセスメント　111

図6 撮影断面の違い

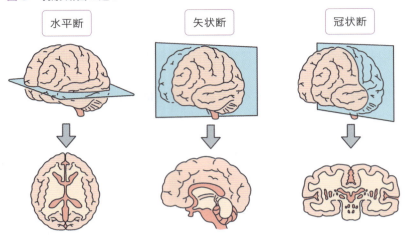

図7 CT画像における条件の違い

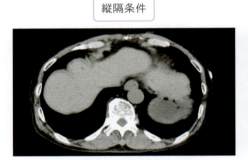

縦隔や胸壁の軟部組織を中心に表示する

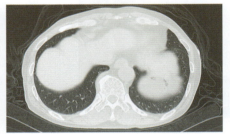

肺野を中心に表示する

図8 造影CT画像

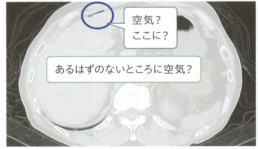

腹部で肺野条件を確認する目的肺野条件では空気を確認しやすいため、腹部では消化管穿孔などによる臓器からの空気の漏れを確認することができる

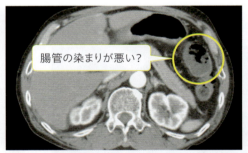

造影CTでは血管が染まって見える＝血流の悪いところは染まらない

3）MRI検査

❶ MRIとは

MRIとは、核磁気共鳴画像（nuclear magnetic resonance imaging）のことである。人体内には、弱い磁気を帯びた水素原子があり、一定の周波数の電波を当てると、体内の水素原子核が振動し、当てられた周波数と同じ電波を放出する。この現象が核磁気共鳴で、MRIはこの電波を利用して「どの組織から出された電波か」という位置情報を得て、コンピュータによって画像にしたものである。

❷ MRIの撮影方法

MRIにはさまざまな撮影方法があり、それぞれの撮影方法によって画像の見え方が異なる。代表的な画像は、「T1強調画像」「T2強調画像」「拡散強調画像（diffusion weighted imaging：DWI、図9）」「FLAIR（fluid attenuated inversion recorery：フレアー）画像」「MRA画像」である。それぞれの画像の特徴を表10に示す。

❸ 救急領域でMRIを実施するときに看護のポイント

MRIは磁気を用いた検査であるため、事前に金属の装着がないか（例：入れ歯や補聴器、植込み型のペースメーカー留置など）など、本人や既往歴などから確認しなければならない。

また、ペースメーカーなど体内に植め込んでいる場合は撮影可能かどうかを放射線技師とともに確認し、撮影不可である場合は、他の方法を医師に提案することが重要である。しかし、意識障害などで本人から確認が取れない場合は、全身観察を行い、手術歴や不自然な隆起などを必ずチェックすることが必要である。

MRI検査は、CT検査よりさらに検査時間がかかるため、患者の安全を十分にアセスメントする必要がある。

図9　脳梗塞のMRI画像（DWI）

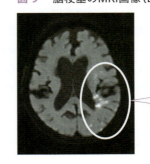

脳梗塞を起こしている脳細胞は水の分子の動きがないため、白く光って見える（高信号）

表10　MRIのさまざまな撮影方法と特徴

T1強調画像	解剖学的構造を示すことに適している 血液や脳赤髄液などの水成分は黒く写る（低信号）
T2強調画像	病変部を写すことに適している 血液や脳脊髄液などの水成分は白く写る（高信号）
拡散強調画像（DWI）	水の分子の拡散運動（動き）を画像化したもので、拡散（動き）が激しいところは黒く写り（低信号）、拡散（動き）が低下したところは白く写る（高信号）
FLAIR（フレアー）画像	T2画像の水成分を低信号（黒く）にした画像。T2画像では脳室は水成分なので白く写るが、FLAIRでは黒く写るため、脳室に隣接する病変（例：脳梗塞）の把握に適している
MRA画像	血管だけ画像にしたもの

3. 超音波検査

1）超音波検査の特徴

　超音波検査は、非侵襲的で、ベッドサイドで繰り返し行うことが可能で、リアルタイムで患者の状態を評価できるため情報量は豊富である。医師のみならず、看護師・助産師、放射線技師、臨床検査技師は診療の補助として使用することができ、超音波検査の結果は病態アセスメントに有用なツールである。

　近年、超音波装置の小型化が進み、超音波検査はより身近な存在となっている。救急外来で臨床医が診療の一環として行う超音波検査はpoint of care ultrasound（POCUS）と呼ばれており、欧米を中心に救急領域においてPOCUSに関するガイドラインの整備が進められている。

2）看護師にとっての超音波検査とは

　看護師が直接、患者に超音波検査を実施する機会は少ないかもしれないが、医師の行っている超音波検査の準備や介助、情報の共有を行うことは重要である。描出している画像を医師と共有し、手術や次の検査をともにアセスメントできるように努めなければならない。

3）超音波検査機器の基本

　超音波検査は、①見たい患者に対して、トランスデューサより体内部に反射された電波を受け取る、②プローブを当て、その電気信号を画像に変換し、③機械に描出する。プローブは描出したい臓器によって異なる（図10）。

　使用するプローブは、FAST（focused assessment with sonography for trauma）など腹部の検査をしたい場合はコンベックス型プローブ、CVカテーテルやPICCなどの挿入にはリニア型プローブ、心臓の評価、プレホスピタルケアの場合にはセクタ型プローブを用いる。それぞれのプローブの特徴を図11、12に示す。

図10　超音波検査の基本構成

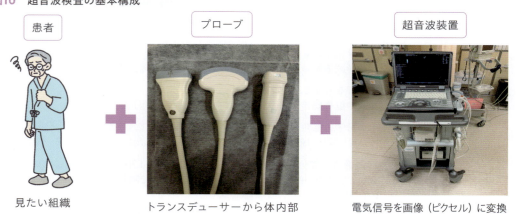

超音波に映し出された画像は白黒で描かれるが、その濃度（音響インピーダンスの大きさ）の差によって映し出されたものが変わってくる。骨は白く写り、空気は砂嵐、白と黒の中間は実質臓器となる。周囲の組織に比べて白い場合は「高エコー」、周囲の組織に比べて黒い場合は「低エコー」と表現する（図13）。

図11　プローブの違いと種類

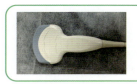

コンベックス型
扇状の形は超音波が外側に広がり、広い範囲の超音波が画像が得られる。主に腹部の検査時に用いられFAST時に用いられる。画像は扇型

FAST実施時に使用

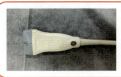

リニア型
超音波は直線進みに四角い画像が得られる。体表に近い血管や甲状腺の表出に用いられる。

PICC挿入などに使用

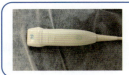

セクタ型
心臓などのような肋間やその他の超音波が入りにくい構造物に対してより小さい超音波プローブを用いる。

心エコー・プレホスピタル領域で使用

図12　プローブの選択と使い方

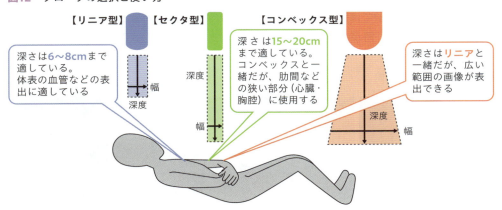

【リニア型】深さは6〜8cmまで適している。体表の血管などの表出に適している

【セクタ型】深さは15〜20cmまで適している。コンベックスと一緒だが、肋間などの狭い部分（心臓・胸腔）に使用する

【コンベックス型】深さはリニアと一緒だが、広い範囲の画像が表出できる

図13　エコー画像の見え方

骨	実質臓器	空気	脂肪
白	黒と白の中間	砂嵐	キラキラと光沢

液体（体液・血液）は黒く映り、骨や異物は白く写る。描出した画像で、周囲の組織に比べて白い場合は「高エコー」、周囲の組織に比べて黒い場合は低エコーと表現する

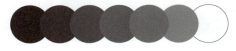

4）救急外来で実施するPOCUS：FAST

❶ FASTとは
　外傷診療では、PTD（preventable trauma death）回避を目的に、限られた時間の中で診療と治療を同時に行う必要がある。外傷患者は発症様式や受傷機転から診断を確定することが困難で、原因が一元性でないことが多い。そのため、注意深い観察が必要であり、常にリアルタイムで情報を得て認識を更新し、患者の状態を即座に評価しながら治療を行う必要があり、原因検索のためのツールとして超音波を用いる（図14）。

❷ FASTの目的
　FASTの目的は、体腔内の出血を判断するものであり、実質臓器の観察や出血源などを検索する目的ではない。そのため、FAST陽性なら診断精度は高いが、FAST陰性であることは臓器損傷がないことの証明にはならないことを知っておくことが重要である。
　FASTの観察部位は、心嚢・腹腔・胸腔であるが、大きく4つのエリア（心嚢、肝腎窩（モリソン窩）・右胸腔、脾周囲・脾腎窩・左胸腔、膀胱・直腸窩）で行う。

❸ FASTの実施部位
　液体が貯留する部位は、出血源や患者の体位に依存する。バックボードで固定された患者は仰臥位のため、仰臥位時に体液が貯留しやすい部位を探す。仰臥位での腹腔内で深い部位は肝腎窩（モリソン窩）、脾臓・脾腎窩、膀胱直腸窩であるため、その部位で出血の検索を行う。

❹ FAST陽性であることの意味
　一般医では400mLの液貯留では同定困難で、救急医、放射線科医を対象とした調査では、仰臥位の患者で平均619mLの液貯留が必要だったという報告がある【2】。FASTが陽性であることは、

図14　FAST実施部位と検出画像

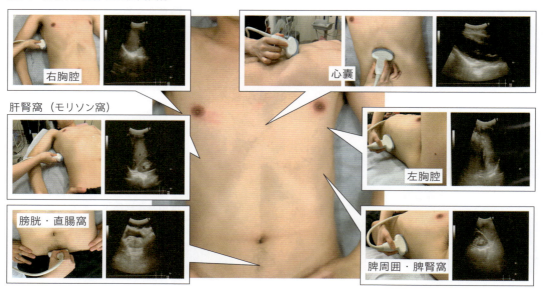

体内出血が500mL以上であることが示唆されるため、FAST陽性の場合は輸血や緊急手術の準備をする。

❺ EFAST

　最近では、FAST実施時に前胸部にプローブを当て、気胸の有無も観察するEFAST（extended focused assessment with sonography for trauma）が行われている。外傷患者に対するポータブル胸部X線検査では気胸の判断は容易でないことが知られ、ポータブルX線検査は感度43〜57％、特異度98〜99％である一方で、肺エコーは感度86〜94％、特異度97〜99％であり、X線を上回る結果が報告されている。

4. 心電図

1）心電図検査とは

　心電図は、心臓の電力によって体の各部分に心活動電流が流れる2点間の電位差を記録したもので、電流が陽（＋）電極に向かってくるものを正、遠ざかっていくものを負（－）として表示している（図15〜17）。

　一般的に心電図と言われるものには、胸部に3個の電極を装着して、3点誘導で測定するモニター心電図（3点誘導）と、四肢に1個ずつ装着した4個の電極（四肢誘導）と、胸部に装着した6個の電極（胸部誘導）、合わせて10個の電極で12方向に電気の流れを測定する12誘導心電図

図15　心臓における電気の流れと波形変化

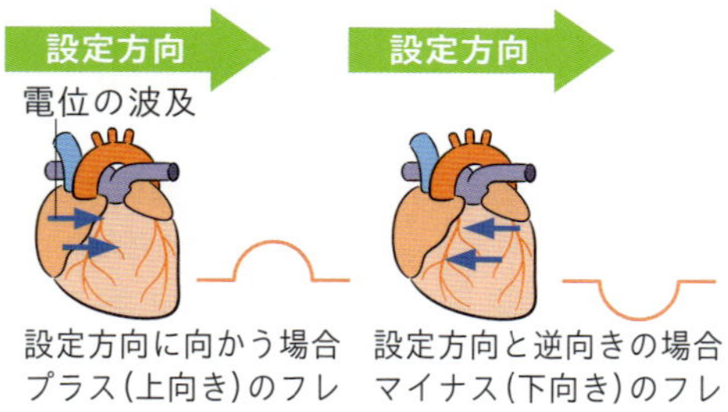

設定方向

電位の波及

設定方向に向かう場合
プラス（上向き）のフレ

設定方向

設定方向と逆向きの場合
マイナス（下向き）のフレ

図16　心電図と電気の流れ

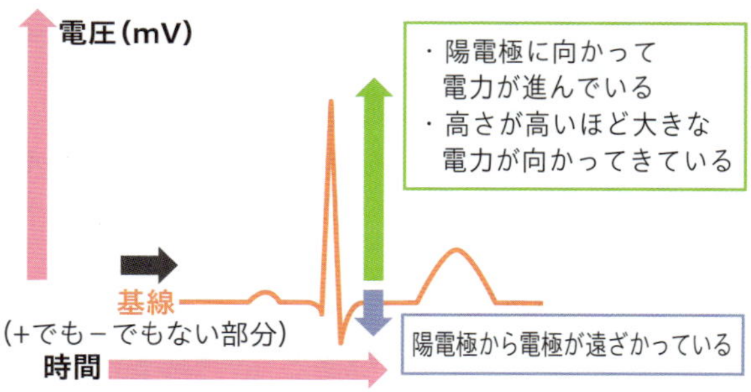

電圧（mV）

・陽電極に向かって
　電力が進んでいる
・高さが高いほど大きな
　電力が向かってきている

基線
（＋でも－でもない部分）

時間

陽電極から電極が遠ざかっている

図17　心電図の正常と異常

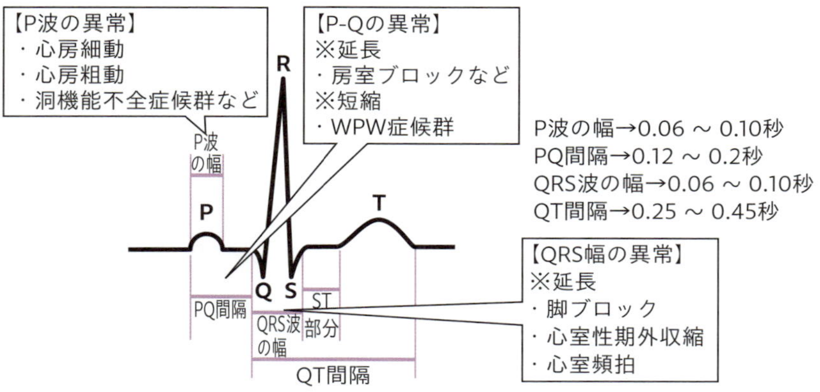

【P波の異常】
・心房細動
・心房粗動
・洞機能不全症候群など

【P-Qの異常】
※延長
・房室ブロックなど
※短縮
・WPW症候群

P波の幅→0.06 〜 0.10秒
PQ間隔→0.12 〜 0.2秒
QRS波の幅→0.06 〜 0.10秒
QT間隔→0.25 〜 0.45秒

【QRS幅の異常】
※延長
・脚ブロック
・心室性期外収縮
・心室頻拍

P波の幅
PQ間隔
QRS波の幅
ST部分
QT間隔

救急時に必要な主な検査の見方とアセスメント　117

がある（図18、19）。

心電図では、心臓の動きがPQRSTという波形で表示され、それぞれの波形の形や波形の間隔などを見て正常か異常かを判断する。重要なことは、①調律（rhythm）、②心拍数（heart rate：HR）、③波形異常を確認することと、心電図所見の経時的変化を知ることで重要な意味を持つものもある。

2）救急初療での心電図の重要性

不整脈や狭心症、急性心筋梗塞などでは、12誘導心電図は不可欠な検査であり、救急外来ではいつでも検査できるようにしておく必要がある。特に、急性心筋梗塞では特異的なST変化を示すため、その特徴を理解することは重要である。時間経過とともに心電図変化が明らかになる場合があるため、繰り返し心電図を記録できる体制を整備することが重要である。また、以前の心電図と比較することで変化が明らかになる場合があるため、過去の心電図が入手できる場合は、必ず手元におくようにすることも早期の診断に有用である（表11）。

急性心筋梗塞では発症から経時的に心電図所見が変化するが、特に重要な所見としてST上昇が挙げられる。ST上昇が出現する誘導から梗塞部位を推測することが可能である（表12、図20、21）。

図18　モニター心電図（3点誘導）

・標準肢誘導（アイントーベンの三角形）を利用
・貼り方によって見たい部位の心電図が確認できる

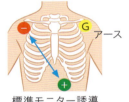
標準モニター誘導

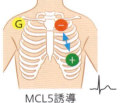
MCL5誘導
（V$_5$の波形に類似する）
R波 ST-T波が強調され、狭心症などST-Tの観察に適している

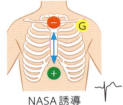
NASA誘導
（V$_2$の波形に類似する）
P波観察が行いやすい

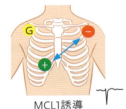
MCL1誘導
（V$_1$の波形に類似する）
P波が大きく見える

図19　12誘導心電図

● 3つの原理から12方向の向きの心電流電位差を見ている

・標準肢誘導（アイントーベンの三角形）
　→（Ⅰ・Ⅱ・Ⅲ誘導）
・増大単極肢誘導（ゴールドバーガー電極）
　→（aVR・aVL・aVF）
・単純胸部誘導（ウィルソンの結合電極を基本）
　→（V$_1$・V$_2$・V$_3$・V$_4$・V$_5$・V$_6$）

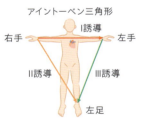

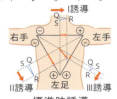
標準肢誘導
（アイントーベンの三角形）

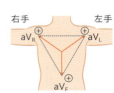
増大単極肢誘導
（ゴールドバーガー電極）

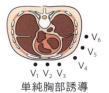
単純胸部誘導
（ウィルソンの結合電極）

表11 救急初療での12誘導心電図のポイント

- いつでも12誘導心電図を測定できる体制の整備
  →看護師も検査できるように理解を深める
- 繰り返し心電図を記録する
  →時間経過とともに心電図変化が明らかになる場合がある
- 以前の心電図と比較する
  →以前の心電図と比較することで変化が明らかになる場合がある

表12 心電図から推測される心筋梗塞の梗塞部位

梗塞部位	I	II	III	aV_R	aV_L	aV_F	V1	V2	V3	V4	V5	V6	主な閉塞枝
前壁中隔							●	●	●	●			左前下行枝
広範囲前壁	●				●		●	●	●	●	●	○	左前下行枝
側壁	●				●						●	●	左前下行枝
高位側壁	●				●								左回旋枝
下壁		●	●			●							右冠動脈
後壁							☆	☆					左回旋枝 右冠動脈

●：主にST上昇する　○：ST上昇する場合がある　☆：R派増高

図20 急性心筋梗塞（下壁梗塞）

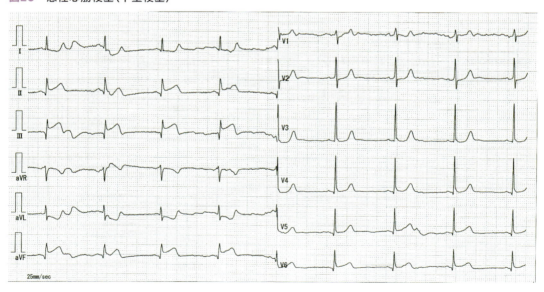

12誘導心電図でII．III．aVfのSTが上昇している。

救急時に必要な主な検査の見方とアセスメント

図21　急性心筋梗塞（広範囲梗塞）

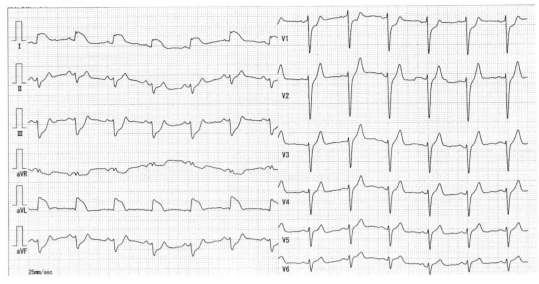

12誘導心電図にてI, aVLとV1からV6のSTが上昇している。

引用文献

[1] 日本臨床検査医学会ガイドライン作成委員会編：臨床検査のガイドラインJSLM2021．宇宙堂八木書店，東京，2021：2．
[2] Blackbourne LH, Soffer D, Monkenney M, et al. Secondary ultrasound examination increases the sensitivity of the FAST exam in blunt trauma. J Trauma 2004；57 (5)：934-938.

参考文献

1. 日本臨床検査医学会ガイドライン作成委員会編：臨床検査のガイドラインJSLM2021．宇宙堂八木書店，東京，2021：1-5．
2. 本田孝行：検査値を読むトレーニング−ルーチン検査でここまでわかる．医学書院，東京，2020：2-5．
3. 奈良信雄監修：やさしくわかる看護師のための検査値パーフェクト辞典．ナツメ社，東京，2018：86-105．
4. 河合忠監修，山田俊幸，本田孝行編：異常値の出るメカニズム．医学書院，東京，2018：37-113
5. 江口正信：すぐわかる看護がわかる 検査値ガイドブック-第3版．医学芸術社，東京，2006：37-40．
6. 尾﨑孝平：尾﨑塾 血液ガス・酸塩基平衡教室．メディカ出版，大阪，2018：150-160．
7. 亀田徹：内科救急で使える！Point-of-Care 超音波ベーシックス．医学書院，東京，2019：2-29．
8. 世良誠編：救急・プライマリーケアで必要なポイントオブケア超音波POCUS．日本医事新報

社，東京，2018：7-20.

9. 亀田徹，木村明夫編：救急超音波テキスト－point of care としての実践活用法．中外医学社，東京，2018：21-26.

10. 後藤昇，本田晋久，田中敬生，他：コメディカルのための画像の見かた X線・CT・MRI・PET．エクスナレッジ，東京，2013：12-30.

11. Vincent JL, Silva AQ, Jret LC, et al. The value of blood lactate kinetics in critically ill patients：a systematic review. Crit Care 2016；20（1）：257.

12. Nichol A, Bailey M, Egi M, et al. Dynamic lactate indices as predictors of outcome in critically ill patients. Crit Care 2011；15（5）：R242.

13. 渡邊重行，山口巌編：心電図の読み方パーフェクトマニュアル 理論と波形パターンで徹底トレーニング．羊土社，東京，2018：18-38.

第3章

症状・徴候の
メカニズムと対応

意識障害のメカニズムと対応

今泉 香織

意識障害のメカニズム

　意識とは、覚醒していて、自分と外界との区別がつき、さまざまな刺激に対して的確に反応できる状態である。意識には「意識レベル（覚醒度）」と「認知機能」の2つの要素がある（図1）。両方が正常に保たれた状態を意識清明といい、どちらか一方または両方とも障害された場合が意識障害である。つまり、意識障害とは、外界から、あるいは自分自身の体内に生じた刺激に対して反応できない状態である。

　意識は、上行性網様体賦活系（脳幹〜視床下部・視床）と大脳皮質が互いに連絡しあうことによって保たれている（図2）。意識障害は、このどこかで働きが障害されることで発生する。また、脳自体の疾患に限らず、全身性の代謝異常などによる二次的な脳の機能障害が発生する場合もある。意識障害の原因は多数あるが、鑑別診断にはAIUEO TIPS（アイウエオ チップス）が活用できる（表1）【1】。そのほかにも発症様式や時間経過（表2）、既往歴（表3）、前駆症状（表4）などを聴取することで意識障害の原因を推定することができる【2】。

図1　意識障害とは

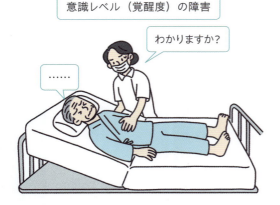

覚醒度、刺激に対する反応の低下が見られる。

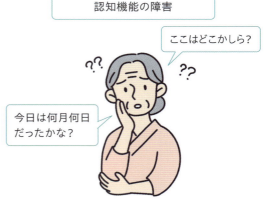

認識内容の異常、認知機能の低下が見られる。

図2　上行性網様体賦活系と大脳皮質

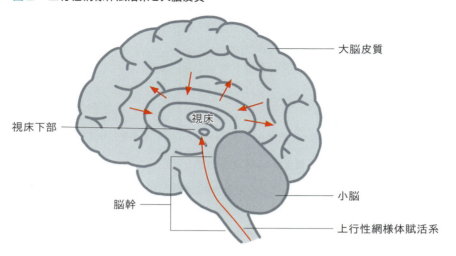

表1　AIUEO TIPS（アイウエオ チップス）

A	Alcohol	急性アルコール中毒、ビタミンB_1欠乏症（ウェルニッケ脳症）
I	Insulin	低血糖・糖尿病性ケトアシドーシス、非ケトン性高浸透圧性昏睡
U	Uremia	尿毒症
E	Encephalopathy	肝性脳症、高血圧性脳症
E	Endocrinopathy	甲状腺クリーゼ・甲状腺機能低下症・甲状腺機能亢進症、急性腎不全
E	Electrolytes	Na、K、Ca、Mgの異常
O	Opiate/Overdose	薬物中毒
O	O_2 & CO_2	低酸素血症（肺炎、気管支喘息、気胸、心不全、心疾患、肺塞栓、高山病、肺挫傷）、CO中毒、CO_2ナルコーシス
T	Tumor	脳腫瘍
T	Trauma	脳挫傷、急性硬膜下血腫、急性硬膜外血腫、慢性硬膜下血腫
T	Temperature	低体温、高体温
I	Infection	脳炎・髄膜炎・脳腫瘍、敗血症、呼吸器感染症（肺炎など）
P	Psychogenic	精神疾患
S	Seizure	てんかん
S	Stroke	脳梗塞・脳出血・くも膜下出血、急性大動脈解離
S	Senile	脱水、心不全
S	Shock	各種ショック
S	Syncope	失神の原因疾患

表2　発症様式と時間経過の違いによる意識障害の原因

発症様式、時間経過	意識障害の原因
突然	くも膜下出血、心停止、不整脈など
数分～数時間	脳梗塞、低酸素、低血糖、薬物中毒
数時間～数日	髄膜炎、敗血症
繰り返して起こる	てんかん、低血糖

高橋昭：意識障害の病態と原因疾患．日本内科学会雑誌 1990；79（4）：425-429．を参考に作成

表3　意識障害の患者の既往歴から推定できる緊急性の高い原因疾患

既往歴	推定できる疾患
高血圧	脳卒中、心・血管疾患
心疾患	不整脈、心筋梗塞、心原性ショック、血栓塞栓（脳、肺）
神経疾患	てんかん
呼吸器疾患	CO_2ナルコーシス、低酸素血症
肝疾患	肝性脳症、吐血、出血性ショック
糖尿病	低血糖、糖尿病性ケトアシドーシス、高浸透圧性昏睡
外傷	慢性硬膜下血腫、外傷性くも膜下出血
精神疾患	薬物中毒、悪性症候群、過換気症候群、ヒステリー発作

高橋昭：意識障害の病態と原因疾患．日本内科学会雑誌 1990；79（4）：425-429．を参考に作成

表4　意識障害の患者の前駆症状から推定される原因

前駆症状	予想される疾患
なし	不整脈、中毒、外傷
胸痛	急性冠症候群（急性心筋梗塞、不安定狭心症）、大動脈解離、肺塞栓
動悸	不整脈、低血糖、甲状腺クリーゼ
呼吸困難	肺塞栓、喘息、肺炎
頭痛	くも膜下出血、髄膜炎、脳炎、脳出血
けいれん	てんかん、不整脈、アルコール離脱
悪心	髄膜炎、糖尿病性ケトアシドーシス、失神
発熱	髄膜炎、脳炎、敗血症、熱中症
冷汗	失神、ショック、低血糖

高橋昭：意識障害の病態と原因疾患．日本内科学会雑誌 1990；79（4）：425-429．を参考に作成

意識障害のある患者への対応

　生体は生命活動に必要な酸素を体内に取り込み、細胞のすみずみまで提供することで生命を維持している。そして、脳への酸素供給が行われ、呼吸や循環を介する生命活動のサイクルが形成

図3 生命維持のサイクル

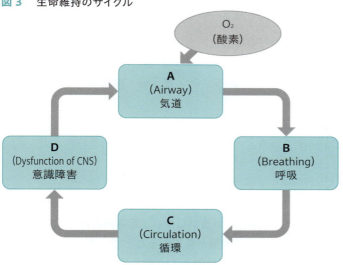

図4 意識障害患者のアセスメントの流れ

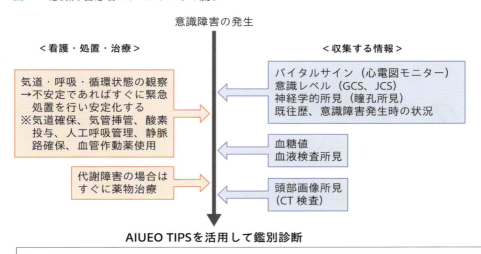

されている（図3）【3】。しかし、意識障害のある患者ではこの生命活動に必要なサイクルを維持できない状態が発生する可能性がある。そのため、緊急度や重症度は高くなり、気道や呼吸、循環のアセスメントを行い、安定化を優先させ対応していく必要がある（図4）。

1. 意識障害の重症度評価

　意識障害のある患者では、経時的に意識障害の重症度を判断し、ほかの医療スタッフと共有していくことが必要である。意識障害の重症度を評価できる共有の評価方法として、JCS（Japan Coma Scale）とGCS（Glasgow Coma Scale）がある（第2章「脳・神経系（意識状態）の症状と観察・アセスメント」表2、3（p.58）参照）。
　共有の評価方法を使用し繰り返し評価することで、患者の状態が悪化しているかどうかの変化をすべてのスタッフが把握することが可能である。

2. 気道の評価と介入

　覚醒時は舌、口蓋底、軟口蓋、咽頭の筋群が緊張している。しかし、意識障害のある患者では、意識レベルの低下により、舌を持ち上げている筋群の緊張が低下することで、舌が重力により背側へ落ち込み、咽頭後壁に密着して気道が閉塞する可能性がある（図5）。そのため、気道の確認を行い、舌根沈下がある場合には気道確保を行う。気道確保の方法としては、徒手的気道確保や肩枕を使用した方法がある（図6）。意識障害が重度（GCSの合計が8点以下、あるいはGCSが2点以上低下する）の場合には、気管挿管の適応である。
　また、何らかの原因により延髄にある嘔吐中枢が刺激されると嘔気や嘔吐が出現するが、意識

図5　舌根沈下

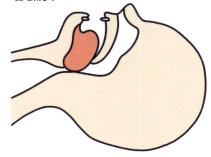

舌が重力により背側に落ち込み、咽頭後壁に密着して気道が閉塞する。

図6　気道確保の方法

頭部後屈顎先挙上

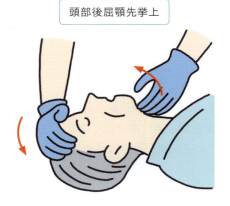

肩枕を使用

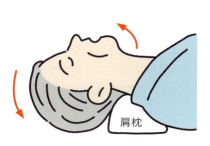

肩枕

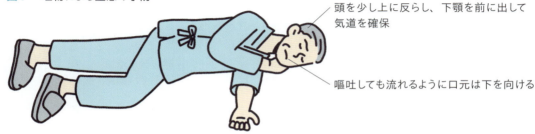

図7　吐物による窒息の予防
- 頭を少し上に反らし、下顎を前に出して気道を確保
- 嘔吐しても流れるように口元は下を向ける

障害のある患者は咽頭反射や咳嗽反射が減弱している場合があり、吐物や逆流した胃液を自身で口腔内から出すことが困難となり、吐物による窒息や誤嚥をすることで誤嚥性肺炎を引き起こす可能性がある。そのため、口腔内の異物をすぐに除去できるように吸引の準備を行ったり、体位管理を行ったりすることが必要となる。循環動態が安定していれば側臥位をとる（図7）。

3. 呼吸の評価と介入

意識障害のある患者では、呼吸に関する自覚症状を訴えることが困難な場合もあるため、呼吸のリズム・深さ・回数、SpO_2値などを評価する必要がある。呼吸に異常があった場合は緊急性の高い状態である。また、呼吸の異常から意識障害の原因を予測することもできる（表5）。呼吸状態の変化に伴う低酸素血症や高CO_2血症は、二次性脳障害を招いて意識障害を悪化させる恐れがあるため、早期介入が必要となる。異常があった場合には速やかに酸素投与を行い酸素化と換気に努めるが、維持できない場合には気管挿管を行い、人工呼吸管理が必要となる。

4. 循環の評価と介入

身体所見やバイタルサインから、ショックの有無を評価する。意識障害に加えて、ショックの徴候を認める場合は、まずは輸液と循環作動薬の使用を検討し、循環動態を安定させる。

意識障害のある患者では血圧の上昇、徐脈を認めることがある。これを、クッシング現象と言い、急激な頭蓋内圧亢進により起こるものである（図8）。高血圧性脳出血や脳梗塞を発症したときには脳灌流血液の維持のために急激な降圧は避けたほうがよいが、クッシング現象が出現している場合には、救命のために急速な降圧が必要である。脳灌流を保つために低血圧に注意し、出血性病変では再出血予防のため、血圧を140mmHg以下に薬剤（降圧薬、鎮静薬）でコントロールする【4】。

次に、頭蓋内圧亢進を予防するための管理を行う（図9）。頭側を30度程度挙上し脳血流、髄液のうっ滞を避ける体位とする。呼吸は気道を確保し$PaO_2$100mmHg以上、$PaCO_2$30〜40mmHgを目標に管理する。CO_2には脳血管拡張の作用があり、脳血管の拡張により頭蓋内に流入する脳血流が増加することで、頭蓋内圧が亢進する。また、吸引を行うときには、頭蓋内圧上昇を避けるために、不必要な咳嗽を起こさないようにする必要がある。最後に高浸透圧薬を使用することで、血清浸透圧が高くなり、脱水療法により脳容積を減少させることができるため、使用を検討する。

（本文p.132につづく）

表5　呼吸数・深さ・リズムの異常

	種類	呼吸数と1回換気量	特徴・原因
数の異常	頻呼吸	・25回/分以上 ・400〜500mL	・呼吸数が増加 ・心不全、肺炎、発熱
	徐呼吸	・12回/分以下 ・400〜500ml	・呼吸数が減少 ・頭蓋内圧亢進、睡眠薬の投与
深さの異常	過呼吸	・1回換気量が増加	・甲状腺機能亢進症、貧血
	減呼吸	・1回換気量が減少	・呼吸筋の低下、胸郭の可動性の障害
深さと回数の異常	多呼吸	・20回/分以上 ・500mL以上	・二酸化炭素の蓄積
	少呼吸	・12回/分以下 ・400mL以下、休息期が長い	・可逆的な呼吸停止の直前
	クスマウル呼吸	・20回/分以上 ・大きい呼吸では1,000mL以上	・深くゆっくりとした規則的な呼吸 ・糖尿病性昏睡、尿毒症性昏睡
周期の異常	チェーン・ストークス呼吸	・漸減（休止期あり、不規則） ・1,000mL以上	・小さく浅い呼吸が次第に増盛し、大きく深い呼吸となる周期性呼吸 ・努力呼吸から徐々に減衰し無呼吸を呈する ・心不全、尿毒症、脳出血、低酸素血症
	ビオー呼吸	・不規則 ・1,000mL以上	・同じ深さの呼吸が続いた後、呼吸停止を伴う ・髄膜炎

図8　クッシング現象

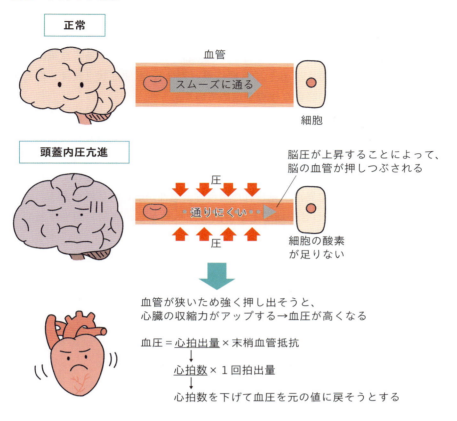

図9　頭蓋内圧亢進の予防

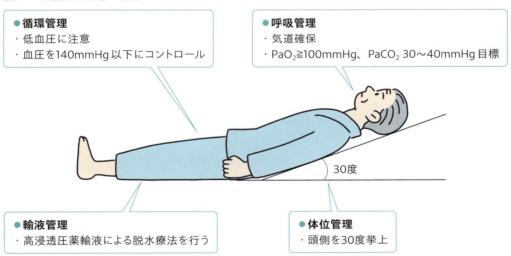

佐藤まゆみ，林直子編：成人看護学 急性期看護Ⅱ 救急看護・クリティカルケア 改訂第3版．南江堂，東京，2019．を参考に作成

意識障害のメカニズムと対応　131

5. 意識・神経学的所見の評価と介入

　医師と連携して意識障害の原因検索を行う必要がある。意識障害がある場合、患者本人から病歴などの情報収集が困難となるため、家族や状況を知っている関係者から収集する。意識障害の原因が推定できるような発症様式や時間経過（表2）、既往歴（表3）、前駆症状（表4）などを聴取する。また、意識障害の鑑別診断に必要な検査を進めていく。

　神経学的所見の評価として、①瞳孔・対光反射、②眼球運動、③運動機能・反射を評価する。①瞳孔を観察するときには、大きさ、形、対光反射を見る。正常の場合は2〜4mmで、左右とも同じ大きさである。2mm以下を縮瞳、5mm以上を散瞳と判断する。左右の大きさが異なる場合を瞳孔不同という（図10）【5】。瞳孔の調節には視神経と動眼神経が関与しており、脳幹部の近くを通っているため、瞳孔に異常が見られた場合は緊急性が高い可能性がある。
②眼球運動は検査者の指だけを目で追わせ眼球を上下や内外側へ動かし、運動範囲や運動のスムーズさ、眼振の有無を観察する。
③顔面や四肢の運動機能は左右差を確認しながら、麻痺や異常反射について評価を行う。眼球運動の障害や四肢麻痺がある患者では、ベッドからの転落や麻痺側の脱臼などの危険性があるため、周囲の環境調整や安楽な体位の調整が必要である。

図10　瞳孔所見

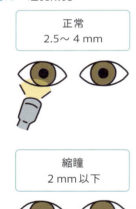

・橋出血疑い、薬物中毒
・両側ともに縮瞳がある場合は、視床・視床下部、脳幹、延髄、大脳皮質の障害が疑われる

・けいれん発作時や動眼神経麻痺時に出現する場合もある
・両側ともに散瞳している場合は重篤

・脳ヘルニア疑い

日本救急看護学会監修，日本救急看護学会『フィジカルアセスメント』編集委員会編：救急初療看護に活かすフィジカルアセスメント．へるす出版，東京，2018：88．より引用

6. 意識障害のある患者の家族への介入

意識障害のある患者の家族は、患者との意思疎通が困難となったり、反応がなかったりと意識状態が突然変化したことで、患者の状況や状態を理解することが困難であり、混乱を来す可能性がある。そのため、家族も心理・社会的危機状態にあることが多く、家族に対する心理的不安の軽減を図っていく必要がある。

7. 合併症の予防

意識障害のある患者の急性期においては、合併症の予防が大切である【6】。意識障害のある患者は、発症直後は安静が必要となることがあり、さまざまな合併症を引き起こす（表6）。

＊

意識障害のある患者では生命活動に必要なサイクルを維持できない状態が発生するため、緊急度や重症度は高い状態である。そのため、気道や呼吸、循環のアセスメントをしっかり行い、安定化を優先させながら原因を検索し対応していく必要がある。加えて、意識障害により患者本人からの病歴などの情報収集が困難となるため、家族からの情報収集が重要となる。家族の思いを聞きながら必要な情報を提供しつつ、治療への協力が得られるようにサポートしていく必要がある。

表6　意識障害のある患者の合併症と予防

起立性低血圧	・安静臥床により循環血液量が減り、臥床4日目から起こると言われている ・臥床期間をいかに短くするかが重要
深部静脈血栓症	・臥床安静や麻痺により、下肢の血液が停滞して深部静脈血栓を起こしやすい状態になる ・弾性ストッキングの着用や間欠的空気圧迫法、自動・他動運動で血栓を予防する
関節拘縮・ 筋力低下	・安静臥床、麻痺により骨や筋肉にも影響を及ぼす ・筋力低下が起こらないようにバイタルサインの変動に注意し、早期の自動・他動運動や良肢位の保持に努める ・臥床により筋力低下が起こるため、医師に確認し早期に座位や立位をとり、可能な限り早期離床を行う
褥瘡	・意識障害のある患者は、自力での体動が困難になることがある ・同一体位による圧迫に注意し、適宜体位変換を行う ・栄養状態の悪化も褥瘡発生のリスクとなるため、経口摂取が困難な場合は経管栄養を早期から開始する
肺炎	・意識障害のある患者は誤嚥性肺炎を起こしやすい。嚥下障害により唾液を誤嚥し肺炎を引き起こす ・頭部が後屈しないように体位変換を効果的に行い、口腔内の清潔を保つ ・早期離床を進めていく
その他	・排尿障害や便秘などを起こしやすい。膀胱留置カテーテル管理や緩下薬を使用する ・うつなどの合併症を起こしやすいため、行動・言動に注意を払う

意識障害のメカニズムと対応　133

引用文献

1. 寺沢秀一，島田耕文，林寛之：意識障害．研修医当直御法度－ピットフォールとエッセンシャルズ 第6版，三輪書店，東京，2016：40.
2. 若杉雅浩：Secondary Survey －系統的な全身検索と鑑別診断のコツ．レジデントノート別冊 救急・ERノート5 意識障害の初期診療，羊土社，東京，2012：45-46.
3. 日本救急看護学会監修，日本臨床救急医学会編集協力：改訂第4版 外傷初期看護ガイドライン JNTEC．へるす出版，東京，2014.
4. 日本脳卒中学会 脳卒中ガイドライン委員会（改訂2023）編：脳卒中治療ガイドライン2021 〔改訂2023〕．https://www.jsts.gr.jp/img/guideline2021_kaitei2023.pdf（2024/9/2アクセス）
5. 日本救急看護学会監修，日本救急看護学会『フィジカルアセスメント』編集委員会編：救急初療看護に活かすフィジカルアセスメント．へるす出版，東京，2018.
6. 服部悦子，波多野武人：脳卒中の全体像 Point4 急性期は合併症の予防，慢性期は再発の予防が重要．波多野武人編著，まるごと図解 ケアにつながる脳の見かた，照林社，東京，2016：42.

参考文献

1. 高橋昭：意識障害の病態と原因疾患．日本内科学会雑誌 1990；79（4）：425-429.
2. 佐藤まゆみ，林直子編：成人看護学 急性期看護II 救急看護・クリティカルケア 改訂第3版．南江堂，東京，2019.

第 **3** 章 ● 症状・徴候のメカニズムと対応

ショック・急性循環障害（循環不全）の メカニズムと対応

村上 香織

ショックの種類

　ショックとは、何らかの原因によって臓器や組織が必要とする血流が得られなくなり、生命維持に必要なエネルギーを産生する酸素を含む血液を臓器や組織に運搬・供給する機能が障害された状態のことで、急激に生じた循環障害である。臓器や組織の酸素代謝障害を引き起こすため、遷延すると臓器・組織障害を引き起こす。ショックは、原因となる病態によって循環血液量減少性ショック、心原性ショック、血液分布異常性ショック、心外閉塞・拘束性ショックの4つに分類される（表1）。

1. 循環血液量減少性ショック

　体外、または体内の血管以外の部位に血液成分が流出し、循環血液量が減少することで血液灌流が低下するショックである。血管内容量の低下により、末梢組織への酸素やエネルギーの供給が阻害され、自組織循環不全を来す。その病態から、「出血性ショック」と「体液喪失性ショック」に分けられる。出血性ショックは、外傷による出血や胸腔・腹腔内の出血によって血管内の血液が失われることで発生する。体液喪失性ショックは、広範囲熱傷で血漿が血管外へ漏出する場合や熱中症やイレウス、重度の嘔吐や下痢による体内の水分量の減少や電解質の減少により発生する。

表1　4つのショックと原因となる疾患や病態

循環血液量減少性ショック ・出血性ショック ・体液喪失性ショック	外傷、消化管出血、大動脈破裂、術後出血など 熱傷、熱中症、重度の嘔吐・下痢、高度脱水など
心原性ショック	急性冠症候群、弁膜症、心室中隔欠損症、不整脈、心筋炎、閉塞性肥大型心筋症、腱索断裂など
血液分布異常性ショック ・敗血症性ショック ・アナフィラキシーショック ・神経原性ショック	感染症の増悪 蜂刺症、食物（そばやピーナッツ）アレルギー、薬剤アレルギー 脊髄損傷、脊椎麻酔など
心外閉塞・拘束性ショック	緊張性気胸、急性肺塞栓症、心タンポナーデ、収縮性心膜炎

ショック・急性循環障害（循環不全）のメカニズムと対応　135

2. 心原性ショック

心臓のポンプ機能低下により心拍出量が減少することで生じる。心筋梗塞や弁膜症、心室中隔欠損、不整脈により、心臓のポンプ機能が低下するとショックを来す。

3. 血液分布異常性ショック

血管拡張による末梢血管抵抗の減弱と毛細血管床のシャント血流の増加により、相対的に循環血液量が減少し、組織灌流が低下するショックである。循環血液量が不足し、末梢組織に十分な灌流量を維持できない状態で、「敗血症性ショック」や「アナフィラキシーショック」「神経原性ショック」がある。

1）敗血症性ショック

敗血症性ショックは、体内への細菌やウイルスの侵入により感染が重症化すると、サイトカインなどが産生され、血管拡張や血管透過性が亢進し生じる。敗血症性ショックの初期には、末梢血管が拡張する代償として心拍出量が増加する。ショックの進行に伴い、血管拡張物質の産生が低下し、血管収縮作用や心収縮抑制作用から、徐々に心拍出量は減少し、末梢血管抵抗が増大する。

2）アナフィラキシーショック

アナフィラキシーショックは、体内に入った異物（抗原）による抗原抗体反応が原因で血管作動性物質が大量に放出され、血管拡張や血管の透過性亢進により生じる。蜂に刺されたり、食物（そばやピーナッツ）の摂取や薬物の投与・服用が誘因となり起こる。

3）神経原性ショック

神経原性ショックは、自律神経系の調節機構が障害され、血管の緊張低下や血管運動麻痺による血管拡張を来して生じる。このショックは、相対的に副交感神経が優位になるため、徐脈になることが特徴である。脊髄損傷のように交感神経の機能が低下し生じるものもあれば、激しい疼痛や情動の亢進によって一過性に生じるものもある。

4. 心外閉塞・拘束性ショック

肺血管の閉塞や胸腔内圧の上昇、心臓の拡張障害による静脈灌流障害が原因で生じる。緊張性気胸や急性肺塞栓症、心タンポナーデ、収縮性心膜炎で、左心室への血液灌流が障害されると、心拍出量が減少し、ショックを呈する。

ショックの段階と症状

　ショックの状態になると、身体は血液循環を回復しようとして代償機構が働くが一時的で、ショックの状態が遷延すると不可逆性の臓器不全に陥り死に至ることもある。その臨床所見から、ショックは、代償的段階、進行的段階、不可逆的段階の３段階に分けられる（表2）【1】。

　ショックは、臨床的に多彩な症状を呈するが、特徴的な症状として「ショックの５Ｐ」（表3）や「ショックの三主徴」（表4）がある。

　ショックの症状は、その原因や程度によって異なるため、各ショックの特徴を理解したうえで症状を観察することが重要である。また、ショック状態が遷延すると、不可逆的な段階に入り不可逆性の臓器障害を引き起こすため、できるだけ早期に病態を把握し、適切な対応をする必要がある。

ショック時の対応

　ショックの状態にある患者への対応で重要なことは、生命を維持するためにショックの原因を

表2　ショックの過程

段階	代償的段階	進行的段階	不可逆的段階
病態	・末梢血管収縮（大動脈弓と頸動脈洞の圧受容体の刺激、交感神経性刺激によるカテコラミンの分泌、腎血流減少に伴う末梢血管の収縮） ・心拍数増加（交感神経刺激によるカテコラミンの分泌） ・水分や塩分の体内貯留（抗利尿ホルモンとアンギオテンシンによりアルドステロンの分泌促進） ⬇ ・末梢血管抵抗の増大 ・循環血液量や心拍出量の増加による血圧維持	・組織の微小循環が障害される ・体液量の喪失やサイトカインなどの活性物質産生増加 ・血管内凝固亢進 ⬇ ・血圧低下 ・重要臓器の灌流障害	・組織の微小循環が重度に障害される ・著明な血管収縮と血管内凝固 ・消化管上皮の壊死による細菌侵入 ・嫌気性代謝亢進 ・アシドーシス進行 ・心筋抑制因子やサイトカインの活性化による細胞膜機能の破綻 ⬇ ・ショックは不可逆 ・重要臓器の機能不全

表3　ショックの５Ｐ

・蒼白（pallor）
・虚脱（prostration）
・冷汗（perspiration）
・脈拍蝕知不能（pulselessness）
・呼吸不全（pulmonary）

表4　ショックの三主徴

・無欲・無関心・虚脱
・蒼白で湿った皮膚・冷汗
・弱い頻脈

ショック・急性循環障害（循環不全）のメカニズムと対応　137

迅速に把握し、早期にショックから離脱することで身体へのダメージを最小限にすることである。そのため、バイタルサインの確認とともに患者の全身を十分に観察すること、観察で得られた情報からショックの種類を判断し、その緊急度や重症度に合わせた対応をする必要がある。

1. 第一印象の観察

　意識はあるか、ぐったりしていないか、会話は可能か、呼吸は速いか遅いか、脈は速いか遅いか、顔色は悪くないか、冷汗が見られないか、3～5秒で観察し、第一印象で緊急度を評価する。

　緊急度が高く、生命の危機的状態にある場合は、すぐに一次救命処置を開始する。一次救命処置が必要な状況でなければ、バイタルサイン測定や全身観察を行い、意識レベルや呼吸・循環動態を評価しながら原因検索し、患者の状態に合わせた対応を行う。

2. 患者の状態の観察と評価

　バイタルサインを測定しながら「ショックの5P」の症状を観察する。また、問診やカルテから情報を収集する。

　ショック状態では、組織への酸素供給が不足しているため、すぐに呼吸状態をモニタリングするとともに酸素投与を開始する。酸素を高流量で投与しても酸素化が維持できない状況であれば気管挿管を行い、人工呼吸管理を開始する必要がある。酸素化を評価する目的でパルスオキシメータを装着して酸素飽和度をモニタリングする場合、末梢血管の収縮により正確な値が測定できない可能性もある。また、意識レベルの低下が進むと呼吸促迫になり、さらに進行しアシドーシスになると呼吸が深くなる。加えて舌根沈下から上気道狭窄を引き起こす可能性もあるため、呼吸様式や呼吸音の観察も重要となる。

　循環動態においても循環血液量の減少や心拍出量の減少などから脈拍や血圧の変動が予測されるため、血圧、脈拍、尿量、皮膚状態、頸静脈の状態を観察しながら、心電図モニターなど経時的な循環動態モニタリングが必要である。尿量は、腎血流量と相関するため、ショック時は乏尿となる。また、ショックでは、収縮期血圧90mmHg以下が基準とされ、頻脈や脈圧低下が見られる。血圧低下を来していない場合は、代償している可能性もある。神経原性ショックでは、血圧低下は一過性で、多くの場合24～48時間で血圧低下は回復すると言われている。出血性ショックは、ショック指数（表5）により重症度の目安を予測することができ、敗血症性ショックではq-SOFAスコア（表6）から敗血症を疑うことができる。

　身体全体や四肢末梢が冷たく、冷汗、蒼白な状態になっている場合は、低心拍出量状態で交感神経が過度に緊張し末梢血管抵抗が増大していることを示すが、血液分布異常性ショック（敗血症性ショックやアナフィラキシーショック）の場合は、末梢血管抵抗は低く全身や四肢が温かいこともある。ショック状態の簡易検査として、毛細血管再充満時間（capillary refilling time：CRT）*があり、3秒以上に延長している場合はショックの可能性が高い。

＊爪床を5秒圧迫し、2秒以内に再充満（ピンク色に戻る）すれば正常、3秒以上であればショックの可能性が高い（第3章「脱水・体液異常のメカニズムと対応」図5（p.167）参照）。環境温に影響を受ける可能性がある。

| 表5 | ショック指数 |

脈拍数÷収縮期血圧
正常値は、0.54±0.07
1.0= 約1.0Lの推定出血
1.5= 約1.5Lの推定出血
2.0= 約2.0Lの推定出血

表6　q-SOFAスコア

	項目	点数
血圧	収縮期血圧100mmHg以下	1
呼吸数	22回／分以上	1
意識	意識変容（GCS合計点15未満）	1

※3項目のうち2項目以上を満たす場合に敗血症を疑う

　ショック状態では、脳循環が低下し意識障害が起こるため、軽度の場合不安を訴えることが多く、重度になると不穏や意識混濁、せん妄症状が見られることがある。そのため、患者の言動や行動に注意しながら意識レベルの変化を経時的に観察する必要がある。

3. 患者への対応

　第一印象や患者観察で「ショックの5P」を認める場合、緊急度や重症度が高い場合が多い。緊急度や重症度が高い場合は、迅速な原因検索と対応が必要となるため、医師や看護師、検査技師や放射線技師など対応する人員を確保しなければならない。そして、患者に生体情報モニターを装着し、経時的に呼吸・循環動態をモニタリングし、患者状態を随時評価する必要がある。加えて、酸素投与や静脈路確保、必要な薬品（緊急薬品や血管収縮薬など）の準備を行うとともに、原因検索のための検査（血液検査、X線検査、超音波検査など）を実施する必要がある。出血性や体液喪失性ショックの場合、迅速に大量輸液が必要となるため、太い静脈留置針（16〜18G）で最低2本の末梢静脈路を確保しておかなくてはならない。ショックが進行すると、血管の収縮から静脈路確保が困難になる可能性があるため、早期に確保しておく。

　また、ショック状態では、循環血液量減少や大量輸液、処置のための脱衣など、多くの要因から低体温に陥りやすい。低体温は、代謝性アシドーシスや凝固異常、出血傾向を増悪させ、循環抑制にも作用するため、加温した輸液の投与や電気毛布の使用など保温に努めなければならない。

　そして、原因検索によりショックの原因が判明した場合、速やかに原因に応じた治療を開始する（表7）。対応中、もしくは対応が遅れると、心停止に陥る危険性もあるため、一次救命処置や二次救命処置に備えておく。

　患者がショック状態にある場合、生命を維持するために迅速な原因検索と適切な治療を行い、早期にショックを離脱し、身体へのダメージを最小限にすることが優先されるが、平行して、患者が感じている苦痛や不安を理解し、軽減することも重要である。ショックの治療は患者にとって侵襲的な処置が多く、身体的な苦痛や不安を伴う。また、疼痛や精神的な興奮が見られることもある。これらは、呼吸や循環動態を悪化させる要因となるため、鎮痛薬や鎮静薬の投与を考慮する、安全で安楽な体位（表8）を工夫する、患者に寄り添い訴えを傾聴する、現状や処置・治療について丁寧な説明をするなど、苦痛や不安の緩和に努める必要がある。

ショック・急性循環障害（循環不全）のメカニズムと対応　139

表7　ショックの種類と対応

ショックの種類	対応
循環血液量減少性ショック	・急速輸液や大量輸血により、十分な循環血液量を確保する ・輸液は、温めた乳酸リンゲル液や酢酸リンゲル液を用いる ・出血性ショックでは、出血部位が特定された場合すぐに止血処置（直接圧迫止血、縫合、ドレナージ、開胸・開腹止血術、内視鏡下止血術など）を行う
心原性ショック	・心臓のポンプ機能を維持・改善させるため、カテコラミンを投与する ・薬剤効果が乏しい場合は、大動脈バルーンパンピングや経皮的心肺補助装置による機械的補助を行う ・不整脈が要因の場合は、抗不整脈薬や一時ペースメーカーを留置する
血液分布異常性ショック 敗血症性ショック	血液分布異常性ショックでは、大量の輸液と血管収縮薬を投与する ・感染源を特定し、必要であればドレナージや手術を行う ・挿入中のカテーテル感染を疑う場合は、速やかに抜去する ・昇圧薬は、ノルアドレナリンを第一選択とし、平均血圧65mmHg以上を目標に投与する ・抗菌薬や免疫グロブリン製剤を投与する
アナフィラキシーショック	・気道確保や輸液投与、アドレナリン投与が必要な初期治療となる ・気管支収縮や咽喉頭浮腫を認める場合は、直ちに気道確保し、気管挿管を行う ・血管拡張と血管の透過性亢進により循環虚脱が急速に進行するため、大量輸液を行う ・治療薬にはアドレナリンを使用する ・補助薬としてステロイドや抗ヒスタミン薬を使用するが、効果発現が遅いため緊急時の適応にはならない
神経原性ショック	・血管拡張による相対的な循環血液量減少に対する輸液を行う ・血管拡張による血管収縮薬を投与する ・徐脈の場合は、アトロピンを投与する
心外閉塞・拘束性ショック	・治療は原疾患によって異なるが、緊急性の高い場合が多く、迅速な対応が必要である ・緊張性気胸は、胸腔穿刺による脱気や胸腔ドレナージを行う ・心タンポナーデは、心嚢穿刺やドレナージによって心嚢液貯留を排除する ・肺動脈塞栓症は、血栓溶解療法や血栓除去術を行う

表8　安全で安楽な体位

＊ショックの原因に応じて、適切で安全・安楽な体位を選択する	
循環血液量減少性ショックや心原性ショック	体幹を水平にし、頭側を少し下げた仰臥位をとると静脈還流量が増加し、血圧が上昇する ※近年、ショック体位として推奨されていたトレンデレンブルク位や下肢挙上位は必ずしも心拍出量は増加せず、脳浮腫の助長や横隔膜挙上により呼吸機能が低下する可能性があることも指摘されている（日本救急医学会、https://www.jaam.jp/dictionary/dictionary/word/1111.html）
心原性ショック	心負荷を助長させない体位は水平仰臥位 肺水腫を合併している場合、ファーラー位や起坐位 安易に仰臥位にすると静脈灌流量の増加に伴い、肺うっ血が増強し心停止に陥ることがあるため注意する

引用文献

1 山勢博彰，山勢善江，菅原美樹，他：系統看護学講座 別巻 救急看護学 第6版．医学書院，東京，2018：197-205．

参考文献

1. 日本救急看護学会監修，日本救急看護学会『フィジカルアセスメント』編集委員会編：救急初療看護に活かすフィジカルアセスメント．へるす出版，東京，2018：66-75．
2. 日本救急看護学会監修，日本救急看護学会 ファーストエイド委員会編：改訂第2版 ファーストエイド すべての看護職のための緊急・応急処置．へるす出版，東京，2017：57-62．
3. 日本集中治療医学会 看護テキスト作成ワーキンググループ編：集中治療看護師のための臨床実践テキスト疾患・病態編．真興交易医書出版部，東京，2018：67-86．
4. 山勢博彰，山勢善江，菅原美樹，他：系統看護学講座 別巻 救急看護学 第6版．医学書院，東京，2018：197-205．

第 3 章 ● 症状・徴候のメカニズムと対応

急性呼吸障害（呼吸不全）のメカニズムと対応

大村 正行

呼吸の生理

　呼吸は、呼吸運動により大気中の酸素を取り込み、血液を介して酸素を末梢組織に運搬することである。呼吸による生体組織への酸素運搬は生命維持の基本となる。

　呼吸は、「外呼吸」と「内呼吸」に分けられる。外呼吸とは、空気中の酸素を血液中に取り込み、体内で産生された二酸化炭素を血液から呼気に排出することであり、内呼吸とは肺以外の末梢臓器（脳・心臓・肝臓など）が血液から酸素を取り込み二酸化炭素を放出することである。ここでは、外呼吸について解説する（図1）。

　呼吸では、延髄の呼吸中枢から神経を介して伝えられた刺激が呼吸筋（横隔膜、肋間筋）を収縮させ、胸郭を広げることで間接的に肺を拡張させている。肺が拡張すると空気が気道を通って肺胞内に流れ込み、肺胞内に入った空気（酸素）は肺胞壁を通して血液中に取り込まれ、逆に二酸化炭素は血液から肺胞内へ放出される。化学受容体（中枢、末梢）は、血液中の酸素や二酸化炭素の分圧を感知し、呼吸中枢が反応することで呼吸を調整している。

図1　気道↔肺↔組織への酸素運搬（内呼吸・外呼吸）

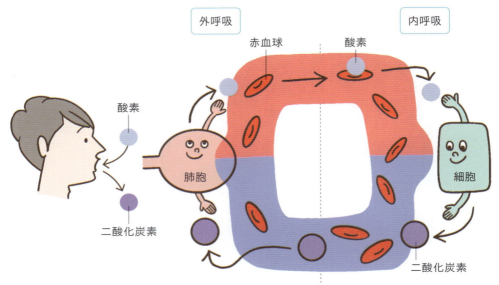

呼吸中枢を調節するうえで最も重要なのは、動脈血酸素分圧（PaO_2）と動脈血二酸化炭素分圧（$PaCO_2$）である。これらの信号を感知する受容体が「化学受容体」である。主に$PaCO_2$の変化に反応するのが「中枢化学受容体」（延髄に存在）であり、PaO_2の変化に反応するのが「末梢化学受容体」（頸動脈や大動脈などに存在）である。通常ではより敏感に反応する中枢化学受容体からの信号で呼吸を調整しており、$PaCO_2$をほぼ一定に保っている。

呼吸不全とは

　「呼吸不全」とは、PaO_2が60mmHg以下になることと定義されている。空気中の酸素を血液中に取り込んだり、二酸化炭素を排出したりする機能が十分に果たせていない状態である。
　呼吸不全の診断基準では、病態により「Ⅰ型呼吸不全」と「Ⅱ型呼吸不全」に分けられる。「Ⅰ型呼吸不全」は低酸素性呼吸不全とも言われ、$PaO_2 \leqq 60$mmHg、$PaCO_2 \leqq 45$mmHgである。「Ⅱ型呼吸不全」は換気不全と言われ、$PaO_2 \leqq 60$mmHg、$PaCO_2 > 45$mmHgである。
　そのうち、比較的短い期間で急速に起こってきた場合を「急性呼吸不全」と呼び、1か月以上続くような状態を「慢性呼吸不全」という（表1）。
　低酸素血症となる原因は、①肺胞低換気、②拡散障害、③換気血流比不均等、④シャントに分類できる（表2）。

表1　呼吸不全の分類

	Ⅰ型呼吸不全	Ⅱ型呼吸不全
動脈血酸素分圧（PaO_2）	60mmHg以下	
動脈血二酸化炭素分圧（$PaCO_2$）	45mmHg以下	45mmHg超過
低酸素血症の原因	拡散障害 換気血流比不均等 シャント	肺胞低換気
A-aDO_2*	開大	正常

＊A-aDO_2：肺胞気-動脈血酸素分圧較差とは、肺胞気酸素分圧（P_AO_2）とPaO_2の差である。肺胞レベルのガス交換障害を判定する際に用いられる数値で、低酸素血症の原因となる肺胞低換気、換気血流不均等、拡散障害、シャントを評価するのに有用である。動脈血液ガス分析で測定する。正常値は5～15（年齢により異なる）。
A-a$DO_2 = P_AO_2 - PaO_2 = P_IO_2 - PaCO_2/0.8 - PaO_2$
$P_AO_2 = P_IO_2 - PaCO_2/0.8$
$P_IO_2 = (760 - 47) \times F_IO_2$［大気圧（760mmHg）で37℃（水蒸気圧47mmHg）の場合］

表2 低酸素血症となる4つの原因

	状態	原因
肺胞低換気	肺胞内に出入りするガスの量が減少している状態	呼吸中枢の抑制 神経・筋疾患 肺・胸郭の異常 など
拡散障害	肺胞と毛細血管の間でのガス交換が障害されている状態	間質性肺炎 広範囲な無気肺 COPD、ARDS 貧血 など
換気血流比不均等	換気と血流の均衡（バランス）が悪い状態	気道・肺・間質・肺循環障害など多くの疾患
シャント	酸素化されない血流がある状態	無気肺 心内・肺内血管シャント 肺水腫 など

呼吸不全患者への対応

1. 緊急対応：気道閉塞（無呼吸、舌根沈下、窒息など）

1）無呼吸

　意識がなく、呼吸・循環の生命徴候の確認ができなければ、直ちに心肺蘇生法（BLS）を実施する。

2）舌根沈下

　意識障害などで、舌や下顎の筋緊張が消失することで生じる。

　この場合、頭部後屈顎先挙上法や下顎挙上法を用いることによって気道確保を行う。気道確保をすることで呼吸が安定するようであれば、経口（口咽頭）エアウエイ、経鼻（鼻咽頭）エアウエイを用いる（図2）。確実な気道確保として気管挿管がある（表3）。

3）窒息

　異物による窒息では、意識がありチョークサイン（図3）を示している場合は窒息を解除する必要がある。少しでも気道が通っている（発声や呼吸音など）と判断できる場合には自分で強い咳をしてもらい、異物の排出を試みる。完全に閉塞していると判断できる場合には、腹部突き上げ法（図4）や背部叩打法を実施する。喉頭鏡やマギール鉗子など、器具の準備も行う。

　気道浮腫等に伴う場合には、輪状甲状靭帯穿刺・切開を行う場合があるため、それらの準備も整えておく。

図2 エアウエイの種類

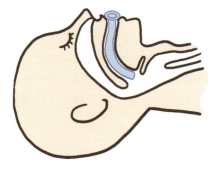
経口（口咽頭）エアウエイ

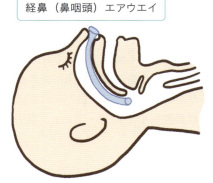
経鼻（鼻咽頭）エアウエイ

表3 気管挿管の適応

A（Airway）の異常
窒息、気道狭窄、誤嚥のリスクがある場合、気道内分泌物の排出困難、顔面外傷
B（Breathing）の異常
呼吸停止 酸素投与やNPPV等に反応しない高度な低酸素血症 高二酸化炭素血症 呼吸努力が強く、呼吸筋疲労が予測される場合
C（Circulation）の異常
心停止 輸液等に反応しないショック
D（Dysfunction of central nervous system）の異常
高度意識障害（GCS 8以下、舌根沈下、咽頭反射の消失、呼吸中枢の抑制など）

図3 チョークサイン（国際的な窒息のサイン）

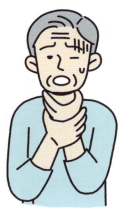

図4 腹部突き上げ法

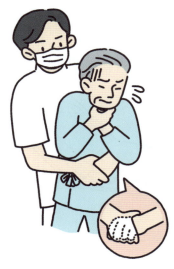

急性呼吸障害（呼吸不全）のメカニズムと対応

2. 具体的な看護ケア

1）吸引

　気道内に痰が貯留している場合、十分な呼吸ができなかったり、場合によっては痰による窒息を引き起こしてしまう。自力で痰の喀出ができるよう加湿をすることや、効果的な咳嗽ができるよう指導することが必要であるが、自力での喀出が困難な場合には吸引が必要である。カテーテルの挿入の長さは鼻腔吸引で約15〜20cm、吸引圧は20kPa（150mmHg）、吸引時間は10秒程度で行う。

2）酸素療法

　急性呼吸不全の治療は大きく分けると、酸素投与や人工呼吸など呼吸を補助する治療と、呼吸不全を起こした疾患に対する治療とに分けられる。酸素投与は根本的な改善にはならないが、酸素は生命の維持に不可欠なため必須となる。Ⅱ型呼吸不全の患者に大量の酸素投与を行う際はCO_2ナルコーシスにも注意が必要である（第4章「酸素投与」（p.229）参照）。

3）体位管理

　前述の通り、正常な呼吸の場合はほとんどが横隔膜の働きによる。したがって、呼吸状態の悪い患者に対しては、横隔膜の動きが制限されない座位やファウラー位（図5）をとる（体位制限や循環動態不安定など、安静が必要な場合を除く）。
　呼息障害のある患者（気管支喘息発作やCOPDの急性増悪）には、腹筋を使用する目的で前傾姿勢の座位（図6）をとることで息が吐きやすくなる。吸息障害がある患者（上気道の狭窄など）では60〜90度の頭側挙上の背もたれによりかかってもらい、さらに腋窩に枕などを抱えて胸郭運動の制限にならないような体位調整を行う。

図5　ファウラー位（半座位）

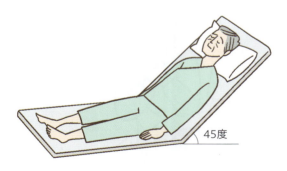

図6　前傾姿勢の座位

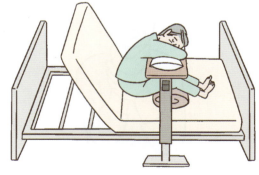

4）不安への対応

呼吸困難感が自覚されていることが多いが、強い呼吸困難は、死への恐怖を意識させるため強い不安を抱かせる。閉鎖的な空間は閉塞感を与え、さらに呼吸困難感を助長させるため環境への配慮も必要である。また患者をひとりにすることは避け、必要に応じてタッチングをするなど安心感が得られるようかかわる。

会話も呼吸困難を助長させるため、患者への質問は「はい」・「いいえ」・首振りなどで答えられるよう必要最低限にとどめる工夫をする。

5）検査への対応

原因疾患の確定診断や治療には、動脈血液ガス分析を含む血液検査、胸部X線・CT撮影が必要になってくる場合が多い。検査が安全かつ迅速に行われるよう準備や介助を行う。

参考文献

1. 山勢博彰，山勢善江，菅原美樹，他：系統看護学講座 別巻 救急看護学 第 7 版．東京，医学書院，2024.
2. 浅野浩一郎，梅村美代志，川村雅文，他：系統看護学講座 専門分野 呼吸器 第15版．医学書院，東京，2019.
3. 日本救急医学会監修，有賀徹，坂本哲也，嶋津岳士，他編：標準救急医学 第 5 版．医学書院，東京，2014.
4. 日本救急医学会監修，日本救急医学会指導医・専門医制度委員会，日本救急医学会専門医認定委員会編：改訂第 5 版 救急診療指針．へるす出版，東京，2018.

第 3 章 • 症状・徴候のメカニズムと対応

急性腹症のメカニズムと対応

牧野 夏子

急性腹症とは

腹痛とは、心窩部〜恥骨上部までの腹部全体あるいは局所に感じる痛みの総称で、急性あるいは慢性に起こり、日常でしばしば体験する症状である。慢性腹痛は、「3か月以上の持続的または間欠的な腹部の痛み」で、急性腹痛は「突発的に起こる痛み」である。急性腹痛のうち、緊急手術を含む迅速な対応を要する腹部疾患群を「急性腹症」という。

『急性腹症診療ガイドライン』では、「急性腹症」の明確な定義はないが、急激に発症した腹痛の中で緊急手術を含む迅速な対応を要する腹部疾患群とされている[1]。ガイドラインで示されている定義を表1に示す。

急性腹症の主訴と発生メカニズム

急性腹症は、腹痛を主訴とすることが最も多い。腹痛は、管腔臓器から起こる「内臓痛」と腹膜などの体壁の刺激で起こる「体性痛」に大別され、さらに関連痛（放散痛）の3つが複雑に組み合わさり出現する。腹痛の分類と機序について表2に示す。また、器質的な障害を認めない場合には、心因的な腹痛がある可能性がある。

腹痛が主訴の場合、消化器疾患と考えられがちだが、婦人科疾患、泌尿器疾患、血管疾患などあらゆる疾患を考慮しなくてはならない。消化器疾患である腹部や後腹膜の場合には、消化器がどのように変化しているために症状が出現しているのかを考慮しなくてはならない。腹部や後腹膜以外では、腹腔外臓器に起因する心血管系、呼吸器系、食道疾患、筋骨格系、全身疾患に起因する血液、アレルギー、膠原病疾患、内分泌代謝疾患、中毒などが挙げられる。

こういった腹部以外の疾患が腹痛を生じさせる機序として、以下のことが考えられる。

①全身疾患に起因して腹腔内臓器障害を起こす。

②全身疾患が原因で腹腔内臓器に障害物質が溜まる。

③全身疾患が原因で嘔吐、下痢などの消化器症状を引き起こす。

④腹腔外臓器が原因で神経伝達機序、機能的に腹部症状を引き起こす。

⑤腹腔外臓器疾患が原因で炎症等が隣接した腹腔へ波及し、腹部症状が生じる。

⑥腹腔外臓器の関連痛。

表1　急性腹症の定義

- 急激に発症した腹痛の中で緊急手術を含む迅速な対応を要する腹部疾患群
- 突然発症した急激な腹痛の中で緊急手術やそれに代わる迅速な初期対応を求められる腹部疾患群
- 急性発症の腹痛には病態の解釈が困難なことがあり、確定診断が得られないまま緊急に対応する必要が生じる場合もあることから、急性腹症という概念が導入されている

急性腹症診療ガイドライン出版委員会編：急性腹症診療ガイドライン2015. 医学書院, 東京, 2015：16. を参考に作成

表2　腹痛の分類と機序

分類	内臓痛	体性痛	関連痛（放散痛）
機序	・管腔臓器の収縮、拡張、伸展、実質臓器の皮膜の伸展などによって生じる ・痛みは病変部位が支配している動脈により伝達される	・壁側腹膜の炎症や感染などの化学的・物理的刺激によって生じる ・壁側腹膜を支配している体性神経によって伝達される	・内臓痛と皮膚の感覚を支配する感覚神経が、共通の脊髄視床路の神経に接続され内臓痛が皮膚痛と誤認されて生じる
特徴	・腹部正中線上に痛みが出現することが多い	・炎症のある部位に一致して痛みが出現する	・病変部位と離れた場所で痛みが出現する

急性腹症への対応

1. 病歴聴取

　腹痛の病態は、下痢や便秘といった一般的なものから、胃潰瘍や腸閉塞などまで幅広い。特に、急性腹症は、一般的に発症から1週間以内のものであり、その病態や原因疾患も多種多様であるため、患者の年齢や性別、基礎疾患を含めた詳細な病歴聴取が必要である。

　20歳代の若年者であれば、急性心筋梗塞のような血管疾患（動脈硬化性疾患）の可能性は低いと考えられる。その一方、20歳代でも女性であれば子宮や卵管などの生殖器の婦人科疾患を考慮しなくてはならない。また、わが国では、急性腹症のうち性別を問わずに腸管感染症が最も多いこと、高齢者は急性胆嚢炎や悪性腫瘍が多いことが特徴である。

　このように、年齢や性別を踏まえた病歴聴取を実施しながら演繹的に疾患をイメージし、「この疾患かもしれない」と予測して詳細な病歴聴取を行うことや、「この疾患ではなさそう」と除外するための根拠となる病歴聴取を行うことが大切である。

　SAMPLERやOPQRST（第2章「救急初療時のアセスメント（状況判断と諸症状の見方）」表4、5（p.46）参照）を用いて、既往歴や過去に同様の腹痛の経験の有無などに加え、発症様式、増悪・寛解因子、痛みの質や程度、随伴症状、時間（発症時間、持続時間、頻度、経過・進行・日内変動）などについて注意深く聴取し、緊急度を迅速かつ的確に評価しなくてはならない。前述したように、女性の場合は月経や妊娠についても確認する必要がある。具体的な病歴聴取の例を表3に示す。

急性腹症のメカニズムと対応　149

表 3　病歴聴取の例

- 発症様式
  「痛みはいつから始まりましたか」
  「痛みは突然始まりましたか」
- 増悪・寛解因子
  「痛みが和らぐような姿勢はありますか」
  「何かをすると痛みが強くなることがありますか」
  「痛みのために、薬は服用されましたか。その効果はどうですか」
- 痛みの質や程度
  「どこが痛みますか、痛みは移動しますか」
  「腹部以外に痛みを感じる場所はありますか」
  「どのような痛みですか」（具体的に）
  「今の痛みは1～10で示すとどの程度ですか」（Numerical Rating Scale：NRS）
- 随伴症状
  「痛み以外に、下痢や便秘、嘔吐、食欲低下などの症状はありますか」
- 時間（発症時間、持続時間、頻度、経過・進行・日内変動）
  「痛みはずっと続きますか、どれくらい続いていますか」
  「痛みは悪化していますか」
  「痛いときと痛くないときがありますか」
  「痛みが起こるのはどのようなときですか（体動、咳、歩行など）」

2. フィジカルアセスメント

　病歴聴取の後は、フィジカルアセスメントを行う。腹部のフィジカルアセスメントにおいては通常と異なり、打診・触診により腸蠕動音が変化するため、視診、聴診、打診、触診の順番で実施することを遵守する。腹痛の程度にもよるが、可能であれば患者に排尿を済ませてもらい膀胱に何もない状態で行う（**図1**）。

　特に触診については、腹痛部位によって器質的な障害を推論することが可能となる（**表4、図2**）。例えば、腹部全体痛の場合は、血管系として大動脈破裂、大動脈解離、腸間膜動脈閉塞症、腸間膜静脈血栓症、消化器系として消化管穿孔、消化管閉塞、急性胃炎、急性腸炎、臓器破裂、膵炎、内分泌代謝疾患として、糖尿病性ケトアシドーシス、アルコール性ケトアシドーシス、急性ポルフィリン症、その他として、中毒、IgA血管炎、両側肺炎などが考えられる。つまり、腹痛部位から疾患を推論することが必要であり、これらの疾患を念頭におきながら緊急度の判断を行い、見逃してはならない急性腹症か否かを判断しなければならない。

　なお、帯状疱疹などは腹痛部位を選ばないため注意が必要である。

3. 緊急度の判断

　病歴聴取とフィジカルアセスメントによって、急性腹症のなかでも見逃してはならない緊急度の高い疾患を推論し緊急度の判断をすることが重要である。仮説として疾患を考えるときには、「緊急度」と「頻度」の2つの視点で優先順位の高い疾患を想起していくことが重要である。想起した疾患を「ルールイン」（確定診断）、「ルールアウト」（除外診断）の予測をすることが重要である。急性腹症では病歴聴取の時点である程度のルールアウトが可能であるが、幅広い疾患が

図1 急性腹症のフィジカルアセスメント

| 視診 | 腹部全体の輪郭、色調、膨隆がないか、皮下出血や黄疸はないか、手術痕がないかを確認する。膨隆があった場合、腸管ガス、便、胎児、脂肪、腹水を疑う |

| 聴診 | 腸蠕動音を聴取し亢進や消失がないかを確認する。金属音が聴取された場合には腸閉塞を疑う |

| 打診 | 腹部の各部位を系統的に打診し、ガスの分布や複数貯留の有無などを確認する。その際、痛みのある部位は最後に確認する |

| 触診 | 腫瘤などの有無、圧痛、筋性防御、反跳痛（プルンベルグ徴候）の有無を確認する。圧痛がある場合には炎症を疑う |

表4 腹痛部位による推論

筋性防御	腹壁の筋肉が緊張して硬くなる内臓体性反射	腹膜の炎症や腹腔内出血で見られる
反跳痛（プルンベルグ徴候）	腹壁を垂直に圧迫し離すと鋭い痛みを感じる症状	腹膜刺激症状の一つ 腹膜の炎症で見られる

図2 腹痛部位から考えられる疾患

心窩部痛
- 間欠性：胃・十二指腸潰瘍、急性胃炎、虫垂炎初期、胆石発作、過敏性腸症候群、便秘症
- 持続性：胃・十二指腸潰瘍穿孔、急性膵炎、横隔膜下膿瘍、Boerhaave症候群

右季肋部痛
- 間欠性：胆石・胆嚢炎、十二指腸潰瘍、尿路結石
- 持続性：急性・慢性胆嚢炎、胆嚢癌、肝膿瘍、急性肝炎、横隔膜下膿瘍、大腸癌、腎盂腎炎

左季肋部痛
- 間欠性：尿路結石、過敏性腸症候群
- 持続性：脾梗塞、急性膵炎、膵癌、腎盂腎炎

右下腹部痛
- 間欠性：急性虫垂炎、クローン病、大腸憩室炎、腸重積、単純性腸潰瘍、尿路結石
- 持続性：急性虫垂炎、盲腸軸捻転、Meckel憩室炎、クローン病、腸結核、卵管炎、卵巣嚢腫茎捻転、子宮外妊娠、鼠径ヘルニア嵌頓

臍部痛
- 間欠性：クローン病、急性腸炎、腸閉塞
- 持続性：急性腸炎、クローン病、腸閉塞

左下腹部痛
- 間欠性：急性腸炎、過敏性腸症候群、潰瘍性大腸炎、S状結腸軸捻転、尿路結石、大腸憩室炎、便秘症
- 持続性：潰瘍性大腸炎、虚血性大腸炎、大腸憩室炎、クローン病、卵管炎、卵巣嚢腫茎捻転、子宮外妊娠、鼠径ヘルニア嵌頓

下腹部正中
- 間欠性：腸炎、尿路結石、付属器炎
- 持続性：骨盤腹膜炎、尿閉、付属器炎、膀胱炎、閉鎖孔ヘルニア嵌頓

腹部全体
- 間欠性：急性腸炎、過敏性腸症候群、腸閉塞
- 持続性：消化管穿孔、急性腹膜炎、がん性腹膜炎、腸間膜動脈血栓症

安藤裕貴：腹痛の訴え：画像の着目ポイント．Expert Nurse 2019；35（5）：145．より引用

表 5 見逃してはならない緊急度の高い疾患

- 腹部動脈瘤破裂
- 大動脈解離
- 腸管虚血
- 消化管穿孔
- 肝癌破裂
- 重症急性胆管炎
- 異所性妊娠
- 腸閉塞
- 急性膵炎
- 急性心筋梗塞
- 肺動脈塞栓症

表 6 キーワードからみた疾患の分類

破裂（破れる）	塞栓（詰まる）	捻転（捻れる）	虚血	炎症
・腹部動脈瘤破裂 ・大動脈解離 ・消化管穿孔 ・肝癌破裂 ・異所性妊娠（破裂）	・腸閉塞 ・急性心筋梗塞 ・肺動脈塞栓症	・異所性妊娠 （卵管茎捻転）	・腸管虚血	・消化管穿孔 ・重症急性胆管炎 ・急性膵炎

原因となっているためこの予測は慎重に行う必要がある。

『急性腹症診療ガイドライン』では、緊急処置が必要な緊急度の高い疾患を挙げている（表 5）【1】。

これらの疾患を放置すると、循環血液量減少性ショック、敗血症性ショック、心原性ショック、心外閉塞・拘束性ショックなどを来す危険性がある。急性腹症の場合、原因疾患によりショックの分類が多様であることが特徴であるため、ショックの徴候を注意深く観察する。

また、急性腹症における見逃してはならない疾患のキーワードとして「破裂（破れる）、塞栓（詰まる）、捻転（捻れる）、虚血、炎症」がある。表 5 に示した緊急処置が必要な疾患をこれらのキーワードに分類したものを表 6 に示す【1】。

4. 具体的な看護ケア

急性腹症のなかでも緊急の対応が必要ではない場合には、患者の訴えや表情、腹痛により出現する生体反応を注意深く継続的に観察する。腹痛の増減や時間的な経過を観察することで総合的にアセスメントする。体性痛であれば、歩行や立位、内臓痛であれば排泄や嚥下、咳嗽などがトリガーとして挙げられるため、動作指導や鎮痛薬の使用などで患者の苦痛緩和につなげることができる。このように、意図的な体動に伴って生じる痛みは予測可能であり対応ができる。

重症度と緊急度が高い急性腹症の場合には、ショックに陥っているか否かを観察し、ショック

表7 急性腹症に伴う随伴症状から推察される疾患

下痢	腸管粘膜側に病変があり消化管蠕動が低下していないことを意味する	・回数が頻回で大量の下痢は感染性腸炎を疑う ・虫垂炎や膿瘍などの骨盤内で直腸に接して炎症が存在する可能性もある
便秘	腸蠕動が低下していることや腸管が閉鎖していることを意味する	・急性の便秘は大腸捻転、腸重積、大腸がんにより腸閉鎖などを疑う
嘔吐	腹膜または腸間膜の神経に対する過剰な刺激または不随意筋からなる管腔臓器の閉鎖などが生じていることを意味する	・急激な痛みを伴う嘔吐は消化性潰瘍穿孔の可能性がある ・持続する激しい嘔吐は急性膵炎の可能性がある ・突然の激しい嘔吐は絞扼性腸閉塞や卵巣嚢腫茎捻転の可能性がある ・疝痛発作の伴う嘔吐は管腔臓器閉鎖の可能性がある

急性腹症診療ガイドライン出版委員会編：急性腹症診療ガイドライン2015．医学書院，東京，2015．を参考に作成

の場合には呼吸・循環の安定化を優先する。ショック状態や腹膜刺激症状を認める場合には、緊急手術となる可能性が高いため、診断のための検査である血液検査、血液ガス検査、超音波検査、12誘導心電図、胸腹部X線検査、CT検査の準備を行う。検査中もバイタルサイン、血液ガス検査結果の推移、腹痛の部位や程度、随伴症状、水分出納などを継続して観察する。

観察の際には意図的な観察が求められる。例えば、血液ガス分析では、pH、Base Excess (BE)、乳酸値に着目することで、腸管虚血などの早期発見につながる。

随伴症状には、病歴聴取の例で記載した下痢、便秘、嘔吐、食欲低下などが挙げられる。いずれも、腸管機能がどのように影響しているために生じるのかを考えることが重要である。さらに、随伴症状の出現の仕方によって疾患の可能性をアセスメントしルールイン、ルールアウトの根拠とすることができる（表7）[1]。

また、患者の腹痛が増大する可能性を考慮して、医師や薬剤師と鎮痛薬の使用について確認しておく。緊急手術になる場合には、患者や家族への説明と同意、手術室・麻酔科医への連絡と調整、輸血のオーダーなどが必要となる。患者、家族は緊急手術となった場合には心理的負担が大きいため精神的な支援も重要である。

引用文献

[1] 急性腹症診療ガイドライン出版委員会編：急性腹症診療ガイドライン2015．医学書院，東京，2015：16．

参考文献

1. 日本救急看護学会監修，日本救急看護学会『フィジカルアセスメント』編集委員会編：救急初療看護に活かすフィジカルアセスメント．へるす出版，東京，2018．
2. 塚本容子：腹痛．塚本容子，石川倫子，福田広美編著，ナースが症状をマネジメントする！症状別アセスメント．メヂカルフレンド社，東京，2016：245-260．

第 **3** 章 • 症状・徴候のメカニズムと対応

体温異常のメカニズムと対応

西塔 依久美

体温異常とは

　体温異常と聞くと、発熱や高体温、低体温を想起する。日本の感染症法において「発熱」とは体温が37.5℃以上を呈した状態、「高熱」とは体温が38.0℃以上を呈した状態と定義されている。発熱の原因は、感染症と非感染性疾患（自己免疫疾患、悪性腫瘍、脳血管障害、薬剤性）の2つに大別されるが、発熱の原因の大半は感染症によるものである。

　発熱は、視床下部にある体温調節機構が正常より高い温度にリセットされることで発生する現象である。一方、気温の過度の上昇やうつ熱、脱水などにより体温調節機構が正常に機能しなくなった、あるいは体温中枢とはかかわりなく起きた体温の上昇は、一般的に「高体温」(hyperthermia) と呼ばれる（表1）【1】。高体温を引き起こす代表的な疾患として熱中症が挙げられる。また、寒冷環境などに長時間曝露されて起こる低体温症も体温異常である。ここでは、救急看護の場面で診（看）ることの多い外因性の体温異常（熱中症・偶発性低体温症）を取り上げる。

表1　発熱と外因性高体温の違い

	発熱	高体温（外的要因・環境因子による）
原因	感染症 非感染性疾患（自己免疫疾患、悪性腫瘍、脳血管障害、薬剤性）	衣服（衣類、布団の着せすぎ）等 高温・暑熱環境（車の中、暖房器具の側） 長時間の屋外作業 薬剤性（熱放散障害を引き起こす抗精神病薬など）
中枢深部体温	↑（高体温）	↑（高体温）
末梢深部体温	↓（放熱抑制）	↑（放熱促進）
筋緊張	筋緊張促進または過剰（シバリング）	筋緊張低下
〈症状〉 手足の温度 発汗 傾眠	〈発熱時〉⇔　解熱時〉 冷たい　　　温かい なし　　　　あり なし　　　　あり	温かい あり あり
呼吸抑制	なし	あり（重症度によって）

久保田史郎：久保田生命科学研究所ホームページ，高体温（発熱・うつ熱）の原因と体温調節のメカニズム．より一部改変
http://www.s-kubota.net/main/sids4.htm（2024.9.2アクセス）

熱中症

　熱中症とは、暑さによって体内の水分量・塩分量のバランスが崩れたり、体温調節機能が正常に機能せず体温が著しく上昇した状態である。熱中症は死に至る可能性のある病態であるが、応急処置を知っていれば重篤化を回避できる。また、熱中症は予防できる疾患であり、予防法を実践することが何より大切である。

1. 熱中症が起こるメカニズム

　熱中症で起こる高体温は、暑熱環境や運動による熱産生が熱放散能を上回り深部体温が上昇することで生じる。人間の身体は、平常時は体温が上がっても汗や皮膚温度が上昇することで体温が外へ逃げるしくみによって体温調節が自然と行われるが、熱中症の場合、体内の熱を逃すための放熱機構がうまく作動していない（図1）。放熱は放射・蒸発・対流・伝導という4つのメカニズム（表2）によって行われるが、熱中症を引き起こすような高温・多湿・無風といった環境下においては放熱機構の効率は悪くなる。熱中症の発症には環境（気温・湿度、輻射熱、気流など）、身体（体調、年齢、暑熱順化の程度など）、行動（活動強度、持続時間、休憩など）の要因が複雑に絡み合っている。

表2　放熱のメカニズム

熱の放出は、以下により皮膚を介して起こる。

放射	皮膚の表面から直接熱を外気に逃がす
蒸発	水（汗）の気化による冷却（例：汗）
対流	露出した皮膚上を通る温度の低い空気（風）への熱の伝達
伝導	高温の皮膚表面から低温の液体や固体に熱を移す

図1　熱中症の起こり方

●平常時の体温調整反応

暑さ、運動・活動などで体温が上昇
↓
汗が蒸発し、体温の熱は外気へ逃げていく
皮膚温度が上昇し、体温の熱は外気へ逃げていく
↓
汗や皮膚温度で体温が調整される

熱放散

ここに、熱中症を引き起こす3つの要因が加わると…

●異常時の体温調整反応

熱放散より熱産生のほうが高くなる
↓
体内の熱が溜まる
↓
体温が上昇する

熱中症

熱中症を引き起こす3つの要因

環境	・気温が高い ・湿度が高い ・風が弱い ・閉め切った屋内 ・エアコンがない ・日差しが強い ・急に暑くなった ・熱波襲来　など
身体	・高齢者、乳幼児 ・肥満 ・持病（糖尿病、心臓病、精神疾患など） ・身体に障害がある ・低栄養状態 ・脱水状態（下痢、インフルエンザなど） ・体調不良（二日酔い、寝不足など）　など
行動	・激しい運動 ・慣れない運動 ・長時間の屋外での作業 ・水分補給できない状況　など

体温異常のメカニズムと対応　155

2. 熱中症の症状

　熱中症では、顔のほてりやめまいといった軽い症状から命にかかわる重症なものまで段階的に多様な症状が見られる。熱中症は、意識障害の程度や臓器障害の有無で重症度が分類される（表3）【2,3】。

　体温調節反応と熱中症の病態から見た関連図を図2に示す【4】。

　体温が上昇すると、放熱のために皮膚血管を拡張して皮膚への血流量を増やし皮膚温を上昇させる。立ったままの姿勢を持続していると血液が下肢に溜まり、脳への血流が減少するため、一

表3　熱中症の分類

	症状	重症度	治療	臨床症状からの分類
I度 （応急処置と見守り）	めまい、立ちくらみ、生あくび 大量の発汗 筋肉痛、筋肉の硬直（こむら返り） 意識障害を認めない（JCS＝0）		通常は現場で対応可能 →冷所での安静、体表冷却、経口的に水分とNaの補給	I度の症状が徐々に改善している場合のみ、現場の応急処置と見守りでOK 熱けいれん 熱失神
II度 （医療機関へ）	頭痛、嘔吐、倦怠感、虚脱感、集中力や判断力の低下（JCS≦1）		医療機関での診療が必要 →体温管理、安静、十分な水分とNaの補給（経口摂取が困難なときには点滴にて）	II度の症状が出現したり、I度に改善が見られない場合、すぐ病院へ搬送する（周囲の人が判断） 熱疲労
III度 （入院加療）	下記の3つのうちいずれかを含む （C）中枢神経症状（意識障害JCS≧2、小脳症状、痙攣発作） （H/K）肝・腎機能障害（入院経過観察、入院加療が必要な程度の肝または腎障害） （D）血液凝固異常（急性期DIC診断基準（日本救急医学会）にてDICと診断）⇒III度の中でも重症型		入院加療（場合により集中治療）が必要 →体温管理（体表冷却に加え体内冷却、血管内冷却などを追加）呼吸、循環管理DIC治療	III度か否かは救急隊員や、病院到着後の診療・検査により診断される 熱射病

日本救急医学会 熱中症に関する委員会：熱中症診療ガイドライン2015. より引用
https://www.jaam.jp/info/2015/pdf/info-20150413.pdf（2024.9.2アクセス）

過性の意識消失（失神発作）、いわゆる熱失神（heat syncope）を起こす。同時にたくさん汗をかくと水分だけでなく電解質も喪失する。そのとき真水や塩分濃度の低い飲料を補給すると、血液中の塩分濃度が低下し痛みを伴う筋肉のけいれん「熱けいれん」（heat cramps）が起こる。脱水が進むと尿量が減少し、尿の色が濃くなる。

　血液が皮膚表面に貯留することに加えて、仕事や運動のために筋肉への血液の供給が増え、心臓に戻る血液が少なくなり、心拍出量の減少で循環血液量が減少する。重要臓器や内臓への血流が減少することにより、めまい、頭痛、吐き気等の全身性の症状を伴う。これが、高度の脱水と循環不全により生じる熱疲労（heat exhaustion）である。体温は正常もしくは少し上昇するが、40℃を超えることはない。軽度の錯乱等が見られることはあるが、昏睡等の高度な意識障害は見られない。

　脱水と循環不全がさらに増悪すると、発汗と皮膚血管拡張ができなくなり、体温が過度（40℃以上）に上昇し、脳を含む重要臓器の機能に障害が起き、体温調節不全、意識障害に至る熱射病（heat stroke）になる。このとき、意識障害は診断に重要で、重症の昏睡だけではなく、応答が鈍い（自分の名前が言えない等）、何となく言動がおかしい、日時や場所がわからない等の軽いものもあるので注意が必要である。

　いったん熱射病を発症すると、迅速適切な処置を行っても救命できないことがあるため、熱疲労から熱射病への進展を予防することが重要である。仕事や運動時には条件（活動強度、体調、衣服、高温等）によって短時間で発症することがあるので注意が必要である。

図2　体温調節反応と熱中症の病態

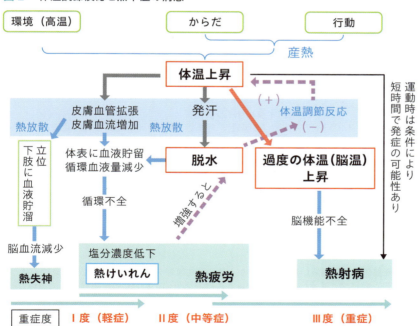

環境省：熱中症環境保健マニュアル2022．5．より引用 https://www.wbgt.env.go.jp/pdf/manual/heatillness_manual_full.pdf（2024.9.2アクセス）

3. 熱中症への対応

　患者を診（看）る前に限られた情報から、まずは熱中症を疑うことが大切である。暑熱環境下に曝露されていなくても、エアコンのない屋内で長時間過ごしていた高齢者は熱中症を疑う十分な根拠となる。熱中症患者の対応フローを図3に示す【5】。熱中症の治療として重要なのは積極的な冷却と脱水に対する治療、臓器機能障害に対する治療などの支持療法である。熱中症の冷却方法については表4に示す。

　熱中症は予防できる疾患であり、患者が回復し退院（帰宅）する際には予防法を伝えることも重要である。熱中症を予防するためには、以下のことを指導する【6】。

●暑さを避ける（例：日陰を歩く、帽子や日傘を利用する、屋内ではカーテンなどで直射日光を遮る、扇風機やエアコンで室温・湿度を調整するなど）。

図3　対応フロー：高体温（熱中症）を疑ったら

患者を診（看）る前の情報収集：まずはここをチェック！　疑うことが大事！

【症状】
高体温（身体が熱い）
意識障害
頻脈・頻呼吸・低血圧
大量の発汗
頭痛・嘔吐
めまい・たちくらみ・筋肉痛

【疑いキーワード】
暑熱環境への長時間の曝露
運動中・運動後の頭痛、嘔吐、意識障害
長時間倒れていた（異常環境に曝露されていなくても熱中症は否定できない）
高齢者の意識障害
乳幼児の車内放置

初期評価/問診・バイタルサイン評価

【初期評価】
A：気道は開通しているか？
B：呼吸は速いか遅いか？
　　（頻呼吸か？）
C：顔色（皮膚色）は紅潮？蒼白？
　　脈は速いか遅いか？（頻脈？）
　　発汗は？
D：意識は？（AVPU評価）
E：体温は？（触診で熱い？）

【問診】
会話が可能であれば症状や現病歴を聴く
意識障害があれば付き添い者に聴取
発症形態：どのような環境下で、どのくらいの時間、何をしていたのか？
既往歴、服薬歴、もともとのADL

【バイタルサイン評価】
体温（直腸温）、呼吸数、脈拍、心拍数、血圧、意識レベル、（尿量）

検査・処置・治療

【検査】
血液検査：肝・腎機能障害、血液凝固異常、横紋筋融解の有無を確認。白血球の増多や炎症所見の著明な上昇など感染症を疑うデータもチェック！簡易血糖測定
画像検査：頭部CTでは出血などの異常所見、体幹部CTでは肺炎などの感染症の有無や体動困難となるような骨折の所見をチェック！
【処置・治療】
復温：脱衣と冷却。深部体温（直腸温）を測定しながら速やかに冷却を行う。可及的速やかに深部体温が38℃未満になることを目標とする。冷却が早いほど神経機能予後がよいことを意識する【冷却方法は表4参照】
水分・塩分補給：意識があれば水分・塩分補給を促す。意識障害がある場合は、点滴で補液する
原疾患の治療：敗血症や低血糖など原因疾患の検索や治療も並行して行う

Morris A, Patel G. Heat Stroke. StatPearls [Internet]. Treasure Island（FL）：StatPearls Publishing, 2024.
MSDマニュアル プロフェッショナル版 22. 外傷と中毒／熱中症. https://www.msdmanuals.com/ja-jp/
以上2文献を参考に作成

- 衣服を工夫する（例：外からの熱の吸収を抑え体内の熱を逃がす服、襟ぐりや袖口のあいた服、通気性や吸収性の高い素材（綿や麻など）を選ぶ）。
- こまめな水分補給（ミネラル補給も大切なので麦茶がおすすめ。塩分補給も必要だが、塩の錠剤は胃を刺激し嘔吐を引き起こすことがあるため飲み込むべきではない。水に溶かして摂取する）。
- 暑さに備えた体づくり（ウォーキングなどの運動で汗をかく習慣を身につける→順化の促進、睡眠不足や肥満の解消、持病の管理）。
- 活動レベルの調整（暑熱環境下の労働の際には、作業時間を短縮し休憩時間を増やすような労務管理）。

偶発性低体温症

　低体温症（hypothermia）とは、無意識に深部体温（直腸温、膀胱温、食道温、肺動脈温など）が35℃以下に低下した状態を指す。低体温麻酔のように意図的に低体温とした場合と区別するために、事故や不慮の事態に起因した低体温を「偶発性低体温症」（accidental hypothermia）と呼ぶ。低体温症の原因（表5）には、①寒冷環境、②熱喪失状態、③熱産生低下、④体温調節能低下などがあり、これらが単独あるいは複合して発症する【7,8】。

1. 偶発性低体温症が起こるメカニズム

　低体温症は、身体の熱放散が熱産生を上回る場合に生じる。偶発性低体温症は4つの重症度に分類される（表6（p.161））。体温が低下すると末梢血管収縮が起こり血流を中枢側へ移動させる体温調節反応が起こるが、Ⅰ度：軽度低体温（32～35℃）では、骨格筋を収縮させて熱を産生しようと交感神経反応が起こりシバリングが生じる。Ⅱ度：中等度低体温（28～32℃）ではシバ

表4　熱中症の冷却方法

冷却法	復温速度	注意点
蒸発法（体表・気化冷却）ぬるま湯のスプレー＋送風（うちわや扇風機であおぐ）	0.05～0.17℃/分	・冷水を使用するとシバリングを誘発する
冷水風呂（冷水浸漬）	0.15～0.35℃/分	・モニタリングが困難 ・シバリングを誘発する
クーリング（アイスパック）	0.03℃/分	・効果は限定的だが副作用は少ない ・冷却部位は腋窩、首すじ、鼠径部
冷却ブランケット	0.02℃/分	・簡便だが効果は限定的 ・他の治療の妨げになることもある
人工心肺（血管内冷却）	0.05～0.1℃/分	・侵襲的治療のため生命維持装置の使用に精通している医療者が必要

Morris A, Patel G. Heat Stroke. StatPearls [Internet], Treasure Island（FL）, StatPearls Publishing, 2024.
MSDマニュアル プロフェッショナル版 22.外傷と中毒/熱中症. https://www.msdmanuals.com/ja-jp/
以上2文献を参考に作成

体温異常のメカニズムと対応　159

リングは消失し、Ⅲ度：高度低体温（28℃以下）では筋は硬直する。体温の低下は、神経系では感情鈍麻から昏睡状態へ、呼吸系では頻呼吸から徐呼吸・呼吸停止へ、循環系では頻脈から徐脈・心停止へといずれも抑制的に働きあらゆる生理機能を遅延させる。

心電図ではT波逆転、PQ・QR・QTSの延長、種々の不整脈などが見られる。QRS群の終末に出るJ波（Osborn波）は低体温症の特徴的な所見である。30℃以下では心筋の被刺激性が著しく高まり、致死的な不整脈を発生しやすいため、患者の扱いには愛護的な配慮が必要である。

2. 偶発性低体温症の症状

偶発性低体温症は、交感神経反応が優位になっている症状から心肺停止状態に至るまで重症度に応じて異なる症状が見られる。偶発性低体温症の重症度分類とその臨床所見（症状）は表6に示した。

3. 偶発性低体温症への対応

患者を診（看）る前に、限られた情報からまずは偶発性低体温症を疑うことが大切である。偶発性低体温症患者の対応フローを図4（p.162）に示す[8-10]。偶発性低体温症の治療は、さ

表5　低体温症の原因と低体温のリスク因子

■原因	
一次性低体温 （低温環境への曝露によって生じるもの）	寒冷（低温）環境の曝露
	溺水
二次性低体温 （疾患などによって続発的に生じるもの）	熱産生が低下する代謝異常
	薬物中毒
	体温調節中枢の障害
	敗血症

■低体温のリスク因子
アルコール中毒
低栄養状態
高齢者（筋肉量が少なく熱産生が少ない）、路上生活者、認知症
薬物（向精神薬、鎮静薬、麻薬系、たばこ）
内科疾患（心・呼、肝、腎、脳血管、内分泌、神経筋疾患、免疫疾患）
外傷、低血糖、けいれんなどによる意識障害や不動状態
環境因子（冷暖房器具の適切な使用、家の構造、衣服）

Brown DJA, Brugger H, Boyd J, et al：Accidental hypothermia. N Engl J Med 2012；367（20）：1930-1938.
Duong H, Patel G. *Hypothermia.* StatPearls [Internet], Treasure Island（FL）, StatPearls Publishing, 2024.
以上2文献を参考に作成

らなる熱損失の防止と体温を上昇させるための加温（復温）を中心として展開するが、中等症以上の場合、意識障害を伴っているため気道や呼吸、循環の評価と介入も必要である。偶発性低体温症の加温（復温）方法については表7に示す。中等度から重度の低体温症では、末梢血管が拡張する際の心血管虚脱（rewarming shock）を防ぐため、四肢の復温よりも深部体温の安定化を図る。

表6　偶発性低体温症の分類

スイス分類 （重症度）	深部体温	臨床所見（症状）
Ⅰ度（軽症）	32〜35℃	意識あり（判断力低下）、シバリングあり、頻脈、頻呼吸、空腹、疲労、震え、皮膚蒼白、寒冷利尿症
Ⅱ度（中等症）	28〜32℃	意識障害（認知機能低下〜昏睡）、シバリング減少・消失、徐脈、徐呼吸、心房細動、瞳孔散大
Ⅲ度（重症）	24〜28℃	昏睡、シバリングなし（筋硬直あり）、無呼吸、心室性不整脈、J波（Osborn波）*の出現
Ⅳ度（超重症）	24℃未満	心肺停止状態

＊心電図上で見られるJ波（Osborn波）は、QRS波とST部分の接合部に見られるこぶ状の波形である。

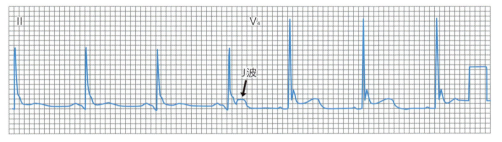

Brown DJA, Brugger H, Boyd J, et al：Accidental hypothermia. N Engl J Med 2012；367（20）：1930-1938. を参考に作成

図4　対応フロー：偶発性低体温を疑ったら

患者を診（看）る前の情報収集：まずはここをチェック！　疑うことが大事！

【症状】
低体温（身体が冷たい）
意識障害（朦朧〜昏睡）
頻呼吸・徐呼吸
頻脈・徐脈
血圧低下

【疑いキーワード】
寒冷環境への長時間の曝露
路上生活者
高齢者の意識障害
アルコール多量摂取

初期評価/問診・バイタルサイン評価

【初期評価】
　A：気道は開通しているか？
　B：呼吸は速いか遅いか？
　C：顔色（皮膚色）は蒼白？紅潮？
　　　脈は速いか遅いか？（徐脈？）
　　　冷感・チアノーゼは？
　D：意識は？（AVPU評価）
　E：体温は？（触診で冷たい？）

【問診】
会話が可能であれば症状や現病歴を聴く
意識障害があれば付き添い者に聴取
発症形態：どのような環境下で、どのくらいの時間、何をしていたのか？
既往歴、服薬歴、もともとのADL、リスク因子の有無

【バイタルサイン評価】
体温（直腸温・膀胱温）、呼吸数、脈拍、心拍数、血圧、意識レベル、（尿量）

検査・処置・治療

【検査】
心電図：32℃以下の中等症以上では徐脈〜致死的な不整脈を起こしやすいためモニタリングは重要
血液検査：血液ガスで代謝性アシドーシスや乳酸の上昇を確認。血液検査で電解質異常、凝固異常の甲状腺機能障害を確認。白血球の増多や炎症所見の著明な上昇など感染症を疑う所見の有無もチェック！簡易血糖測定で糖代謝異常も確認
画像検査：熱中症と同様
【処置・治療】
復温：冷えた衣類は除去し深部体温（直腸温や膀胱温）を測定しながら速やかに加温ブランケットなどで加温を行う。中等症以上の低体温は心室細動を起こしやすいため移動や処置は愛護的に行う。復温速度は0.5〜2.0℃/時間を目標にする【加温方法は表7参照】
原疾患の治療：敗血症や低血糖など原因疾患の検索や治療も並行して行う

Duong H, Patel G. Hypothermia. StatPearls [Internet], Treasure Island（FL）, StatPearls Publishing, 2024.
Duong H, Patel G, Holt CA. Hypothermia（Nursing）. StatPearls [Internet], Treasure Island（FL）, StatPearls Publishing, 2024.
MSDマニュアル プロフェッショナル版 22.外傷と中毒/寒冷障害/低体温症．https://www.msdmanuals.com/ja-jp/
以上3文献を参考に作成

表7　偶発性低体温症の加温方法

加温法	復温速度	注意点（重症度別の治療）
乾いた衣類に着替える（受動的外部復温）	0.5〜4℃/時間	熱喪失を防ぐ方法。患者の体温調節機能や代謝によって変動がある（軽症〜超重症）
加温ブランケット（能動的外部復温）	0.5〜4℃/時間	末梢血管拡張による血圧低下に注意（軽症〜超重症まで）
加温加湿吸入・加温輸液（能動的外部復温）	1〜2℃/時間	酸素吸入：40〜45℃に加温加湿する 輸液：40〜42℃に加温する（中等症〜超重症）
血液透析（能動的内部復温）	2〜3℃/時間	血圧低下や出血、血栓のリスクあり 侵襲的治療（重症〜超重症）
人工心肺（能動的内部復温）	4〜10℃/時間	出血や血栓のリスクあり。侵襲的治療のため生命維持装置の使用に精通している医療者が必要（重症〜超重症）

Duong H, Patel G, Holt CA. Hypothermia（Nursing）. StatPearls [Internet], Treasure Island（FL）, StatPearls Publishing, 2024.
MSDマニュアル プロフェッショナル版 22.外傷と中毒/寒冷障害/低体温症. https://www.msdmanuals.com/ja-jp/ 以上2文献を参考に作成

引用文献

1. 久保田史郎：久保田生命科学研究所ホームページ，高体温（発熱・うつ熱）の原因と体温調節のメカニズム. http://www.s-kubota.net/main/sids4.htm（2024.9.2アクセス）

2. 日本救急医学会 熱中症に関する委員会：熱中症診療ガイドライン2015. https://www.jaam.jp/info/2015/pdf/info-20150413.pdf（2024.9.2アクセス）

3. 厚生労働省：職場のあんぜんサイト 安全衛生キーワード「熱中症」. https://anzeninfo.mhlw.go.jp/yougo/yougo09_1.html（2024.9.2アクセス）

4. 環境省：熱中症環境保健マニュアル2022. https://www.wbgt.env.go.jp/pdf/manual/heatillness_manual_full.pdf（2024.9.2アクセス）

5. Morris A, Patel G. Heat Stroke. StatPearls [Internet], Treasure Island（FL）, StatPearls Publishing, 2024.

6. MSDマニュアル プロフェッショナル版 22.外傷と中毒/熱中症. https://www.msdmanuals.com/ja-jp/（2024.9.2アクセス）

7. Brown DJA, Brugger H, Boyd J, et al：Accidental hypothermia. N Engl J Med 2012；367（20）：1930-1938.

8. Duong H, Patel G. Hypothermia. StatPearls [Internet], Treasure Island（FL）, StatPearls Publishing, 2024.

9. Duong H, Patel G, Holt CA. Hypothermia（Nursing）. StatPearls [Internet], Treasure Island（FL）, StatPearls Publishing, 2024.

10. MSDマニュアル プロフェッショナル版 22.外傷と中毒/寒冷障害/低体温症. https://www.msdmanuals.com/ja-jp/（2024.9.2アクセス）

第3章 ● 症状・徴候のメカニズムと対応

脱水・体液異常のメカニズムと対応

福田 ひろみ

脱水とは

　脱水とは、体内の水分とNaが喪失した状態をいう。通常、生体内の体液分布は常に一定に保てるような働きがある。脱水状態になれば水分を摂取したり、尿の排泄が少なくなることで一定のバランスをとるが、さまざまな原因でこのバランスが保てなくなった場合に重篤な病態に陥ることもある。

1. 体液分布

　体液とは体内の水分量のことをいい、成人では体重の約60％を占めている。体重60kgであれば60×0.6＝36Lである。また、体液の2/3は細胞内に、残り1/3が細胞外に分布している。さらに細胞外にある体液（細胞外液）は、３：１の割合で間質と血漿に分かれる（図1）。

　体液量は年齢や性別によっても異なる。これは組織内の水分量を見たとき、筋肉内には約80％が、脂肪組織には約10％の水分量があり、組織によって分布が異なるため、脂肪組織が比較的多い女性や筋肉量の少ない高齢者では水分量が少なくなる。具体的には小児で70％、高齢者で50％とされている（図2）。

図1　体液組成

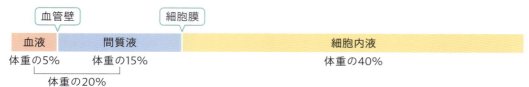

図2　年齢別の体液分布

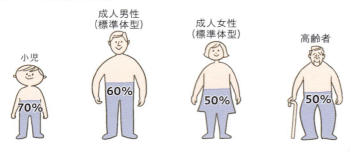

2. 浸透圧とは

細胞膜を境に細胞内と細胞外の水分濃度を一定に保とうとする働きを浸透といい、浸透する力を浸透圧という。浸透圧は、濃度が低いほうから高いほうへ水分を移動させる（図3）。

3. 細胞内外の電解質バランス

体内に存在する陽イオンのうち、細胞外にはNaイオン、細胞内にはKイオンが最も多い。脱水の原因を考えるとき、電解質のなかでも特にNaイオン濃度の変化について注意しておくとよい。

4. 脱水の分類

脱水の原因は多岐にわたり、水分とNaがどのようなバランスで喪失したかによって3つに分類される[1]（表1）。

1）高張性脱水

水分がNaよりも多く失われた状態で、「水欠乏型脱水」ともいわれる。水分摂取量が少ない場合や、大量の発汗、尿量増加などにより過剰に水分が排泄された場合に起こる。細胞内より細胞外の濃度が高くなるため、生体は浸透圧を保とうと細胞内から細胞外に水分を移動させるように働く。結果、細胞内脱水の状態になる。細胞外水分量はある程度維持されることで急激な血圧低下は起こしにくい。

2）低張性脱水

水分とNaが両方失われた状態であり、細胞外の濃度が低くなるため細胞外から細胞内への水分の移動が生じる。「Na欠乏型脱水」ともいわれる。激しい嘔吐や下痢、Na排泄を伴う多尿、腸閉塞や膵炎、腹膜炎など血管外への体液移動などが原因となる。細胞外から細胞内への水分移動が生じているため、細胞内の水分量が増加している。神経細胞が最も影響を受けるため、神経症状として頭痛や意識障害などの中枢神経症状を呈することがある[2]。

図3 浸透圧の図

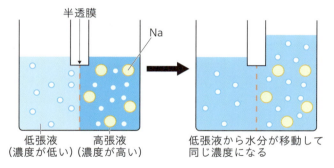

表1　脱水の分類

	高張性脱水	低張性脱水	等張性脱水
喪失のバランス	水分 > Na	水分 < Na	水分・Na は同程度
ポイント	・細胞内より細胞外の濃度が高くなるため、細胞内から細胞外に水分の移動が生じる ・細胞内脱水の状態	・細胞内より細胞外の濃度が低くなるため、細胞外から細胞内への水分の移動が生じる ・細胞内浮腫の状態	・細胞内から細胞外への水分の移動は生じにくい
原因となる疾患	・水分摂取が少ないとき（口渇を感じにくい、水分補給ができない） ・過剰に水分が排泄されるとき（多量の発汗、嘔吐、高血糖による多尿、尿崩症など）	・消化管から体液が排泄するとき（激しい嘔吐、下痢） ・膵炎、熱傷、腹膜炎 ・副腎皮質不全 ・利尿薬投与　など	・急激な嘔吐、下痢 ・腸閉塞　など
自覚症状　口渇	あり	なし	あり
自覚症状　倦怠感	軽度あり	強度にあり	中程度あり
自覚症状　頭痛	なし	あり	なし
身体所見　血圧	軽度低下	著明に低下	低下
身体所見　脈拍	軽度増加	増加	増加
身体所見　尿量	乏尿	末期まで正常	減少
身体所見　皮膚湿潤	あり	あり	変化なし
身体所見　ツルゴール	正常→軽度低下	著明に低下	低下
身体所見　粘膜	著明に乾燥	軽度乾燥	湿潤
血清 Na 濃度	150mEq/L 以上	130mEq/L 以下	130〜150mEq/L

3）等張性脱水

　急激な嘔吐、下痢などにより細胞外の水分が失われた状態で、「混合型脱水」ともいわれる。細胞内から細胞外への水分の移動が生じにくいため、細胞外液の減少により脱力感や立ちくらみを起こす。

脱水の症状

1. 身体所見

1）乾燥

　一般的に腋窩はある程度の湿潤状態にあるが、脱水になると乾燥していることが多い。高齢者や痩せている人はもともと乾燥していることも多く、注意が必要である。また、口腔内も同様に

166　第3章 症状・徴候のメカニズムと対応

図4　ツルゴール 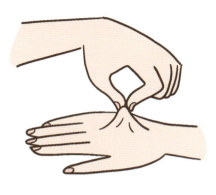 図5　毛細血管再充満時間（CRT）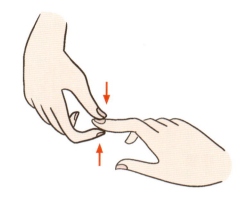

乾燥が見られる。

2）ツルゴール

　ツルゴールとは、皮膚（手背など）をつまんで持ち上げた皮膚を離したときに、元の平坦な状態に戻るかどうかを見ることで、脱水の指標の1つである（図4）。脱水がない皮膚は速やかに平坦になるが、時間がかかる場合は"ツルゴール低下"と表現する。しかし、ツルゴールが低下していないからといって「脱水がない」とは判断できない。ツルゴールとはもともと、皮膚の弾性組織に含まれる水分量に反映されるため、弾性組織が減少している高齢者では手背よりも大腿内側や胸骨部の皮膚など比較的弾性組織が保たれている部位で確認することが望ましいとされている[2]。

3）毛細血管再充満時間（CRT）

　毛細血管再充満時間（capillary refill time：CRT）とは、指の爪を5秒以上圧迫して爪を白くさせ、圧迫を解除した際にピンク色に戻るまでの時間をいう（図5）。通常は2〜3秒以内に戻るが、細胞外液の欠乏があれば5秒以上かかることがある。高齢者やショックの病態にあるときに見られる。寒冷刺激で体表面が冷たい場合には正確に反映されないこともあるため、注意が必要である。

2. バイタルサインの変化

1）血圧低下

　血圧を保つためには体内の水分量が適切に維持されていることが必要である。外出血などのように、循環血液量が低下している場合と同様、水分摂取低下もしくは水分過剰排泄によって体内の循環血液量が低下すると、血圧低下を来す。

2）頻脈

　細胞外液が減少し、循環血液量が低下すると脈拍を増やすことで1回心拍出量を維持しようとするため、頻脈となる。

　体位による収縮期血圧や脈拍の変化で脱水かどうか判断する【3】。

　仰臥位と立位で測定した値を比較すると、収縮期血圧が20mmHg（立位で低下する）や、脈拍が30回/分以上（立位で増加する）場合に、細胞外液が著明に欠乏していると判断できる。

3）呼吸

　脱水が進行し、血圧低下や頻脈など循環状態も悪化したショックの場合に、頻呼吸となる。

4）尿量

　体内の水分量を維持するために、これ以上の水分排泄を抑制し尿量が減少する。濃縮尿のため尿比重が上昇することも特徴である。

脱水時の検査

　一般的な血液検査（血算、生化学、血糖）に加え、動脈血ガス分析なども参考にする（表2）。血液が濃縮状態にあればHt値が増加し、BUNで腎血流量の低下（BUN上昇、BUN/Cre比が20以上）を見る。画像診断として、超音波診断では下大静脈径の虚脱状態や呼吸性変動の増大を確認し、いずれも所見があれば脱水状態にあると判断できる。胸部X線で心胸郭比が低下しているときも同様である。

　以上の検査結果を単体として判断するのではなく、自覚症状や身体所見と併せて総合的に判断することが必要である。

表2　脱水時の検査

血液検査	血算（Hb、Ht） 生化学（電解質、TP、ALB、BUN、Cre、尿酸、血漿浸透圧） 血糖、動脈血ガス分析
尿検査	比重、尿糖、ケトン、尿浸透圧、電解質
超音波画像検査	心機能
胸部X線検査	心胸郭比

脱水の治療

1. 輸液療法

1）輸液療法の基本

❶ 生理食塩水

　等張液といい、細胞外液の浸透圧と等しくなるような組成である。脱水で血圧低下を来している場合の初期輸液として使われる。1Lの生理食塩水を投与すると250mLが血管内に残る。

❷ 5％ブドウ糖液

　浸透圧をもたないため、体内に入るとすぐに代謝され細胞外に残らない。つまり血管内に残らないため、循環血液量の維持には向かない。1Lの5％ブドウ糖液を投与して1/3の83mLしか血管内に残らない。

❸ 1号液

　Kを含まない輸液。腎機能が低下している場合にも使われやすく開始液とも呼ばれるが、どのような病態にも開始できるという意味ではない。ショックや抗利尿ホルモン分泌過剰状態の場合には生理食塩水などの細胞外液補充液を選択する。

2）脱水分類別の輸液療法（表3）

❶ 高張性脱水

　細胞外液の欠乏は著明でなく、一般的には5％ブドウ糖液の投与でもよい。

❷ 低張性脱水（Na欠乏型脱水）

　細胞外液の著明な減少がみられ、循環不全に陥っている場合が多い。生理食塩水やリンゲル液（乳酸・酢酸）等を選択する。

表3　脱水分類別の輸液療法

	高張性脱水	低張性脱水	等張性脱水
輸液の種類	5％ブドウ糖液	生理食塩水 リンゲル液（乳酸・酢酸）	1号液 生理食塩水 リンゲル液（乳酸・酢酸）
製品名		0.9％生理食塩水 ラクテック注 ヴィーンF輸液 ビカーボン輸液	KN1号輸液 ソリタT1号輸液

脱水・体液異常のメカニズムと対応　169

❸ 等張性脱水（混合型脱水）

細胞外液が減少しているため、生理食塩水やリンゲル液（乳酸・酢酸）等や、やや低張液の開始液（1号液）を選択する。

脱水時の看護ケア

看護ケアの基本を図6に示す。

1）ABCDEアプローチ

まず、ABCDEアプローチで全身を観察する。ABCDEアプローチとは、生命維持機能が生理学的に維持されているかを系統的に評価する観察方法である。著明な脱水では、循環障害を契機に重篤な状態に陥りやすく、生命維持機能の破綻を来す場合もある。

> A：Airway（気道）気道は閉塞していないか、発声ができるか
> B：Breathing（呼吸）呼吸状態はどうか（回数・呼吸音・異常呼吸の有無）
> C：Circulation（循環）血圧、脈拍数や拍動の強さ、四肢の冷感
> D：Dysfunction of CNS（意識）意識レベル
> E：Exposure and Environmental control（脱衣と外表・体温）体温、外観

2）フィジカルアセスメント

自覚症状の有無や発生機序を問診し、視診、聴診、触診、打診で全身状態をアセスメントする。

図6 看護ケアの基本

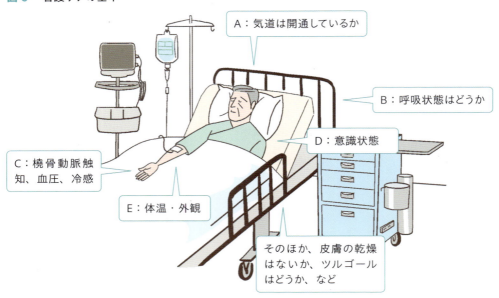

3）ケア

❶ 確実な輸液療法

急速投与する場合もあり、可能な限り太い留置針（18G以上）で正中皮静脈などの太い血管に静脈路を確保する。

❷ 体位管理

体位により循環動態が変化しやすい。なるべく臥床できるよう体位管理をするが、長時間の臥床で苦痛を感じることもある。適宜、背面を開放できる体位をとったり、バイタルサインをモニタリングしながら頭側を軽度挙上することも有効である。

❸ 体温管理

発熱時には発汗により不感蒸泄が増加することで脱水が助長される。脱水がさらに進行し、発汗できなくなると体温コントロールが困難になる場合もあるため、適切な体温管理が必要である。かけ布団などの寝具の調整や、室温の調節も必要である。

❹ 継続観察

バイタルサインはもちろん、水分出納バランス（in-out）、意識状態、皮膚所見、ショック症状の有無と程度、改善がみられているか等、継続的にモニタリングする。異常があるとき、または改善が乏しいときには速やかに医師に報告する。

❺ 急変に備えた準備

急速に状態が悪化する場合に備え、気道確保や酸素投与、昇圧薬などの緊急薬剤が速やかに使用できるように救急カートや除細動器は常に使用できる準備をしておく。

引用文献

1. 多田真也：救命救急の疾患別マネジメントの実際．山勢博彰，山勢善江編，疾患の看護プラクティスがみえる 救命救急ディジーズ．Gakken，東京，2015：166-173.
2. 西森茂樹：内因性疾患のマネジメント 全身疾患に伴う諸病態 低ナトリウム血症．有賀徹編著，脳神経救急マニュアル 救急から一週間のマネージメント．三輪書店，東京，2001：206-212.
3. 小松康宏，西﨑祐史，津川友介：シチュエーションで学ぶ輸液レッスン．メジカルビュー社，東京，2011：24-27.

第 **3** 章 ● 症状・徴候のメカニズムと対応

外傷のメカニズムと対応

苑田 裕樹

外傷の概要

1. 外傷の発生状況

外傷はすべての年齢層に起こり得るが、年齢別患者数では70〜89歳が最も多く、受傷機転別患者数でも転倒・転落・墜落によるものが55.2%を占める[1]。次いで自動車事故の28.3%となるが、自動車事故が全体に占める割合は年々低下（2013年は36.7%）しており、交通事故に対する救急車出動件数も5.9%まで低下（2021年は15.6%）している[2]。しかし、ひとたび交通事故を起こせば、重篤で複雑、かつ緊急度の高い状態となりやすい。

2002年、わが国における、適切な処置により防ぐことのできたと推定される「防ぎ得た外傷死（preventable trauma death：PTD）」は38.6%と報告された[3]。以降、『外傷初期診療ガイドライン』、および『外傷初期看護ガイドライン』の普及と教育が充実し、救急初療における外傷患者の診療と看護はこれらのガイドラインに基づいて実施されている。看護師はチームの一員として、『外傷初期診療ガイドライン』の診療過程（アルゴリズム）に準じた診療の介助、患者と家族への看護を実践する役割がある。

2. 外傷とは

外傷とは、機械的外力により身体組織が損傷される病態である。損傷された臓器や組織の特性によって、その固有の機能が損なわれるだけでなく、全身の生命を維持する生理学的機能に影響が及び、生体の代償機能が生命維持の限界を超えると死に至る。外傷による死亡の原因は、中枢神経障害もしくは大出血が多く、受傷直後から早期にかけての外傷死亡が大半を占めている[4]。

外傷初期診療は、"Primary Survey"（生命危機を示唆する生理学的徴候・バイタルサインの迅速評価から緊急蘇生治療までの段階）から"Secondary Survey"（各臓器損傷の診断と治療方針を決定する段階）へと進めるが、ここでは、外傷死の最大のピークとなる受傷直後〜早期の段階、つまりPrimary Surveyにおける見逃してはいけない主な病態とその対応について述べる（表1）。

表1 Primary Surveyにおける見逃してはいけない病態とその対応

	身体所見	原因検索（検査）	蘇生・治療
出血性ショック	SHOCK & FIX-C（p.179参照）呼吸促迫	FAST 胸部・骨盤X線	・初期輸液 ・輸血（大量輸血プロトコール）
心タンポナーデ	Beckの三徴、奇脈、クスマウルサイン、脈圧の狭小化	FAST 胸部X線	・心嚢穿刺 ・心嚢ドレナージ ・蘇生的開胸術
気道閉塞	気道緊急、発語がない、狭窄音の聴取、口腔内異物・出血など		・用手的気道確保（下顎挙上） ・経口気管挿管 ・外科的気道確保
フレイルチェスト	奇異な胸郭運動（打撲痕）、呼吸促迫、呼吸音減弱、胸壁動揺、軋轢音、圧痛、SpO₂低下	胸部X線	・気管挿管と陽圧呼吸 ・鎮痛管理 ・観血的骨折整復術
緊張性血胸	ショック徴候（頻脈や血圧低下）、頸静脈怒張、呼吸促迫、呼吸音減弱・消失、皮下気腫、気管の偏位、鼓音、SpO₂低下	FAST（気胸確認） ＊胸部X線	・胸腔穿刺 ・胸腔ドレナージ
大量血胸	ショック徴候（頻脈や血圧低下）、呼吸促迫、呼吸音減弱、濁音、SpO₂低下、打撲痕	FAST 胸部X線	・胸腔ドレナージ ・開胸術 ・循環管理（輸液・輸血）
開放性気胸	開放創（sucking chest wound）、SpO₂低下	FAST（気胸確認） ＊胸部X線	・胸腔ドレナージ ・閉創 ・（3辺テーピング）
切迫するD	GCS、瞳孔不同、片麻痺、クッシング現象（徐脈と高血圧）	Secondary Surveyの最初でCT	・手術 ・（二次性脳損傷の予防）

＊X線検査をすることなく身体所見から診断することを原則とする

Primary Surveyで見逃してはいけない病態

1. ショック

　外傷ではいかなる部位の損傷であっても血管の破綻を生じ血液を失う。そのため、「循環血液量減少性ショック」（出血性ショック）が最も多く、緊急度・重症度ともに高い。出血性ショックを来す出血源には、大量血胸、腹腔内出血と後腹膜出血、および長管骨骨折や軟部組織の損傷、外出血がある。また、緊張性気胸と心タンポナーデは非出血性ショックとして重要である。

2. 致死的胸部外傷（TAFXXX）

　胸部には呼吸・循環の維持のために必要な肺や心・大血管が存在するため、胸部外傷は気道（A：airway）・呼吸（B：breathing）・循環（C：circulation）の異常を招く原因となる。致死的胸部外傷（TAFXXX）（表2）は緊急性が高く、外傷死の原因の25％を占める【5】。

外傷のメカニズムと対応　173

3. 心タンポナーデ

　心タンポナーデは心嚢内に貯留した液体や空気が心臓を外から圧迫し、心臓の拡張障害や静脈還流障害により心外閉塞・拘束性ショックを来す状態をいう（図1）。特徴的な症状として、「Beckの三徴」（頸静脈怒張、血圧低下、心音減弱）があるが、外傷早期においてこれらの三徴が揃うことはまれであり【6】、特に出血により循環血液量減少を合併する場合には頸静脈の怒張を認めないため注意が必要である。

4. 気道閉塞

　無呼吸、瀕死の呼吸状態などの状態を「気道緊急」という。血液や吐物の誤嚥、頸部の血腫、口咽頭損傷、顔面外傷などによって気道が閉塞する場合がある。気道閉塞は最も緊急度の高い状態である。

表2　TAFXXX

T	Cardiac tamponade：心タンポナーデ
A	Airway obstruction：気道閉塞
F	Flail chest：フレイルチェスト
X	Tension PTX（PTX＝pneumothorax）：緊張性気胸
X	Massive HTX：大量血胸
X	Open PTX：開放性気胸

図1　心タンポナーデのしくみ

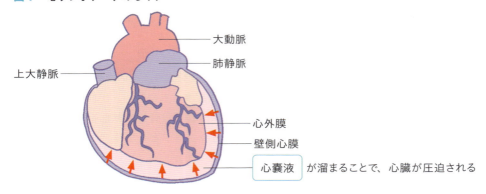

5. フレイルチェスト

　肋骨が2か所以上、連続して複数本骨折した場合、胸郭が吸気時に陥没し、呼気時に膨張するような奇異な胸郭運動を呈する。この骨連続性を失った胸郭部分をフレイルセグメントという（図2）。多数の肋骨骨折を来すような外力が加わったことによる肺挫傷の存在がガス交換障害に影響する。さらに、痛みにより呼吸運動は抑制される。つまり、フレイルチェストに併発する呼吸障害は、肺挫傷に伴う低酸素血症と、奇異な胸郭運動と痛みによる換気障害が相互に関与し合って生じる。

6. 緊張性気胸

　ショックを呈する気胸を緊張性気胸という。胸部外傷の最も緊急度の高い病態の一つである。緊張性気胸は損傷部位が一方弁（チェックバルブ）となって、空気が胸腔内に閉じ込められ、胸腔内に溜まった空気によって胸腔圧が上昇し、静脈還流が障害される（図3）。さらに縦隔が圧排されることで呼吸不全が進む。そのため、循環不全（心外閉塞・拘束性ショック）と呼吸不全の両方が見られる。

7. 大量血胸

　胸部に何らかの外力が加わって、胸腔の血管損傷や、心損傷、肺損傷、横隔膜破裂を伴う腹部臓器損傷などで生じる。成人では、片側の胸腔内に2,000〜3,000mLの血液が貯留するが、一度に1,000mL以上の出血が起こると、循環血液量減少と胸腔内圧の上昇で静脈還流が障害され循環不全に陥る。同時に大量の血液貯留により肺が圧迫され、循環不全とともに呼吸不全を引き起こす。

図2　フレイルチェスト

吸気時に陥没（⇧）、呼気時に膨隆（⬇）し、奇異呼吸が生じる

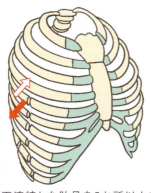
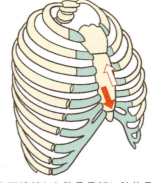

・上下連続した肋骨を2か所以上で骨折した場合

・上下連続した肋骨骨折に肋軟骨骨折を伴う場合
・肋骨骨折に胸骨骨折を合併する場合

日本外傷学会，日本救急医学会監修，日本外傷学会外傷初期診療ガイドライン改訂第5版編集委員会編：改訂第5版 外傷初期診療ガイドラインJATEC．へるす出版，東京，2016：78．より引用

図3 緊張性気胸

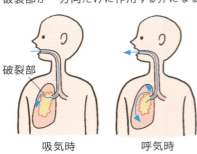
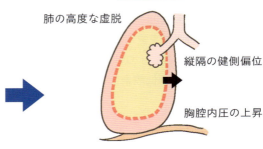

さいたま赤十字病院看護部編著：本当に大切なことが1冊でわかる呼吸器．照林社，東京，2021：370．より引用

8. 開放性気胸

胸壁に大きな開放創が存在すると、胸壁欠損部から吸気のたびに空気が胸腔内に流入することで肺は直ちに虚脱し、低換気と低酸素が生じる（図4）。開放創が大きい場合には視診で確認でき、吸気時に創から血液と空気が胸腔内に吸い込まれる現象（sucking chest wound）と、呼気時には噴出する現象を認める。

図4 開放性気胸

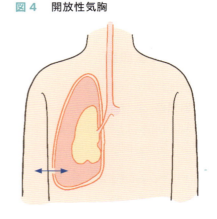

9. 頭部外傷（切迫するD）

生命を脅かす頭蓋内病変の状態を「切迫するD」と呼称している【4】。頭部外傷は部位別損傷症例数が多く、また重症となりやすい。外傷における意識障害の原因には、頭部外傷による頭蓋内病変だけではなく、気道（A）・呼吸（B）・循環（C）・体温（E）などの異常が原因となることがある。また、頭部外傷には外力により直接生じる脳損傷である一次性脳損傷と、頭蓋内因子・頭蓋外因子による二次性脳損傷がある。

外傷初期での対応

1. 受け入れ準備と第一印象

外傷の患者が救急搬送される際、救急隊からの情報をMIST（表3）で整理する。スタッフ看護師とMISTに沿って情報を共有し、受傷機転から予測される病態を踏まえた必要物品の準備を行う。受傷機転が高エネルギー事故【7】である場合、緊急性・重症度も高いと捉えて対応する。

外傷初期診療（看護）では、救急車から初療室までの移動の間に、看護師は患者の肩近くに立ち、自分の顔を患者の口・鼻の近くに持っていき、同時に損傷の見られない上肢を触診する。こ

表3　MISTの例

M（Mechanism） 受傷機転	バイク走行中、ガードレールに衝突し、5mほど飛ばされた30歳代の男性
I（Injury） 創傷	右胸部に打撲痕、右下腿に活動性出血あり
S（Sign） バイタルサイン、症状	JCS 2桁、ショック状態
T（Treatment） 処置	リザーバー付き酸素マクス10L/分投与、全身固定、右下腿は圧迫止血中

のように、ABCDEの異常を簡便な方法で素早く観察し、第一印象として緊急度を評価する。

2. Primary Surveyと蘇生

　外傷初期診療の手順として、まず生理学的機能に基づいたPrimary Survey（ABCDEアプローチ）に沿って身体を観察する。A→B→Cと順番に観察することが致死的な病態を見逃さない観察技法である。身体所見と最小限の画像診断（胸部X線写真とFAST）から生理学的徴候の異常（致死的な病態）を認知した場合にはすぐに蘇生処置を実施する。例えば、気道（A）の観察で気道閉塞を認めた場合、直ちに気道（A）に対する蘇生処置を行う。そして致死的な状況を回避するに至ったか、また蘇生処置に伴う合併症を来していないかについて気道（A）を再評価する。気道閉塞が解除され、気道の開通を確認できれば呼吸（B）の観察へ進む。これを外傷初期診療における「Primary Surveyと蘇生」と呼ぶ[4,7]。

1）気道（A）の評価と対応

　気道の観察では、まず気道緊急の有無を評価する。まず患者に言葉をかけ、発語の有無を確認する。患者に何らかの返答や明確な発語を確認できれば気道は開通していると評価する。発語がなければ（発声のみの場合も）、客観的評価として胸郭の挙上を「見て」、呼吸の音を「聞いて」、空気の出入りを「感じて」、気道開通の有無を評価する。胸郭の動きや呼吸の音、空気の出入りを確認することができれば、気道は開通している。

　陥没呼吸やシーソー呼吸、気管牽引は上気道閉塞を示す所見である。また、顔面・口腔に創傷、腫脹、熱傷、異物または出血などを認める場合、血液やその他の分泌物などによる口腔内の異常音、喘鳴、嗄声を認める場合、空気の正常な出入りが感じられない場合などでは気道閉塞の可能性がある。気道閉塞を認めた場合は、最優先に気道確保を実施しなければならない。速やかに下顎挙上法で徒手的に気道確保を行い、気管挿管による確実な気道確保を実施する。気管挿管が困難な場合は、いつでも外科的気道確保が実施できるように準備を整えておく。

外傷のメカニズムと対応　177

2）呼吸（B）の評価と対応

　呼吸不全には肺傷害によるガス交換障害、胸郭運動の制限による換気障害、頸髄損傷による呼吸抑制、種々のショックに伴う換気・血流比不均衡があり、これらを引き起こす致死的な胸部外傷の有無を評価する。酸素化の障害による細胞レベルでの低酸素症は外傷による死亡につながるため、気道確保に次いで、呼吸管理は最優先に行う必要がある。

　胸部外傷の多くは胸腔ドレナージ、心嚢穿刺、疼痛管理、呼吸管理などの緊急処置で治療が可能である。心タンポナーデを認めた場合、心嚢穿刺・心嚢ドレナージおよび蘇生的開胸術が必要となる。フレイルチェストにより呼吸不全を生じている場合、気管挿管による陽圧換気を実施し、換気不全の原因となる痛みに対する鎮痛を図る。緊張性気胸には、速やかな胸腔穿刺・胸腔ドレナージを実施するが、肺挫傷によって血胸を併発している可能性があるため28Fr以上のドレナージチューブを用いる。大量血胸の場合も胸腔ドレナージを実施し、同時に循環管理を実施する。

❶ 頸部の観察

　呼吸の観察では、観察項目に漏れがないように原則的に、頸部→胸部へ観察を進める。頸部の観察は侵襲が少ない視診→触診の順番で実施する。この際、一時的に頸椎カラーを解除するため、必要があれば頭部保持を継続する。視診では胸鎖乳突筋など呼吸補助筋使用の有無と循環の間接所見として頸静脈怒張の有無も観察する。触診では皮下気腫の有無と気管偏位を観察する。

❷ 胸部の観察

　身体侵襲による症状の変化を避けるため「見て（視診）、聞いて（聴診）、触って（触診）、叩いて（打診）」の順番で実施する。この身体診察技法は、致死的胸部外傷で起こりやすい症状を素早く見抜くための方法である【5】。

■視診

　呼吸回数、呼吸様式、胸郭運動、胸壁動揺、開放創や打撲痕、SpO_2を観察する。呼吸数の確認は、心電図モニターに表示される呼吸数を参考としつつ実測する。呼吸様式の観察は、シーソー呼吸や腹式呼吸などの異常を観察し、胸郭運動の左右差も同様である。

■聴診

　肺胞音の有無と左右差を観察していくため、4点聴診法で行い、損傷のない側から前胸部の左右、側胸部の左右を交互に聴診する。Primary Surveyでは呼吸音の減弱と左右差を評価する。

■触診

　損傷のない側から、上部→下部と包み込むような形で愛護的に押して、皮下気腫・動揺・軋音・圧痛の有無を観察する。

■打診

　打診部位は呼吸音と同様の部位で、左右の音を比較しながら聴取する。空気の貯留による鼓音と、血液の貯留による濁音の有無を確認する。

3）循環（C）の評価と対応

　ショックを早期認知するための評価方法として、SHOCK & FIX-C（表5）を活用する[5]。血圧は重要な指標ではあるが、循環血液量の30％程度までの出血では収縮期血圧の低下は生じないため、血圧は出血性ショックの早期認知の指標にはならないことを念頭において観察する。また、心外閉塞・拘束性ショックを示唆する頸静脈怒張、緊張性気胸を疑わせる気管編位にも注意して観察する。

　ショックの原因検索のための画像検査として、FAST（focused assessment with sonography trauma）と胸部・骨盤X線による画像診断を用いる。FASTでは胸腔内や心囊内の液体貯留の診断に用いる。これに気胸の評価を加えたものをEFAST（extended focused assessment with sonography trauma）という[6]。

　出血性ショックに対して、活動性の外出血がある場合は圧迫止血を継続する。末梢静脈路を少なくとも2ルート（18G以上）確保し、初期輸液として39℃に加温した乳酸リンゲル液（糖を含まない細胞外液補充液）を、成人では1Lを目安として急速投与を開始する。末梢静脈路の確保が困難な場合は、骨髄内輸液針による骨髄路が有用である[7]。初期輸液に反応しない場合は、初期輸液の評価を待つことなく輸血を開始する[4]。また、大量出血している患者、止血因子や凝固因子も流出により出血が進行する可能性が高い患者に対して、赤血球だけでなく血小板や血漿の輸血製剤セットを先制的に使用するための体制やプロトコル［大量輸血プロトコル（massive transfusion protocol：MTP）］を整備しておくことも救命率を上げるために重要となる。蘇生の初期においては、血圧、脈圧、脈拍数、呼吸数などの正常化をめざすが、それのみでは組織環流の改善を判断できないため、尿量、酸塩基平衡や血清乳酸値などにより組織酸素代謝を評価する。

4）意識（D）の評価と対応

　「切迫するD」であるか否かの判断を行う。「切迫するD」と判断する基準は以下の項目である。
①GCS合計点8点以下の場合。
②GCS合計点が経過中の2点以上低下した場合。

表5　SHOCK & FIX-C（Primary Surveyにおける循環の評価）

Skin	皮膚が冷たく湿っていないか
HR	脈が弱くて速くなっていないか
Outer bleeding	活動性出血はないか
CRT/Consciousness	CRTは2秒以下か/意識の変調はないか
Ketsuatsu	血圧は下がっていないか
FAST	エコー
IV	静脈路確保と輸液反応性
XP	胸部X線、骨盤X線
Comppression	圧迫止血

外傷のメカニズムと対応　179

③脳ヘルニア徴候と考えられる瞳孔不同、片麻痺、クッシング現象（徐脈と高血圧）を呈する
　意識障害のいずれかが認められた場合。

これらは、頭蓋内の重大な損傷が強く疑われる状態であることを示す徴候である。

「切迫するD」を認識したら、まずは頭蓋外因子による二次性脳損傷を避けるためにA・B・C
の安定化を図る。この際、GCS合計点8点以下であれば、原則として気管挿管を行う【4】。
GCS合計点9点以上の場合でも低酸素や高二酸化炭素血症による頭蓋内圧亢進を避ける目的で気
管挿管を行う。次に、Secondary Surveyの最初に頭部CT検査を行う。そして、脳神経外科医へ
コンサルトして、頭蓋内病変への適切な判断と対応（手術や薬物療法など）を行う。

5）脱衣と外表/体温（E）

外傷患者は、受傷時の環境温の変化、脱衣による熱の放散、大量輸液・輸血により短時間で急
速に体温が低下する。低体温は「外傷死の三徴」にも出血傾向、代謝性アシドーシスとともに含
まれており、その後の生命予後や機能回復にも大きな影響を及ぼす。

熱の喪失の多くは体表面からの喪失であるため、ブランケットなどを使用し、室温を高く設定
することで体表の保温に努める。すでに低体温であれば、積極的な体表の加温に加え、深部加熱
などを考慮する。

引用文献

1　Japan Trauma Care and Research：Japan Trauma Data Bank Report 2022．https://www.
jtcr-jatec.org/traumabank/dataroom/data/JTDB2022.pdf（2024.9.2アクセス）

2　総務省 消防庁：「令和4年版　救急・救助の現況」の公表．https://www.soumu.go.jp/main_
content/000856261.pdf（2024.9.2アクセス）

3　大友康裕，辺見弘，本間正人，他：重症外傷搬送先医療施設選定には，受け入れ病院の診療
の質評価が必須である―厚生科学研究「救命救急センターにおける重症外傷患者への対応の
充実に向けた研究」の結果報告―．日本外傷学会雑誌 2002；16（4）：319-323．

4　日本外傷学会，救急医学会監修，日本外傷学会外傷初期診療ガイドライン改訂第6版編集委員
会編：初期診療総論，改訂第6版 外傷初期診療ガイドラインJATEC，へるす出版，東京，
2021：1-26．

5　日本救急看護学会監修，日本臨床救急医学会編集協力：外傷初期看護学習内容の解説，改訂
第4版 外傷初期看護ガイドラインJNTEC，へるす出版，東京，2018：267-293．

6　日本外傷学会，日本救急医学会監修：胸部外傷．改訂第6版 外傷初期診療ガイドライン
JATEC，へるす出版，東京，2021：75-90．

7　日本救急看護学会監修，日本外傷学会外傷初期診療ガイドライン改訂第6版編集委員会編：外
傷初期診療の実際．改訂第4版 外傷初期看護ガイドラインJNTEC，へるす出版，東京，2018：
33-51．

第 **3** 章 ● 症状・徴候のメカニズムと対応

熱傷のメカニズムと対応

村中 沙織

熱傷の病態（図1）

　熱傷とは、熱エネルギーによる生体組織の損傷である。熱傷の原因は、火炎（火事やたばこ等）、高温物質（熱湯、ストーブ等）や低温物質（電気あんかなどの長時間の接触）、化学物質（酸やアルカリの薬品等）、電気（雷、高圧電線等）、放射線、摩擦などがある。

　広範囲（20％TBSAを超える）熱傷は生体侵襲が強い疾患の1つであり、直接的な局所損傷に加えて受傷による免疫応答に関連した物質（炎症性メディエーター）により全身性炎症反応（systemic inflammatory response syndrome：SIRS）が惹起され、凝固線溶系の障害や血管内皮の機能障害を引き起こす[1]。

　その結果、血管透過性が亢進し、通常時は血管内に維持されるアルブミンなどの血漿蛋白質の血管外への漏出が受傷後数時間で急激に進行する。そのため血漿浸透圧が低下することで水分の血管外への漏出も進み、急激な体液変動と浮腫が起こる。血管透過性亢進は48時間程度継続するため、適切な量の輸液を行い循環血液量減少からの心拍出量の減少、乏尿などを特徴とした熱傷性ショックに対する治療を行うこととなる（この時期がショック期と呼ばれる）。

　心拍出量の低下は単に循環血液量減少だけでなく、炎症性メディエーターによる心筋収縮力低下作用も心拍出量低下の原因の一つとされている。適切な集中治療で熱傷性ショックを乗り越えると、受傷後48時間～4日程度で浮腫となっていた原因の細胞外液が血管内に戻り始め、浮腫と循環血液量が最大となる（この時期がショック離脱期と呼ばれている）。過剰に初期輸液を行ってしまうと、腹部や四肢のコンパートメント症候群や呼吸不全（肺水腫や胸水による）などの合併症を生じ死亡率が上昇することが知られているため、ショック期の適切な輸液管理と同時に、この時期は浮腫の軽減により適切な組織酸素供給を保つ必要がある。

　さらに、熱傷では皮膚バリアが破綻し、体温低下、体液喪失、触覚喪失、外見変化などのほかに、細菌や毒素の侵入が容易となり壊死組織の存在などにより感染症が避けられない状況となる（受傷後2～3日で始まることも多く、感染期と呼ばれる）。この時期の全身状態の悪化の際には敗血症を想起した対応が必要であり、適切な集中治療を行い、多臓器不全を回避することが生命予後を左右する。

　熱傷患者の免疫反応は、現在はSIRSと平行して免疫系の恒常性維持のための代償性抗炎症反応（compensatory anti-inflammatory response syndrome：CARS）も起こり、SIRSとCARSが混同したmixed antagonistic response syndrome（MARS）の状態になっていると考えられている。炎症反応と抗炎症反応がバランスを取りつつ安定化に向かうが、複雑な生体反応を示す

熱傷のメカニズムと対応　181

図1 熱傷（広範囲熱傷）の病態と経過

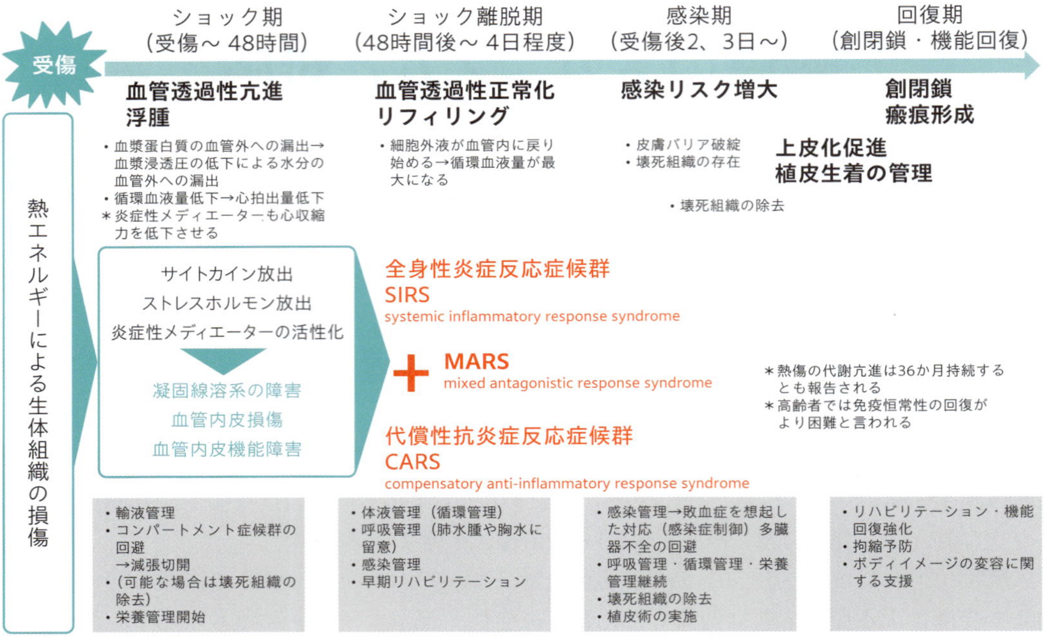

ことが特徴的となる【2】。

熱傷の治療は、範囲にかかわらず創閉鎖に向けた治療が行われるが、重症度が高いほど急性期の輸液管理、呼吸管理、感染管理、栄養管理などの集中治療と熱傷に対する専門的手術療法が可能な施設での治療が必要となる。熱傷部位や重症度によって治癒まで長期間を要することも特徴的であり、創が閉鎖された後もリハビリテーションや機能回復が主体となる治療が継続される（この時期を回復期と呼ぶ）。その後もボディイメージの変容などに関連した心理的側面の長期的な支援が必要となる場合もある。

熱傷の重症度の評価

熱傷の重症度は、熱傷の深さ（熱傷深度）と熱傷面の大きさ（熱傷面積）で決定される。重症度は治療期間や予後に大きく関与する。熱傷創の状態は、受傷後の時間経過とともに受傷機転（原因となった熱源）、損傷部位（血流の豊富さや皮膚の厚さ）、基礎疾患（糖尿病や循環器疾患）、服用中の薬剤などに影響されて熱傷深度や面積が変化することがあるため、経時的に再評価する必要がある。乳幼児や高齢者は皮膚が薄いことからより強い障害を受けやすく、前頸部や上腕内側などは重症化しやすい傾向がある【3】。

1. 熱傷深度の評価

熱傷深度は、主に肉眼的観察によって判断されることから、臨床診断に誤差が生じることもある。熱傷深度の評価は治療方針の決定や手術の必要性を評価するうえで重要となる。レーザー

ドップラーによる血流測定法やビデオマイクロスコープでの観察は、より正確な熱傷の深さの推定に役立つが、臨床現場ではまだ汎用されていない。

熱傷深度の分類を示す（図2、3、表1）。

図2　熱傷深度

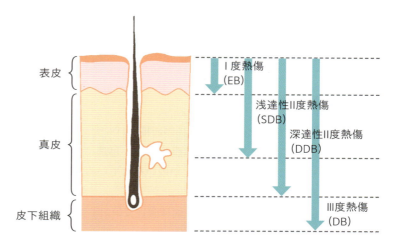

図3　熱傷深度の症例

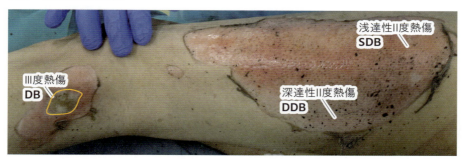

表1　熱傷深度別の臨床的特徴と治療

熱傷の深度		熱傷部位の所見	症状	経過	推奨される治療
I度熱傷（EB）		発赤、紅斑	疼痛 熱感	3〜4日で瘢痕を残さずに治癒する	ステロイド軟膏（受傷当日〜翌日）
II度熱傷	浅達性II度熱傷（SDB）	水疱を形成 水疱底の真皮がピンク色	激しい疼痛 灼熱感 知覚鈍麻	通常2週間以内で治癒する 肥厚性瘢痕を残さない	疎水性基剤の軟膏＋被覆
	深達性II度熱傷（DDB）	水疱を形成 水疱底の真皮が白色		通常4週間以内で治癒するが肥厚性瘢痕を形成する可能性が高い	疎水性基剤の軟膏＋被覆 デブリードマンと植皮術
III度熱傷（DB）		皮膚全層が壊死で白色や褐色レザー様、乾燥、脱毛、炭化	無痛覚	面積が大きいと自然治癒しない 1〜3か月以上を要し植皮術を施行しないと肥厚性瘢痕、瘢痕拘縮を来す	デブリードマンと植皮術 瘢痕拘縮形成

岡本健：診断，重症度の判定，治療施設の選定．田中裕編著，熱傷治療マニュアル 改訂第2版．中外医学社，東京，2013：8-15．
田中秀治：熱傷治療ハンドブック．総合医学社，東京，2004：202-203．
以上2文献を参考に作成

- Ⅰ度熱傷（epidermal burn：EB）：表皮内に限局している熱傷。
- 浅達性Ⅱ度熱傷（superficial dermal burn：SDB）：真皮表層に達する熱傷。
- 深達性Ⅱ度熱傷（deep dermal burn：DDB）：真皮深層に達する熱傷。
- Ⅲ度熱傷（deep burn：DB）：皮下組織あるいはそれ以上に達する熱傷。

2. 熱傷面積の評価

　熱傷面積は、全体表面積に対する熱傷面積のパーセンテージ（% total body surface area：% TBSA）で表記される。熱傷面積の概算には、迅速に実施できる「9の法則」（成人）、「5の法則」（Blockerの法則：小児〜成人）が用いられている。患者の手のひらを1％とした手掌法も簡便で使いやすい（図4）。

　医療機関収容後は、治療方針の検討に向けてLund and Browderの法則を用いた正確な熱傷面積の推計が望ましい。

図4　熱傷面積の概算方法：9の法則・5の法則・Lund and Browderの法則・手掌法

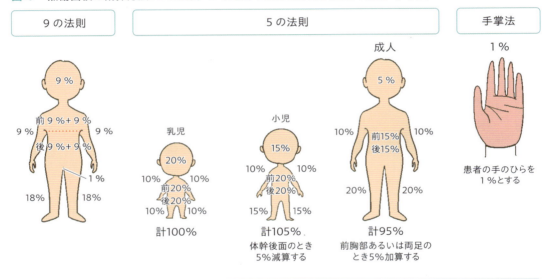

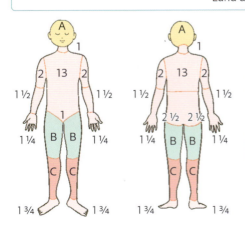

部位	年齢					
	0歳	1歳	5歳	10歳	15歳	成人
A 頭部の½	9 ½	8 ½	6 ½	5 ½	4 ½	3 ½
B 大腿部の½	2 ¾	3 ¼	4	4 ¼	4 ½	4 ¾
C 下腿部の½	2 ½	2 ½	2 ¾	3	3 ¼	3 ½

3. 重症度の判定（BI・PBI）

● 熱傷指数（burn index：BI）：Ⅲ度熱傷面積＋1/2×Ⅱ度熱傷面積

Ⅰ度熱傷を除外し、生命予後を左右する熱傷面積に深さを加えて判定する方法で、10〜15以上が重症と判断される。

● 熱傷予後指数（prognostic burn index：PBI）：BI＋年齢

熱傷指数（BI）に年齢を加えた指標で、わが国で広く使用されている。PBI 80以下は重篤な合併症がなければ救命可能、PBI 110以上で死亡率50％以上、PBI 120以上で生存はきわめてまれとされている。Ⅲ度熱傷の面積、気道損傷の合併、自殺企図は死亡率に関与している。また、顔面や手、会陰部などの熱傷は機能に問題が生じる可能性があり、形成外科などの専門医の治療が必要となる。そのため、重症度評価に応じて必要な治療が可能な施設への転送なども考慮しなければならない。転送基準を表に示す（表2）。

熱傷の初期対応のポイント

1. 受傷機転の確認

熱傷の原因は、予後の推定、治療方針決定のうえで非常に重要であり、問診等で確認する必要がある。小児や高齢者の熱傷は、家庭内での事故（アクシデント）によるものが多いが、虐待等が疑われる場合もある。受傷に関する説明が不可解な場合、熱傷以外の傷の混在、外傷を起こしにくい部分の傷があるなど【4】、違和感がある場合には、専門対応窓口への相談などを検討する。

表2　熱傷治療の専門施設への転送判断基準

- Ⅲ度熱傷がある
- Ⅱ度熱傷が10％ TBSA*以上ある
- 顔面、手、足、会陰部、主要関節に熱傷がある
- 気道損傷の合併がある
- 電撃傷（雷による受傷、高圧電流による受傷など）
- 化学物質による受傷
- 生命にかかわる合併損傷（骨折などの外傷など）がある
- 熱傷治療と生命予後に影響する基礎疾患がある
- 小児医療が実施できない施設に搬入された小児熱傷患者
- 特別な社会的介入や精神的介入、長期間のリハビリテーションが必要となる場合

＊TBSA：total body surface area（全体表面積）

田島吾郎：免疫応答/修飾─近年の研究から解明されてきたこと．INTENSIVIST 2023；15（2）：207-215．を参考に作成

熱傷のメカニズムと対応　185

2. 受傷早期の冷却・除染

冷却はⅡ度熱傷で疼痛がある場合には有効である。熱傷面積が広い場合や小児では冷却で低体温症を併発していることがあるため注意する。強い酸やアルカリ性物質などの化学損傷では、接触による損傷を防ぐため、原因物質の確認、付着した衣服の除去（脱衣）、物質の特性に応じた適切な方法での洗浄が重要となる。

3. 気道の評価

口腔や咽頭のススの付着、喉の痛み、嗄声、ラ音を認める場合には、気道損傷の可能性が高くなる[5]。受傷直後に問題はない場合も、時間経過とともに気道の粘膜浮腫の進行、気道分泌物や偽膜形成により気道狭窄を起こすことがある。頸部の熱傷がある場合は皮下組織の浮腫が生じることで気道を外から圧迫することもある。熱傷受傷直後2～3時間は上気道の浮腫性狭窄に留意し、その後も遅発性に気道の変化が起こることもあるため、注意深い観察と気管内挿管の可能性を考慮した準備をしておく。

4. 初期輸液（蘇生輸液）の準備

静脈路は、可能な限り熱傷創部のない場所に大口径で2本以上確保する。熱傷性ショックを回避するため、熱傷面積が成人で15～20%TBSA以上、小児で10%TBSA以上を目安に、受傷後2時間以内に初期輸液を開始することが推奨されている[5]。

成人の初期輸液は、受傷後24時間中に乳酸リンゲル液を4（mL）×体重（kg）×熱傷面積（%TBSA）程度必要とも言われているが、実際にはバイタルサインや尿量などで循環血液量を総合的に評価して輸液量を調整する必要がある。小児では初期輸液に加え、維持輸液が必要とされる。輸液量計算法の1つとして広く用いられているParkland（Baxter）の公式を示す（表3）。

熱傷では、受傷早期に身長や体重などの身体情報を収集しておくことが必要となる。小児は生理的特徴から容易にショックに陥りやすく、高齢者は予備能力の乏しさなどから呼吸循環機能不全を生じやすい。過剰輸液による弊害を避けるため、輸液開始後は輸液量調整の指標となる尿量の観察が重要となる。

表3　Parkland（Baxter）の公式

	成人（体重30kg以上）	小児（体重30kg未満）
受傷後24時間の輸液量 輸液速度：最初の8時間で半量投与→残り16時間で半量投与	4 mL×体重（kg）×熱傷面積（%TBSA）	4 mL×体重（kg）×熱傷面積（%TBSA）＋維持輸液量 ＊乳幼児の場合
時間尿量目標	0.5～1 mL/kg/時間（50mL程度）	1 mL/kg/時間
＊維持輸液量　体重10kg≦：100mL/kg/24時間、10kg＜体重≦20kg：1,000mL＋50mL/kg/24時間 20kg＜体重≦30kg：1,500mL＋20mL/kg/24時間		

田中秀治：熱傷治療ハンドブック．総合医学社，東京，2004：52．を参考に作成

5. 意識の評価

皮膚のみの熱傷受傷では意識清明である場合が多い。意識障害を合併している場合には、気道損傷による低酸素血症、ショック、頭部外傷、CO中毒、有毒ガス中毒、薬物やアルコールの影響を考慮する必要がある。

6. 熱傷創の被覆・保温

熱傷治療施設に転送の際には、化学物質などの除染のみを実施して創部の処置は行わず、清潔な覆布での被覆と保温を行って搬送する[6]。熱傷創の処置は、熱傷深度や面積を確認しながら、低体温に留意して温めた生理食塩水で熱傷創部の洗浄を行い、熱傷創を被覆する。この際、医療者は標準予防策での処置が望ましい。

また、処置による低体温を防ぐために処置時は室温調整などの配慮が望ましい。受傷早期には、破傷風の予防接種が不十分な患者に対しては破傷風トキソイドの投与を考慮する。上皮のない創部の露出は強い痛みを伴うため、洗浄やガーゼ交換の処置時は鎮痛・鎮静管理を必要とする場合がある（小児患者や熱傷面積が大きい場合）。熱傷患者は、創部の確認による精神的動揺や不安の増大、処置時の疼痛増強や恐怖心が特徴的であり、処置時の苦痛緩和と心理的サポートの強化が非常に重要である。

病期に応じた看護のポイント

1. 創治癒（上皮化）までの期間（身体治療が主体となる期間）

呼吸・循環管理の他に、早期回復を目指した創部管理、感染防止対策、栄養管理（受傷後24時間以内の栄養開始が推奨される）、拘縮予防や廃用予防、機能維持を見据えた早期リハビリテーション[5,7]が実施される。広範囲熱傷では、受傷後できるだけ早い壊死組織の除去と創閉鎖に向けた創管理・植皮術が必要となる。受傷直後から感染リスクは始まっているが、手術も複数回加わり、生体侵襲反応による蛋白異化亢進による感染リスクが増す状態が続く。熱傷では複雑な生体反応が長く続くため、一般的な敗血症の診断基準をそのまま熱傷患者に適応することはできないと言われている[8]。

米国熱傷学会（American Burn Association）では、敗血症の際に起こりうる変化として感染源となる組織の存在や培養陽性のほか、体温：>39℃、<36.5℃、心拍数：成人で>110bpm、小児で年齢基準値の2SDを超える、呼吸回数：成人で>25回以上（人工呼吸器非使用時）分時換気量>12L（人工呼吸器使用時）、小児で年齢基準値の2SDを超える、3日目以降の血小板減少などを示している[8]。高血糖や消化管トラブルも重要な所見となる。最終的には植皮を生着させることが目標となるが、創部の感染症が制御されていないと植皮は生着しないため、適切な抗生剤使用などの感染症管理が重要である。創部の上皮化が得られるまでは、繰り返し行われる創処置による苦痛緩和（鎮痛・鎮静管理）、心理的サポートも重要となる。

2. 回復期（機能回復が主体となる期間）

皮膚の拘縮予防や瘢痕拘縮への加療に加え、熱傷受傷後の機能障害に応じた日常生活行動のセルフケア支援、受傷によるボディイメージの受容過程の援助、心理的サポートの継続が必要となる[9]。退院支援として、家族との連携や取り巻く環境の課題解決も必要となる。

3. 社会復帰に向けて（退院後も含まれる）

熱傷創部の自己管理や身体残存機能との共存、就労の調整など、社会資源の活用の調整が必要となる。

引用文献

[1] 土井智章：熱傷の病態生理－血管透過性亢進と過剰な浮腫のメカニズム．INTENSIVIST 2023；15（2）：197-205.

[2] 田島吾郎：免疫応答/修飾－近年の研究から解明されてきたこと．INTENSIVIST 2023；15（2）：207-215.

[3] 岡本健：診断，重症度の判定，治療施設の選定．田中裕編著，熱傷治療マニュアル 改訂第2版．中外医学社，東京，2013：8-15.

[4] 田中秀治：熱傷治療ハンドブック．総合医学社，東京，2004：202-203.

[5] 日本熱傷学会：熱傷診療ガイドライン 改訂第3版．熱傷 2021；47（S）：1-108.

[6] 猪口貞樹：2熱傷A重症熱傷．日本救急医学会監修，日本救急医学会指導医・専門医制度委員会，日本救急医学会専門医認定委員会編，改訂第5版 救急診療指針．救急診療指針 改訂第5版．へるす出版，東京，2018：504-512.

[7] 牧野夏子，村中沙織：高度救命救急センターに勤務する看護師が捉えた重症熱傷患者の看護援助と困難．熱傷 2022；48（2）：59-68.

[8] 工藤大介，久志本成樹：重症熱傷に合併する感染症治療と感染予防－皮膚バリアの破綻を念頭に，受傷後日数をふまえて抗菌薬を選択する．INTENSIVIST 2023；15（2）：250.

[9] 阿部晴日，村中沙織，宮越生美，他：形成外科における熱傷患者の看護援助に関する看護師の困難．熱傷 2023；49（3）：155-163.

参考文献

1. 田中秀治：熱傷治療ハンドブック．総合医学社，東京，2004：52.

第 3 章 ● 症状・徴候のメカニズムと対応

急性中毒のメカニズムと対応

寺地 沙緒里

中毒とは

　中毒とは、内的物質（あるものへの異存が強く、少しでも不足すると飢餓感をもつもの：ネット中毒、仕事中毒など）や外的物質（薬物など体外物質を取り込むことで発症する）によって後天的に引き起こされる症状で[1]、病的な過程のことを指す[2]。さまざまな物質が体内での排泄・分解の許容範囲を超えて取り込まれることにより、体内の機能を阻害される。中毒には、急性と慢性の分類がされる。また、依存症とも区別されている。

　主な曝露経路としては、口腔内・気道・皮膚・静脈・目・粘膜などがある（図1）。体内へ吸収されるまでの時間や発症時間は、種類や経路、原因物質により異なる。

　治療の原則は、①安全確保、除染、②全身の安定化、③中毒となった原因物質の検索、④原因物質を体外へ出す（吸収阻害/排泄/解毒/拮抗薬の投与）、⑤再発防止と疾病教育、となる。

　中毒の原因物質が同定されることが早期治療に結びつくが、常に情報があるとは限らない。しかし、原因物質がわかるまで待つと手遅れとなる場合もある。特定できる医療機関以外では、臨

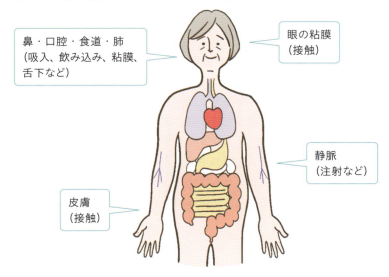

図1　曝露経路（方法）・体外からの侵入経路

床症状（トキシドローム＊）から原因を推定して治療を開始することが多い。

　看護としては、事件や事故等で突然中毒物質を体内に曝露するか、自殺企図などで意図的に原因物質を体内に取り込むかなど、その受傷起点はさまざまで後天的であることを踏まえ、患者背景やメンタルフォロー、疾病教育が必要である。

　初期対応として、まずは治療にあたる医療スタッフの二次被害を防ぐための安全確保とともに、患者の全身安定化に努める。

中毒の治療方法

　ここでは、日本中毒学会が推奨する『新版 急性中毒標準診療ガイド』（以下、診療ガイド）を中心に紹介する。

1. 標準治療：全身管理（意識・ABCDEとけいれん対策）

1）安全確保（除染、危険物質から離れる等）

　PPEを着用し、換気と除染を行う。換気は重要で、患者を風上に置かないなどベッドの配置にも注意し、医療スタッフの二次被害を防ぐことが大切である。

2）全身管理

❶ A（気道管理）

［ポイント］鼻腔・口腔・気道が開通しているか？　閉塞していないか？

　急性中毒に伴う意識障害等で、舌根沈下や吐物での窒息や、刺激性/組織障害性ガスや腐食性物質に伴う咽頭・喉頭浮腫や気管支の攣縮、気管支喘息、ACE阻害薬などによる血管性浮腫などによる気道閉塞・狭窄に注意が必要である。

　治療は、まず気道確保が必要である。気管挿管などを考慮する。

❷ B（呼吸管理）

［ポイント］中毒物質に伴う呼吸障害がないか？　酸素運搬能・肺実質・呼吸システムの障害は？

　急性中毒の呼吸障害では、原因物質が呼吸ドライブへ影響し発症するため、頻呼吸や過呼吸、低呼吸、徐呼吸を引き起こす。その他、ボツリヌス菌など呼吸筋の運動を抑制する作用がある場合や有機リン中毒など、神経遮断に伴う呼吸抑制、フェンタニルやテタヌス毒素などが原因の胸壁の筋硬直などでの呼吸抑制が起こりうる。吸入ガスの影響でびまん性肺障害を起こし、酸素の拡散障害や酸素化能の障害、アミノ類・ニトロ化合物・サルファ剤などの、ヘモグロビン親和性が酸素より高い物質の体内への取り込みで引き起こされる組織への酸素運搬機能の阻害などを考慮する。

＊中毒の原因物質を症状や徴候から大まかに分類し、緊急対応を行う概念のこと。

検査、モニタリング方法は、非侵襲的な方法として、パルスオキシメータ、カプノメータを、侵襲的な方法には血液ガス検査がある。注意点として、パルスオキシメータを使用する際、酸素運搬親和性の高い原因物質の中毒の場合はメトヘモグロビンなどの異常ヘモグロビンは検知されず、SpO_2が高く表示される。また、メチレンブルーの場合は、SpO_2が低く検知される。正確なデータとしては、動脈血液ガス検査での評価を検討する。

治療は、酸素投与や非侵襲的陽圧換気（non-invasive positive pressure ventilation：NPPV）、高流量鼻カニューレ酸素療法（nasal high flow：NHF）、人工呼吸器管理、体外式膜型人工肺（extracorporeal membrane oxygenation：ECMO）がある。

❸ C（循環管理）

［ポイント］不整脈はないか？　血圧の異常はないか？　ショック症状はないか？

急性中毒の循環症状は、脈拍の異常として徐脈・頻脈、心室性不整脈が、血圧の異常としてショックが挙げられる。

治療は、静脈路を確保し、モニタリング、12誘導心電図、超音波を行い原因検索をしながら、輸液負荷や抗不整脈薬治療を行う。

❹ D（神経症状観察）

［ポイント］意識レベルの確認は？　けいれんへの対応は？

急性中毒の神経症状では、原因物質の影響で脳の神経細胞の過剰な興奮で、精神運動興奮が起こったり、逆に抑制され意識障害が発生し、けいれんを起こす危険性がある。中毒によるけいれんは、原因物質が直接作用することで発症する場合と、低酸素血症や低酸素脳症、電解質異常に伴う代謝異常により発症する場合がある。

観察点として、瞳孔所見、けいれんの有無、意識障害の有無と程度に着目する。

治療管理での大切なポイントは、意識の変化を見逃さないことと気道・呼吸・循環の確保、ベンゾジアゼピン系薬か、ビタミンB_6、抗コリン薬等の中毒に対する特異的治療を考慮する。けいれん出現時は気道・呼吸・循環の確保と抗てんかん薬のベンゾジアゼピン系薬、バルビツール酸系薬の投与を優先する（薬剤相互作用が多いフェニトイン、ホスフェニトインは使用しない）。

❺ E（体温管理）

［ポイント］体温管理は深部体温で評価。高体温時は冷却、低体温時は復温管理する

体温はトキシドロームの1つとなる。体温測定部位は外気温の影響を受けにくい深部体温で評価することが推奨されている【2】。低体温時は「COOLS」を、高体温時は「NASA」を考慮する（図2）。その他、高体温を来すセロトニン症候群、悪性症候群、悪性高熱、離脱症状にも注意が必要である。

3）身体診察と検査

瞳孔所見や流涎、口臭、体臭、皮膚の変色など急性中毒特有の所見の観察・原因物質の情報検索を行う。分析機器などを用いずに症状や特徴などから病態を予想し、緊急対応を行う。一次・二次救命センターなど特別な機器がなくても身体所見やトキシドロームで摂取薬物を予想できた

急性中毒のメカニズムと対応　191

図2　体温に影響する薬剤と症状

低体温
COOLS

Carbon monoxide （一酸化炭素）

Opioid （オピオイド）

Oral hypoglycemic agent （経口血糖降下薬）、インスリン

Liquors （アルコール、酒類）

Sedative-hypnotic drugs （鎮静薬）

【症状】
|軽度| 不穏、シバリング、頻脈、頻呼吸
|中等度| 幻覚、対光反射消失、咳反射消失
|重度| 昏睡、低血圧、無呼吸、心室細動

高体温
NASA

Neuroleptic malignant syndrome（悪性症候群）・nicotine （ニコチン）

Alcohol withdrawal （アルコール離脱）、antihistamine （抗ヒスタミン薬）

Salicylate （サリチル酸）、serotonin syndrome （セロトニン症候群）、sympathomimetic （交感神経刺激薬）

Anticholinergic （抗コリン薬）、antidepressant （抗うつ薬）、antipsychotic （抗精神病薬）

り、治療法を想定することが可能である。

❶ トキシドローム（toxidrome）

交感神経作動性、コリン作動性、抗コリン性、オピオイド、鎮静・催眠性等がある。症状や特徴について表1にまとめる。

❷ 簡易検査方法

簡易尿中検査キットで薬物検査を迅速に行うことができるが、あくまでもスクリーニングが目的であり、検査できる薬物の種類が限られている。さらに、偽陽性となる可能性もあることを理解したうえで使用することが望ましい。

❸ 中毒の情報収集

中毒に関するさまざまな情報について、下記のホームページや出版物等で確認することができるので参考にされたい。
● 日本中毒学会https://jsct.jp/
● 日本中毒情報センターhttps://www.j-poison-ic.jp/
● 新版 急性中毒標準診療ガイド （日本中毒学会監修）

2. 原因物質の除去

1）吸収阻害：消化管除染（胃洗浄・活性炭）

診療ガイドでは、消化管除染の適応条件として、薬毒物の服用〜除染までの時間を設定しないこととなった【2】。消化管の除染にあたり、腹部CT検査や上部消化管内視鏡を行う項目が追加された。

表 1　一般的なトキシドロームの症状と特徴、摂取予想物と想定される治療法

	症状	特徴など	摂取予想物	想定する治療法
交感神経作動性	・興奮 ・発汗 ・皮膚の湿潤 ・瞳孔散大 ・高血圧 ・不整脈、頻脈 ・高体温		・コカイン ・テオフィリン ・アンフェタミン ・カフェインなど	・クーリング ・ベンゾジアゼピン系薬
オピオイド作動性	・鎮静 ・中枢神経抑制 ・縮瞳 ・呼吸数減少 ・徐脈 ・低血圧 ・腸蠕動低下 ・低体温	・鎮静・傾眠作用が強い ・術後疼痛管理にも用いられる ・体内のさまざまな機能を抑制する	・ヘロイン ・モルヒネ ・フェンタニル誘導体	・保温 ・ナロキソン
鎮静／催眠性	・鎮静 ・昏睡 ・呼吸数減少 （もしくは停止） ・低体温	・自殺企図目的による睡眠薬等の過剰摂取により救急外来に来るケースが多い ・簡易検査（尿中薬物検査キット）での鑑別が有用 ・一緒に搬送されてくる薬包の空容器なども参考になる	・エタノール ・ベンゾジアゼピン系薬 ・バルビツール酸系睡眠薬	・保温 ・支持療法 ・フルマゼニル（慎重投与）
抗コリン性	・幻覚、せん妄 ・皮膚の乾燥 ・瞳孔散大 ・頻脈 ・高血圧 ・高体温 ・腸蠕動低下 ・尿閉	・副交感神経伝達物質のコリンが阻害されて起こる ・見た目は交感神経作動性のように見えるが、発汗の有無で鑑別できる（コリン作用が阻害されるため皮膚が乾燥する→発汗にはコリン作用が必要なため）	・アトロピン ・ジフェンヒドラミン ・シロバナヨウシュチョウセンアサガオ	・ベンゾジアゼピン系薬 ・フィゾスチグミン
コリン作用性	・流涙、流涎 ・嘔吐 ・皮膚の湿潤、発汗 ・徐脈 ・腸蠕動亢進 ・尿・便失禁	・アセチルコリンが働いているため副交感神経作用が強く現れる ・流涙や唾液分泌の増加、発汗など、とにかく大量に体液が出現する（特に有機リン系の場合は、患者の体外に排出された嘔吐物等から医療者も薬剤作用を受けることがあるため、必ずPPEを着用して対応する）	・ニコチン ・有機リン酸系殺虫剤 ・カーバメート系殺虫剤	・アトロピン ・プラリドキシム

第**3**章　症状・徴候のメカニズムと対応

❶ 胃洗浄の方法と注意点

　胃洗浄の方法については、第4章「胃管挿入・胃洗浄」（p.347）を参照のこと。

❷ 活性炭の活用

■ 活性炭の特徴

　胃洗浄より手軽に投与できる。活性炭投与後の薬物吸着は1分以内に始まり、離脱はゆっくり

急性中毒のメカニズムと対応　193

進行する。毒薬物服用から1時間を超えての投与でも有効性が高い。ただし、胃内容物がある場合や、牛乳やエタノールが胃内に存在する場合は作用が減弱する。特に、非イオン状態のときほど吸着が良好で、酸性物質はpHが低いほど、酸塩基物質はpHが高いほど作用する。また、繰り返し活性炭を投与することで、血中内に拡散した薬物でも再吸着し、血中濃度を低下させる作用があることが報告されている。

■ 投与方法

単回投与の場合、成人では50～100gを300～500mLの微温水、小児では1g/kgを10～20mLの生理食塩水で溶解し、投与することが推奨されている【2】。意識障害がない場合は経口から、意識障害がある場合は胃管から投与する。下剤と併用し投与されることが多い。初回時は単回投与の方法と、2回目以降は1回量の半量を2～6時間ごとに24～28時間繰り返し投与する方法がある（2回目以降の投与量については0.5g/kgか、20gを2時間ごと、もしくは40gを4時間ごと、もしくは60gを6時間ごとの方法がある）。

■ 禁忌

腸管閉塞、消化管穿孔のある場合と、活性炭が吸着しない物質の場合。

■ 吸着しない薬物

強酸、強アルカリ、エタノール、エチレングリコール、鉄、硫酸鉄、リチウム、ヒ素、カリウム、ヨウ素、ホウ素、フッ素、臭化物など。

2）排泄促進：尿アルカリ化・血液浄化方法

血中に吸収された薬物の排泄経路としては、腎臓を介し尿中へ排泄（尿中排泄＝糸球体ろ過＋尿細管分泌－尿細管再吸収）される。最新の標準治療ガイドでは、中毒患者に対し、盲目的な大量輸液は効果がないと推奨していない【2】。

❶ 尿アルカリ化

尿量1mL/kg/時を保つ程度の等張晶質液を投与し、尿のアルカリ化を行う。尿のpHを1時間ごとに測定し、尿pH≧7.5（血液ガスpH＜7.6）となるように、7％または8.4％炭酸水素ナトリウム液20～40mL（重炭酸イオン1～2mEq/kg体重）の反復あるいは持続静注をする。動脈血液ガスと呼吸状態のモニタリングを行い、pH 7.6を超えないようにする。

❷ 血液浄化方法

急性中毒に対する明確なエビデンスはない。血液浄化法が適用となる中毒は、アルコール類、フェノバルビタール、リチウム、メトホルミン、アセチルコリン酸、タリウム、テオフィリン、バルプロ酸がある。考慮する中毒は、カルバマゼピン、フェニトイン、アセトアミノフェン、アマニタトキシンである。

中毒の看護ケア

看護ケアとしては、治療中のケア・再発防止とメンタルケア・精神科とつなぐことが基本となる。「全身管理」＋「安全な療養環境」＋「精神面のケア」＋「家族支援」＋「多職種連携」が要となる。

まず、患者の全身状態を安定化させることが重要である。急性薬物中毒患者には依存症（対人依存、プロセス依存、薬物依存等）や、自殺企図患者が含まれていることが報告されている【2,3】。繰り返す自殺企図予防のためには、身体の治療が安定したら、精神科リエゾンチームなどの専門家へのコンサルトと、絶え間ない精神面へのサポートと治療が必要である。しかし、全国の救命救急センターに必ずしも精神科診療を得意とする医師がいるとはいえない。日本臨床救急医学会では、精神科専門医がいない場所でも、精神科へつなぐまでの間にどのように対応すればいいか、PEEC（Psychiatric Evaluation in Emergency Care）コースで紹介している【3】。アルコールや慢性中毒、違法薬物摂取患者への対応や、社会支援手段、支援団体や家族支援方法も詳細に記載している。

＊

救急外来には、さまざまな原因で急性薬物中毒を発症し搬送されてくる。しかし、医療従事者側への教育は十分ではなく、山本らの研究では、急性薬物中毒患者への対応は苦手と感じている人が多いことがわかっている【4】。全身管理のほかに多種多様な薬物への対応も含めて、医療者側への教育も必要とされている。

引用文献

1 Duffus JF, Nordberg M, Templeton DM. Glosary of terms used in toxicology, 2nd Edition（IUPAC Recommendations 2007）. Pure Appl. Chem., 2007；79（7）：1153-1344. doi：10.1351/pac20077907115.

2 日本中毒学会監修，日本中毒学会学術委員会，急性中毒標準診療ガイド改訂委員会編：新版急性中毒標準診療ガイド．へるす出版，東京，2023.

3 日本臨床救急医学会総監修，日本臨床救急医学会「自殺企図者のケアに関する検討委員会」監修，PEECガイドブック改訂第2版編集委員会編：救急現場における精神科的問題の初期対応 PEECガイドブック改訂第2版 多職種で切れ目のない標準的ケアを目指して〜．へるす出版，東京，2018.

4 山本理絵，金指秀明，坪内陽平，他：急性薬毒物中毒に対する臨床研修医，看護師，救急救命士の意識調査のまとめ．中毒研究 2023；36（3）：233-239.

参考文献

1. 厚生労働省：令和4年の詳細な自殺の状況．
https://www.mhlw.go.jp/content/r5hs-1-1-04.pdf（2024.9.2アクセス）

2. 野末聖香編著：リエゾン精神看護 患者ケアとナース支援のために．医歯薬出版，東京，2004：134-143.

第 **3** 章 ● 症状・徴候のメカニズムと対応

救急時に使用される主な医薬品

庄山 由美

　看護職には、「いつ・どこで」起こるかわからない急変に対して迅速に対応することが求められる。心肺停止や不整脈、けいれん、ショックなどの急変時に患者の元へ持っていく救急カートの中には、急変時の初期対応を迅速に行うための薬剤や物品が整備されている。

　急変時にスムーズに対応するためには、日ごろから救急カートに入っている薬剤や物品の使い方や目的を把握し、スムーズに出せるようにしておくことが重要である。院内に設置されている救急カートを管理するには、①院内で薬剤の品目および数量を統一する、②一目で判別できるよう薬剤名の表示方法を工夫する、③定数を補充し常に使用できる状態を保つことが必要である。

　救急カートは、医師や看護職、さまざまな医療従事者が使用するため、取り違えを防止するには、レイアウトや表示方法を院内で統一することが求められる。

　ここでは、主に救急カート内の代表的な薬剤について述べていく。

強心薬

1. アドレナリン（図1）

　アドレナリンは、心停止やアナフィラキシー出現時の第一選択薬である。アドレナリンは、アドレナリンα_1受容体の刺激作用によって末梢血管を強く収縮させ、血圧を上昇させる。また、アドレナリンβ_1受容体作用によって心収縮力を増強させ、心拍出量を増加させる。

1）心停止時

　一次救命処置（basic life support：BLS）後の二次救命処置（advanced cardiovascular life support：ACLS）時に使用される。電気ショック非適応の心静止・無脈性電気活動（pulseless electrical activity：PEA）では、できるだけ早くアドレナリンを投与する。また、電気ショック適応の心室細動（ventricular fibrillation：Vf）や無脈性心室頻拍（pulseless ventricular tachycardia：pulseless VT）では、初回の電気ショックが不成功であればアドレナリンを投与する。アドレナリンは1回1mgを静脈内投与し、3〜5分間隔で追加投与する[1,2]。

196　第3章 症状・徴候のメカニズムと対応

2）アナフィラキシー出現時

アナフィラキシーを疑う場合や出現時には、大腿部中央の前外側にアドレナリン0.1％（1 mg/mL）0.01mg/kgを直ちに筋肉注射する（最大量：成人0.5mg、小児0.3mg）。症状が持続する場合には、必要に応じて5～15分ごとに再投与する[3]。心停止の使用時と用量が異なるため注意が必要である。過剰投与により不整脈や高血圧などの有害事象を起こす可能性がある[1]。

2. ノルアドレナリン（図2）

ノルアドレナリンは、強力なアドレナリンα_1・α_2受容体の刺激作用による強い血管収縮により末梢血管抵抗を増大させ、血圧を上昇させる。ただし、β_1受容体の刺激作用は弱いため、心拍出量の増加作用は強くはない。急性低血圧、心肺停止状態からの自己心拍再開（return of spontaneous circulation：ROSC）時の血圧管理や、敗血症性ショックの昇圧薬として第一選択で使用される[1,4]。

使用方法としては、生理食塩水などで5～20倍（10～40μg/mL）に希釈し、循環動態をモニタリングしながら0.01～0.3μg/kg/分を持続静脈内投与する。静脈内投与時は血管痛や静脈炎を引き起こす可能性があり、血管外漏出した場合は、局所の虚血性壊死に注意する。また、流量の微量な変化が血圧に影響を及ぼすことや、配合変化も多いことから、できるだけ単独投与することが望ましい。

図1　アドレナリン

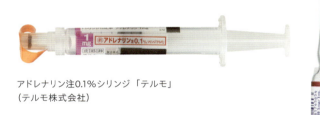

アドレナリン注0.1％シリンジ「テルモ」
（テルモ株式会社）

ボスミン注1mg
（第一三共株式会社）

図2　ノルアドレナリン

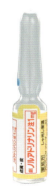

ノルアドレナリン注1mg
（アルフレッサ ファーマ株式会社）

抗不整脈薬

1. アミオダロン（図3）

アミオダロンは電気ショック抵抗性のVF/無脈性VTによる心停止時に使用される抗不整脈薬の第一選択薬である。

心筋のK^+チャンネル遮断作用であるが、そのほか、Na^+チャンネル、Ca^+チャンネルなどの種々のイオンチャンネルおよび$\alpha \cdot \beta$受容体遮断効果により不応期を高度に延長し、強力な抗不整脈作用を有する。使用に際して、重篤な血圧低下、徐脈に注意する[1]。

1）電気ショック抵抗性のVF/無脈性VTによる心停止

300mg（6mL）または5mg/kgを5％ブドウ糖液20mLに加え、静脈内へボーラス投与する。心室性不整脈が持続する場合には、150mg（3mL）を5％ブドウ糖液10mLに加え、1回のみ追加投与することができる[6]。

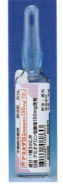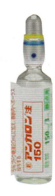

図3　アミオダロン

左：アミオダロン塩酸塩静注150mg「TE」
　　（トーアエイヨー株式会社）
右：アンカロン注150
　　（サノフィ株式会社）

2）心室細動、血行動態不安定な心室頻拍で難治性かつ緊急を要する場合

❶ 初期急速投与

125mgを5％ブドウ糖液100mLに加え、容量型の持続注入ポンプを使用して、600mL/時（10mL/分）の速度で10分間投与する。

❷ 負荷投与

750mg（15mL）を5％ブドウ糖液500mLに加え、容量型の持続注入ポンプを使用して、33mL/時の速度で6時間投与する[6]。

製剤の特徴として、配合変化が多く生理食塩水では沈殿を生じるため、5％ブドウ糖液で希釈する必要があり、単独ルートによる投与が推奨される。また、ポリ塩化ビニール（polyvinyl chloride：PVC）製の輸液セットに吸着し可塑剤が溶出するため、PVCフリーの輸液セットを使用する[1]。

2. リドカイン（図4）

リドカインはアミオダロンの代替薬として、電気ショック抵抗性のVF/無脈性VTの心停止時に使用される抗不整脈薬である[5]。心臓の神経膜のNa^+チャンネルを遮断し、活動電位の立ち上がり速度を減少させ、心房・心室の興奮伝導性を低下させる。初回は、1～1.5mg/kgを緩徐に静脈内投与し、その後5～10分間隔で0.5～0.75mg/kgを投与する（最大3回投与、または総投与量3mg/kg）[1]。

3. アトロピン（図5）

アトロピンは、抗コリン作用（抗ムスカリン作用）による副交感神経遮断薬である。主に迷走神経依存性の徐脈や高度の房室ブロックなどの症候性徐脈に使用される。初回は1 mgを静脈内投与し、3～5分ごとに最大3 mgまで反復投与が可能である。過剰投与にて、頻脈、散瞳、嚥下困難、興奮等重度の抗コリン症状等アトロピン中毒が出現した場合は、コリン作動薬であるネオスチグミン（ワゴスチグミン）を投与する[1]。

そのほか、有機リン中毒の治療にも用いられる。

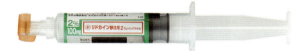

図4　リドカイン

リドカイン静注用2％シリンジ「テルモ」
（テルモ株式会社）

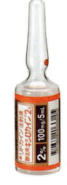

静注用キシロカイン2％
（サンド株式会社）

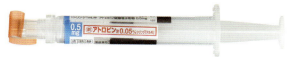

図5　アトロピン

アトロピン注0.05%シリンジ「テルモ」
（テルモ株式会社）

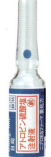

アトロピン硫酸塩注0.5mg「ニプロ」
（ニプロESファーマ株式会社）

抗けいれん薬

1. ジアゼパム（図6）

ジアゼパムは、ベンゾジアゼピン系の向精神薬である。薬理作用として、鎮静作用、抗不安作用、抗けいれん作用および筋弛緩作用を示す。『てんかん診療ガイドライン2018追補版2022』では、成人の早期てんかん重積状態の第一選択薬として推奨されている[1,7]。成人には5～10mg（小児0.3～0.5 mg/kg）をできるだけ緩徐（5 mg/分程度）に静脈内または筋肉内投与する。急速に静脈内に投与した場合には、血栓性静脈炎を来す恐れがある。

また、配合変化が多く、他剤との混合投与は避ける。ルート内の混濁を避けるため投与前後に生理食塩液でフラッシュする。さらに、過剰投与による過鎮静や呼吸抑制を来す恐れがあるため、十分に患者観察を行う。過剰投与の場合は拮抗薬であるフルマゼニルを投与する。

ステロイド薬（図7、8）

ステロイドは敗血症性ショック、アナフィラキシーショックなどの急性循環不全、急性副腎不全やCOPD急性増悪、喘息発作時等に使用する。使用方法は、静脈内投与や筋肉内投与、ネブライザー等さまざまである。副作用はショック、アナフィラキシー、B型肝炎ウイルス増殖による肝炎、糖尿病、精神変調、消化管潰瘍等が挙げられる。さまざまな疾患に使用される薬剤であり、疾患や重症度により投与方法や投与量も異なるので注意が必要である。

図6 ジアゼパム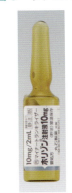
ホリゾン注射液10mg
（丸石製薬株式会社）

図7 ステロイド薬（ヒドロコルチゾン）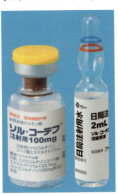
ソル・コーテフ注射用
（ファイザー株式会社）

図8 ステロイド薬（メチルプレドニゾロン）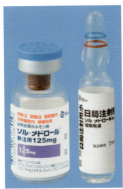
ソル・メドロール静注用
（ファイザー株式会社）

図9 50％ブドウ糖注射液
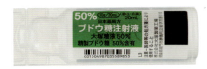
大塚糖液50% 20mLプラスチックアンプル
（株式会社大塚製薬工場）

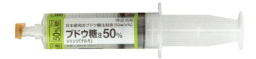
ブドウ糖注50％シリンジ「テルモ」（テルモ株式会社）

その他

1. 50％ブドウ糖注射液（図9）

　低血糖性意識障害・昏睡時に40mLを緩徐に静脈内投与を行う。15分後に血糖値を再検する。血糖値の改善を認めない場合は再度投与可能である。血糖降下薬内服中の患者の場合、一度血糖値が改善しても血糖降下薬の作用が持続することもあるため、再度低血糖を起こす可能性もある。また、飢餓患者やアルコール依存患者はビタミンB_1不足のためにブドウ糖投与のみでは乳酸アシドーシスを引き起こす危険があるため、必ずビタミンB_1製剤（アリナミンF100mg）を静脈内投与後にブドウ糖を投与する[8]。

引用文献

1. 涌嶋伴之助：救急カートの使い方．月刊薬事 2022；64（1）：55-58.
2. 2020アメリカ心臓協会（American heart association）：CPRおよびECCのガイドライン．https://cpr.heart.org/-/media/cpr-files/cpr-guidelines-files/highlights/hghlghts_2020ecc guidelines_japanese.pdf（2024.9.2アクセス）
3. 日本アレルギー学会監修，Anaphylaxistais対策委員会編：アナフィラキシーガイドライン2022．日本アレルギー学会，東京，2022：19.
4. 日本版敗血症診療ガイドライン2020 特別委員会編：日本版敗血症診療ガイドライン2020．日本集中治療医学会雑誌 2021；28：S133.
5. 日本蘇生協議会：JRC蘇生ガイドライン2020．医学書院，東京，2021：87.
6. サノフィ：アンカロン注150 添付文書．https://www.e-mr.sanofi.co.jp/dam/jcr:5b831c38-626f-4202-9ea0-bba39ce93ca3/ancaron 150.pdf（2024.9.2アクセス）
7. 日本神経学会：てんかん診療ガイドライン2018追補版2022．https://www.neurology-jp.org/guidelinem/tenkan_tuiho_2018_ver2022.html（2024.9.2アクセス）
8. 阿南英明編著：救急実践アドバンス．永井書店，大阪，2012：100.

参考文献

1. 畝井浩子，他：特集これだけは絶対に押さえる！救急ナース必須の薬剤はやわかりノート．Emergency Care 2014；27（9）：894-899.

[お願いごと]

　実際の投与にあたっては必ず個々の添付文書を確認し、その内容を十分に理解したうえでご使用ください。また、掲載した情報は2024年10月現在のものです。記載の内容は変更されることがあります。その場合、従来の治療や薬剤の使用による不測の事故に対し、編者および執筆者はその責を負いかねますことをご了承ください。

第 **4** 章

初期診療における
救急看護スキル

第4章 初期診療における救急看護スキル

感染予防対策

中村 香代

　救急来院する患者を対応する「玄関口」となる救急外来においては、感染に対する水際対策が欠かせない。来院する患者においては、疾患名や重症度、既往歴や発症状況などいかなる状態であろうとも、すべての患者に対して「標準予防策（スタンダードプリコーション：standard precautions）」で対応する必要がある。

　標準予防策とは、すでに明らかになっている病原体への感染の有無にかかわらず、すべての人が伝播する可能性のある病原体を持っていると考えて、医療従事者および患者の双方を守る目的でとるべき基本的な対策である。すべての医療従事者が、すべての患者のケアの際に、常にすべての状況で実施するべき最低基準であり、①持ち込まない、②持ち出さない、③広げない、が3原則となる。病原体の伝播を防ぐために最も重要なのは、感染経路の遮断である（図1）。

　感染症の原因となる病原体を含んでいるものを「感染源」という。これらを取り扱う際にとるべき基本的な対策が標準予防策である。感染源になるものを認識することで、それらとの経路を遮断し伝播を防ぐことが可能となる（図2）。

標準的な感染予防策

　あらゆる病原体が侵入、伝播する可能性が高い救急診療の現場において、まず標準予防策をとることは必須である。感染伝播を防ぐための標準予防策は図3のような要素で成り立っている。

図1　感染成立の3要因と感染対策

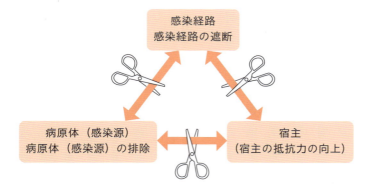

図2　感染源と対応策

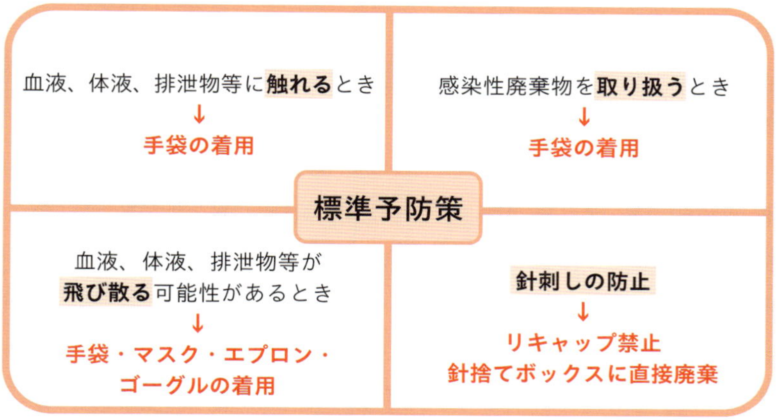

血液、体液、排泄物等に**触れる**とき
↓
手袋の着用

感染性廃棄物を**取り扱う**とき
↓
手袋の着用

標準予防策

血液、体液、排泄物等が
飛び散る可能性があるとき
↓
**手袋・マスク・エプロン・
ゴーグルの着用**

針刺しの防止
↓
**リキャップ禁止
針捨てボックスに直接廃棄**

[感染源になるもの]
- 嘔吐物、排泄物（尿、便など）、創傷皮膚、粘膜等
- 血液、体液、分泌物（喀痰、膿汁など）
- 使用した器具・器材（注射針、ガーゼなど）
- 上記に触れた手指等

図3　標準予防策の要素

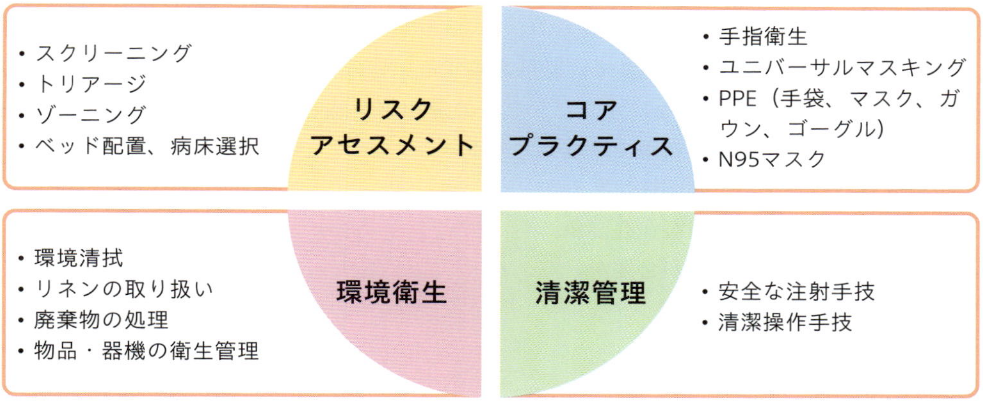

- スクリーニング
- トリアージ
- ゾーニング
- ベッド配置、病床選択

リスクアセスメント

コアプラクティス

- 手指衛生
- ユニバーサルマスキング
- PPE（手袋、マスク、ガウン、ゴーグル）
- N95マスク

- 環境清拭
- リネンの取り扱い
- 廃棄物の処理
- 物品・器機の衛生管理

環境衛生

清潔管理

- 安全な注射手技
- 清潔操作手技

1. リスクアセスメント

　救急対応する者は、救急患者を受け入れる段階から感染症のリスクを評価して、適切な対応準備を図ることで入り口対策を講じる重要な役割を担う。

1）スクリーニング

　患者から受診前の電話相談、救急隊からの入電時、救急来院時の受付の段階で、対策をとるべき感染症の疑いがあるかスクリーニングするために、質問項目をチェックリストにしておく（図4）。また、自己来院した患者が不用意に他の患者や病院職員と接触することを避けるために、入り口には平易な言葉でわかりやすく見やすい掲示文を掲げておく。

2）トリアージ

　スクリーニングで得た情報をもとに、感染症伝播のリスクを評価したら適切な診療体制を整え

感染予防対策　205

図4　スクリーニングのためのチェック用紙と入り口掲示文の例

■スクリーニング用チェックリスト例
- □ 37.5℃以上の発熱
- □ 咳、痰、くしゃみ、鼻水などの呼吸器症状
- □ 痰に血が混じる
- □ 嘔気、嘔吐、下痢などの消化器症状
- □ 発疹
- □ 感染症者との接触
- □ 2週間以内の海外渡航歴
- □ 周囲での感染症流行（例：結核、水痘、麻疹、風疹、インフルエンザ、帯状疱疹、結膜炎、胃腸炎など）

掲示文例
・以下の症状がある方は、受付スタッフまでお申し出ください

　　発熱、咳、嘔吐、下痢、
　　急な皮膚の発疹

・発熱、咳、くしゃみのある方は、マスクを着用してください

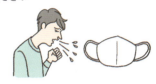

るため、以下のような点について確認する。救急来院する患者の緊急度や重症度を判断する際のトリアージと同様に「疑わしい、なにか変だ」などの違和感を感じた場合は、躊躇せずにオーバートリアージすることが入り口対策では重要である。
- 標準予防策以外の対策をとる必要性があるか。
- どのような症状に対する防護対策が必要か。
- 誘導、待機に際して特別な対応が必要か。

3）ゾーニング

　救急対応するスタッフは、診療の流れに応じた患者の動きと診療エリアの機能と配置について、あらかじめ把握しておくことが必要である。通常の待合スペースのほか、発熱者、咳（呼吸器症状）・嘔吐・下痢（消化器症状）・発疹のある人の待機場所と誘導経路、診察ブース、陰圧診察室などの使用ルールは日常的に決めておき、スクリーニングからトリアージされた患者が、安全かつスムーズに診察場所へ誘導されるよう救急対応にかかわるすべての職種へのスタッフ教育をしておく。

4）診療ベッド配置・病床選択

　伝染性の感染症であることがすでにわかっている場合を含め、伝播させる可能性が高い状態の患者は個室ブースで診療する。可能性のある伝播経路に応じて、陰圧室を使用したランクの高い隔離が必要なのか、扉が閉鎖できればよいか、カーテン隔離で対応可能かを判断し、自施設のルールに従って診療ブース・病床選択をする。一連のリスクアセスメントと対応フローの例を図5に示す。これらの対策をとるうえで、最も重要なことは標準予防策が常にルーチンで実施されていることが基本前提であるとともに、救急診療にかかわるすべての職種のスタッフ間での情報伝達とコミュニケーションである。「知らなかった」というスタッフが、安易に感染曝露、伝播の

図5 感染スクリーニング例

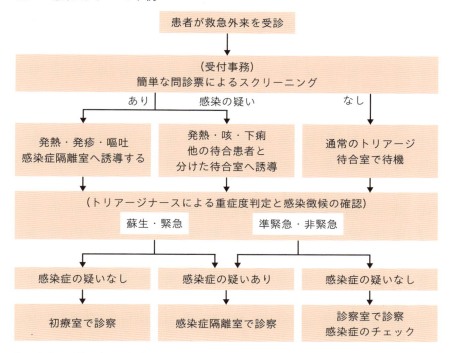

佐々木淳一,椎野泰和,加藤康幸,他:救急外来部門における感染対策チェックリスト.日本救急医学会雑誌 2020;31:85.より引用

危険を負うことがないよう、日ごろから教育を行い良好なコミュニケーションがとれる関係づくりが大切である。

2. コアプラクティス

標準予防策およびその他の感染防止対策を講じる際の各手技においては、正しく適切に実行できるよう、日ごろから訓練をしておく必要がある。

1)手指衛生

感染伝播を引き起こす最大の原因は、人の手による伝播である。手をいかに清潔に保ち、衛生的な操作をするかが感染伝播を断ち切る大きなカギを握っている。そのため、正しい手指衛生の手技を身につけて、適切なタイミングで適切に実施することは、医療現場では必須の基本事項となる(図6)。

日ごろから爪は短く切って、手荒れ予防のケアに努める。目に見える汚れがある場合、流水と石けんにより正しい手洗いを実施する。手が目に見えて汚れていない場合は、アルコールベースの手指消毒剤を用いて擦式手指消毒を実施する。

図6　WHO手指衛生の5つの正しいタイミング

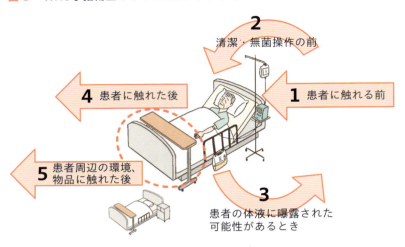

2) ユニバーサルマスキング

　病原体、化学物質、塵やほこりなどあらゆる飛散、飛沫物を吸い込む危険から防護するため、サージカルマスクを常に装着して患者対応に当たる。昨今では、COVID-19にみるように、無症状であっても感染を媒介する可能性のある病原体から保護するためにも、救急来院する患者を含めたすべての人にマスクの着用を義務づけることが望ましい。
- サージカルマスクの装着方法。
- 咳エチケット：目につきやすいところへ以下の項目を掲示する。
・咳・くしゃみがあるときはマスクを着用し、他の人と1mの距離をとる。
・手指消毒剤を各所に設置して、鼻をかんだり痰を取った後には手指消毒をする。
・鼻汁、痰を取ったティッシュペーパーなどの廃棄物はすぐにゴミ箱に捨てる。

3) PPE（個人防護具）

　リスク評価に基づき、適切な個人防護具（personal protective equipment：PPE）を選択し（表1）、正しく着用する。着用したPPEは、患者の診察ブースや病室、ベッドサイドを離れるときに取り外して廃棄し、手指衛生をする。ケアや処置中にPPEが破けたり穴が開くなどの破損が認められたら、速やかに交換する。個々の患者に対して装着するものであり、着用後に続けて別の患者を対応したり、着用したままベッドサイドを離れて共有部分を歩き回ったりしてはならない。特に手袋は、同じ患者の対応中でも、「一処置、一部位、一手袋」を心がけて、交換と手指衛生を繰り返す。また、装着と廃棄には安全な手順が決められているため、日ごろから着脱練習をしておく必要がある。一人で着用することが難しい場合は手伝いを依頼して、正しく着用できているか確認してもらうこともよい方法である。脱衣を手伝う側も、手袋を着用して手指衛生をすることを忘れない。

表1　個人防護具選択例：施設ごとに基本ルールを決めておく

処置	手袋	サージカルマスク	N95	エプロン	袖付きガウン	ゴーグル	キャップ
検温		○					
口腔ケア	○	○	△	○	△	○	
陰部洗浄	○	○		○	○		
尿廃棄	○	○		○	△		
吐物処理	○	○	△	○	△		
吸引	○	○	△	○	△	○	
採血	○	○					
挿管	○	○	△		○	○	
CV挿入	○	○			○滅菌	△	○
腰椎穿刺	○	○			○	△	
器機洗浄	○	○		△	○	○	△

○：基本的に使用する、△：状況に応じて選択する

4）N95マスク

　空気予防策では微粒子の吸入を防護するため、N95マスクの装着が必須となる。また、COVID-19のように無症状者からのエアロゾルによる感染防止の観点からも、救急患者診療にかかわる者はいつでもN95マスクを正しく装着できるようにしておく必要がある。N95マスクには同機能でも製造元によっていくつかの種類があるため、初めて使用する際はフィットテストを行う。また、装着するたびにシールチェックを行い、空気の漏れがなく密着していることを確認してから患者対応をする。

［シールチェックの方法］
- **陽圧チェック**：N95マスク全体を手で覆い優しく息を吐く。マスク周囲から空気の漏れを感じなければ合格。
- **陰圧チェック**：N95マスクの表面を手で覆い、優しく息を吸って、マスクと顔の間に真空をつくる。マスクが顔に吸い付くように感じれば合格。

3. 清潔管理

　皮膚から針を直接穿刺し、薬物を注入する注射や点滴の操作は、体内への異物の侵入の機会となる点においても、血液を直接触れる点においても、患者・医療者双方の安全が守られるよう、注意しなければならない医行為である。また、患者に使用する物品や器機の清潔管理も重要であり、滅菌物の取り扱いや再利用する物品等の衛生管理は救急対応者に必要な技術の一つである。

1）安全な注射手技

注射針を使用する際には、必ず鋭利物を廃棄するための専用容器を準備する。注射器から針を外す、針を曲げる、リキャップなどといった行為は行わず、使用後は速やかに専用容器へ廃棄する。廃棄容器は8割程度溜まったら密閉のうえ廃棄する。処置の手技上、薬液の準備を2名で行う場合は、相手に針を刺すリスクや針先を不潔にするリスクを認識し、声をかけ合って慎重に作業する（図7）。

2）清潔操作手技

注射などの薬剤を準備する際は、血液や体液、飛沫などによる汚染のリスクが少ない、清潔なスペースを確保する。薬剤を取り扱う際には、患者に触れるときと同様に手指衛生を行い、PPEを装着して清潔に作業をする。点滴のミキシングなど、薬液を抜き取って別の容器へ移す場合には、常に滅菌注射器と針を使用する。バイアルに針を残して作業するなど、注射器や針を複数回使用しない。無菌操作が必要な処置においては、滅菌された材料や機器、用具等を使用して無菌操作手順を遵守する。

4. 環境衛生

救急処置時は特に血液や体液など、感染源となるような物質によって環境が汚染されやすい。また、救急来院する患者は屋外で事故に遭ったり不意な場所から救出されたりと、汚染された状態で入室することも多いため、清潔で衛生的な環境を維持することは重要である。

環境清拭清掃、リネンの取り扱い、廃棄物の処理、物品・器機の衛生管理などを担う補助スタッフの雇用が進む昨今では、教育体制についても整える必要がある。

1）環境清拭

頻繁に触れる表面には特に注意を払い、少なくとも1日1回、患者のベッドサイドを清掃する

図7　清潔管理の例

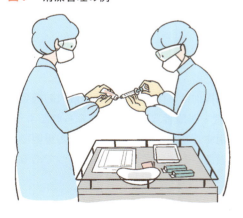

滅菌物の取り扱いには十分に注意する。注射針の使用後は専用の廃棄容器を使用し、薬液準備を2名で行う際は、相手に針が刺さったり、針先が不潔になるなどのリスクを認識して必ず声をかけ合って慎重に作業する。

（図8）。

2）リネンの取り扱い

汚れたリネンは周囲への汚染、飛散、伝播を防ぐため、穏やかな最小限の操作で速やかに除去、処理する。

3）廃棄物の処理

血液、体液、分泌物、排泄物で汚染された環境や廃棄物を清掃・処理する場合は、適切なPPEを着用する。汚染された廃棄物により医療従事者や廃棄物を取り扱う職員が曝露されることがないよう、決められた廃棄方法を遵守する。環境衛生を保つためには清掃担当者に対する教育も必要であるとともに、信頼関係が重要であることを忘れてはならない。

4）物品・器機の衛生管理

再利用可能な機器、用具等を別の患者に使用する際は、規定された手段で洗浄、消毒、滅菌を行う。機器や衛生材料等は、日ごろから整理整頓を心がけ、使用期限を定期的に確認し、清潔な環境で保管する。

感染経路別予防策

標準予防策をとっていてもすべての経路を遮断することはできない点に注意が必要である。空気感染、飛沫感染、接触感染をするような病原体への対応は、標準予防策をとったうえで、さらにそれぞれに対応する対策を講じる必要がある（図9）。救急外来では、問診による病歴聴取や最初の所見からの判断が、早い段階からの経路別感染対策に効率よく切り替えるためのカギを握る。

また、救急外来で勤務する者は、診断前の未知の状態で病原体に曝露される危険性が高いこと

図8　環境衛生の例

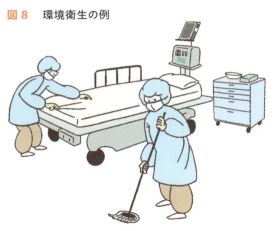

頻繁に触れる部分やベッドサイドなどは1日1回清掃を行う。清潔な場所から汚染した場所へ、上から下へ、奥から手前へ、一方向に拭き進める。

感染予防対策　211

図9 標準予防策と感染経路別予防策

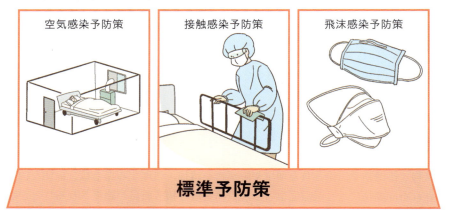

あらゆる場面ですべての患者に対応する際に、講じるべき土台となる「標準予防策」をとっても予防することができない感染性の強い病原体に対して追加で講じる「感染経路別予防策」は、それぞれ「空気感染予防策」「接触感染予防策」「飛沫感染予防策」に分類される。

から、感染症の免疫抗体検査を受けて自分の抗体価を把握しておくことや、結核の定期健診、ワクチン接種を受けることなどが重要である。

1. 空気感染

空気感染は、5μm以下の飛沫核や病原体を含む塵が空気に乗って飛散し、それを吸入することによって起こる。感染者のくしゃみや咳などで発生する病原体を含んだ大きな飛沫でも、蒸発して5μm以下の直径となれば空中を広く浮遊して拡散する。

1）空気感染する感染症と注意する病歴：結核、水痘、麻疹など

●**結核**
3週間以上続く咳嗽、痰に血液が混じる、発熱（遷延する微熱）、体重減少、低栄養状態、東南アジアなどへの渡航歴や同地区から来た外国人など。

●**水痘、麻疹**
発熱、体に赤いぶつぶつした発疹、すでに罹患した人との接触など。水痘（みずぼうそう）、麻疹（はしか）と異なる呼び名で表現されることがある。

2）空気感染予防策

- 陰圧個室、外部排気またはHEPAフィルター濾過システムの病室で管理する。
- 入室時、医療者はN95マスクを着用する。
- 患者はドアを開けず、病室外に出ないよう指導し、検査などで移動する際はサージカルマスクを着用する。

● 麻疹や水痘患者の対応は、免疫を持っている医療者で対応する。

2. 飛沫感染

　飛沫感染は、5μmより大きい飛沫が咳やくしゃみ、会話などによって口腔・鼻腔などの粘膜に付着することで起こる。口腔ケアや吸引、気管支鏡検査などによっても伝播する。

1）飛沫感染する感染症

　インフルエンザ、風疹（三日ばしか）、ムンプス、マイコプラズマ肺炎、溶連菌、流行性耳下腺炎、百日咳など。地域や周囲の感染症流行状況について聴取する。

2）飛沫感染予防策

● 個室隔離、または集団コホートの場合でも1mの間隔を取る。
● 医療者はサージカルマスクを着用する。
● 患者が室外へ移動する際はサージカルマスクを着用してもらう。

3. 接触感染

　接触感染は医療関連感染で最も頻度が高く、その予防は医療現場において、患者・医療者双方を守るうえで基本的かつ最も重要である。その名の通り、接触による感染であり直接接触感染と間接接触感染の2つの形態がある。
● **直接接触感染**：処置、介助、ケアなどの際に患者の身体へ直接接触して伝播する。
● **間接接触感染**：病原体に汚染された物や環境に触ることで、手を介して伝播する。

1）接触感染する感染症

　薬剤多剤耐性菌（MRSA、CRE、VRE、MDRP、ESBL産生菌など）、クロストリディオイデス・ディフィシル、ロタウイルスやノロウイルスなどによる感染性胃腸炎、腸管出血性大腸菌（O-157）、単純ヘルペス、疥癬、アデノウイルスなど。

2）接触感染予防策

● 個室隔離が望ましい。集団コホートも可能だが1mの距離を取り、カーテンなどで隔離する。
● 入室時は手袋、ガウンを着用し退室前に外して手指消毒を行う。
● 体温計、聴診器、血圧計などの物品は室内に専用のものを置く。
● 使い捨てではない物品や器材は、原因菌に有効な消毒剤によって洗浄または拭き取り消毒をする。また、患者が触れるものは1日1回以上の拭き掃除や消毒など、環境整備をする。
● 患者の移動時には、感染部位や病原体が排出される可能性のある部分を覆う。

感染予防対策　213

COVID-19対応について

　COVID-19は未知なる感染症として新感染症に分類され、2023年5月に5類感染症に移行した。この間、3年以上にわたって医療現場は対応に苦慮し、救急外来では多くの病院関係者が感染伝播を防ぐために精魂を傾けた。この経験は、救急医療における感染対策への意識と実際を大きく変えたことは言うまでもない。

　5類となったCOVID-19に対しては、法律に基づく外出自粛は求められていないが、一般的に発症2日前から発症後7～10日間はウイルスを排出していると考えられており、10日間が経過するまでは不織布マスクの着用を考慮することが勧められている。COVID-19の感染経路は、①飛沫感染、②エアロゾル感染、③接触感染が考えられるとして、感染防止対策を講じてきた。未知なる感染症が蔓延する可能性はいつでも常にあることから、COVID-19の5類への移行に気を緩めず、感染経路を考えた適切な予防策の選択と柔軟な対応、スキルの習得維持に努めることが重要である。

引用文献

1 佐々木淳一，椎野泰和，加藤康幸，他：救急外来部門における感染対策チェックリスト．日本救急医学会雑誌 2020；31（3）：73-131.

2 国立国際医療研究センター，大曲貴夫編：目指せ 院内感染ゼロへ！ 国立国際医療研究センター（NCGM）新型コロナウィルス感染症COVID-19対応マニュアル．南江堂，東京，2021.

3 厚生労働省：感染対策の基礎知識．
https://www.mhlw.go.jp/content/000501120.pdf（2024.9.2アクセス）

4 松本哲也，泉川公一，大曲貴夫，他：医療機関における新型コロナウイルス感染症への対応ガイド 第5版．日本環境感染学会，東京，2023.
http://www.kankyokansen.org/uploads/uploads/files/jsipc/COVID-19_taioguide5.pdf（2024.9.2アクセス）

5 厚生労働省：新型コロナウイルス療養に関するQ＆A.
https://www.mhlw.go.jp/content/10900000/001093929.pdf（2024.9.2アクセス）

6 World Health Organization：Standard precautions for the prevention and control of infections. 2022.
https://iris.who.int/bitstream/handle/10665/356855/WHO-UHL-IHS-IPC-2022.1-eng.pdf?sequence=1（2024.9.2アクセス）

7 Centers for Disease Control and Prevention：CDC's Core Infection Prevention and Control Practices for Safe Healthcare Delivery in All Settings.
https://www.cdc.gov/infection-control/hcp/core-practices/index.html（2024.9.2アクセス）

第**4**章 ● 初期診療における救急看護スキル

救急蘇生法
（BLS/ACLS、小児も含む）

河合 正成

　生命の危機的状態は、生理学的機能からすれば、A（Airway）気道の異常、B（Breathing）呼吸器系の異常、C（Circulation）循環器系の異常、D（Dysfunction of central nervous system：Dysfunction of CNS）中枢神経系の異常が問題になる。すぐに治療を開始しないと生命が奪われる、いわゆる急変である。院内心停止等の急変は、6～8時間前より患者の呼吸などにその異常徴候が出現している[1,2]。そのため、看護師は、視覚「見る」、聴覚「聴く」、触覚「触れる（感じる）」の感覚を活かし、患者の変化をよく観察することが重要である。これが"心停止の予防"につながる。しかし、"突然""予期しない"という言葉に象徴されるように、心停止につながる徴候を見抜くことが困難な場合もある。ここでは、心肺停止状態に陥った患者に対する救急看護スキルについて説明する。

救命の連鎖

　心停止状態にある患者を救うには、救命するためのプロセス"救命の連鎖"を理解する必要がある。救命の連鎖は、日本蘇生協議会（Japan Resuscitation Council：JRC）やアメリカ心臓協会（American Heart Association：AHA）の蘇生にかかわるガイドラインで提唱されている。AHAは「心停止からの生存の可能性を最大に発揮するために連続して迅速に行う必要のある重要な行動」[3]と述べている。

　救命の連鎖は、2つの見方ができる。1つ目は、患者の心停止状態を回避するための行動である。最初の行動に"心停止の予防"が入り、心停止状態にある患者を救うということは、つまり、心停止状態につながる要因はすべて排除することを提言している。2つ目は、心停止状態につながる要因を排除したが、それでも患者が心停止状態に陥ったときの対処である。ここでは、救助者の次の行動を示すことで、患者の命を救うだけでなく社会復帰を成し遂げるために必要な救助者の行動を示している。

　『JRC蘇生ガイドライン2020』における救命の連鎖は、1．心停止の予防、2．心停止の早期認識と通報、3．一次救命処置（心肺蘇生とAED）、4．二次救命処置と心拍再開後の集中治療、の4つの要素で構成されている（図1）[4]。

救急蘇生法（BLS/ACLS、小児も含む）　215

図1 救命の連鎖

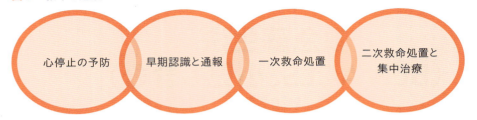

日本蘇生協議会監修：JRC蘇生ガイドライン2020．医学書院，東京，2021：4．より引用

BLS（一次救命処置）

　心肺蘇生法（cardiopulmonary resuscitation：CPR）は、一次救命処置（basic life support：BLS）と二次救命処置（advanced cardiovascular life support：ACLS）が含まれる（図2）。BLSは、心停止状態を防ぐための窒息の予防や、ファーストエイド、そして心停止状態に陥った患者に対する胸骨圧迫や人工呼吸、AEDが含まれる。CPRの目的は、停止した脳血流および冠灌流・冠血流を高めることにある。脳血流の上昇は、循環停止による中枢神経系へのダメージを最小限にして社会復帰をめざすことにつながり、冠灌流・冠血流の上昇は、循環停止による心機能へのダメージを最小限にして自己心拍再開（return of spontaneous circulation：ROSC）をめざすことにつながる。BLSにおける重要スキルは、胸骨圧迫、人工呼吸、自動体外式除細動器（automated external defibrillator：AED）である。

1. BLS手順

　BLSは、患者を系統的に観察・評価して、直ちに救命処置をするか否かを手順（ステップ）に従って判断していく。思春期に入って以降の成人におけるBLSのステップを説明する。

1）周囲の安全確認・感染防御（図3）

　患者の異常を察知したら、救助者自らの安全を確保する。具体的には、救助者の危険はないか患者の周囲を見渡す。危険がある場合は、患者に近寄ることはせず、救助者の危険を排除してから近寄る。当然、最大限の感染予防をしてから患者とかかわる必要があり、手袋、マスク、ガウン、ゴーグルといった標準予防策を講じる。

2）反応（意識）の確認（図4）

　反応の確認は、生命の危機的状態（緊急度）を見抜く判断である。患者が生命の危機的状態にあれば、1人で対応することは困難であり、救命処置に必要な器材もいる。そのため、反応の確認は最初のステップで行う。具体的には、Touch & Talkで「大丈夫ですか？」と呼びかける。

図2　BLSアルゴリズム

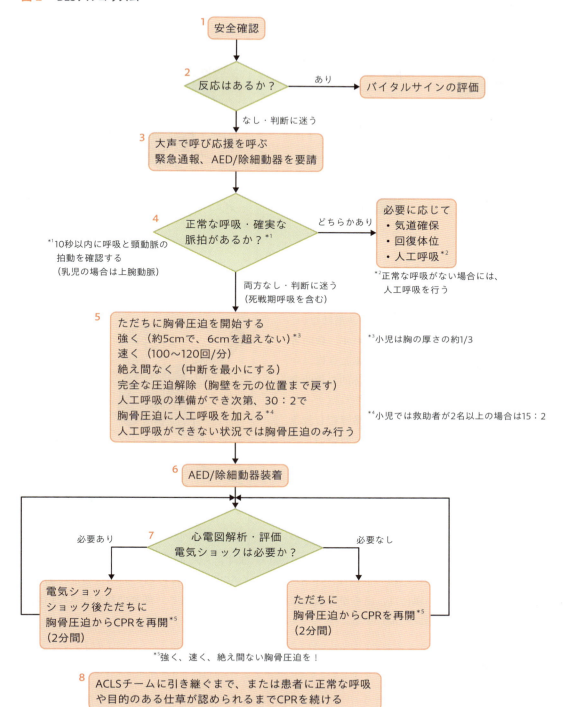

日本蘇生協議会監修：JRC蘇生ガイドライン2020．医学書院，東京，2021：51．より引用

図3　周囲の安全確認

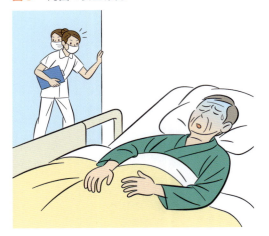

図4　反応の確認

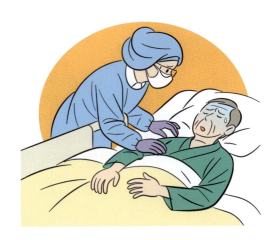

3）反応がない

　反応がない場合、患者に生命の危機的状態が発生していると判断する。時間的余裕はない。そのため、発見者はその場から離れず、救助者の応援を呼ぶ（図5）。応援を呼ぶときに、今後必要になる器材も依頼する。具体的な救助者の応援は、院内のベッドサイドであればナースコールを押す、院外であれば119番通報し救急車を要請する。大声で「誰か来てください」と叫ぶことも有効である。

　院内であれば、応答のあった人に「○号室△さん、急変です」に加え、まずは「AEDを持ってきてください」「救急カート、モニター（生体監視モニター）、除細動器を持ってきてください」と器材の依頼をする。さらに、「応援をお願いします。A医師に連絡してください」のように伝える。器材の依頼と応援の依頼は、BLSだけでなくACLSにつなげるための重要な行動となる。応援が見込めない場合は、自らが緊急通報することは容認される。部署で対処できない場合は、迷わず「院内緊急コール」する。

図5　応援を呼ぶ

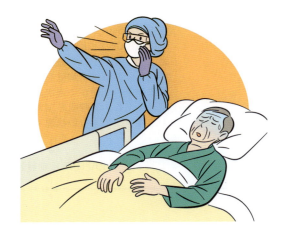

4）呼吸と脈拍の確認

　呼吸と脈拍の確認は同時に行う（図6）。心停止状態であるかどうかを判断し、胸骨圧迫の開始へつなげる。具体的には、呼吸の確認は、胸とお腹の呼吸性運動を見る。呼吸なし、もしくは正常な呼吸ではない（死戦期呼吸を含む）の場合は胸骨圧迫の対象である。

　脈拍の確認は、図7のように頸動脈を触知する。頸動脈が触れない、もしくは触れるかどうかわからない場合は胸骨圧迫の対象である。

図6 呼吸と脈拍の確認

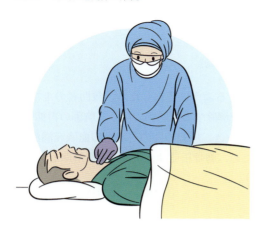

図7 頸動脈の触知

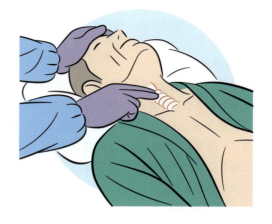

つまり、呼吸と脈拍を同時に確認することで、どちらか一方の状態に問題があれば胸骨圧迫を開始してよい。呼吸と脈拍の確認は、胸骨圧迫開始を遅らせないという理由から10秒以内で行う（心拍数6回/分未満の徐脈は心室停止にあたり胸骨圧迫の適応となる）。迷ったら、それはすべて異常であり、心停止状態として判断する。

5）胸骨圧迫

心停止状態を判断したら、迷うことなく胸骨圧迫を開始する（図8）。胸骨圧迫を効果的に行うためのポイントは6つある。

図8 胸骨圧迫

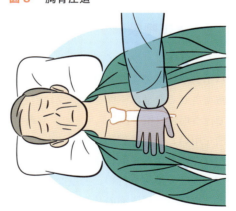

胸骨の下半分を押すことに留意する。

❶ 圧迫の位置

1つ目は、圧迫の位置である。"胸骨の下半分を押す"ことについて、胸骨の下3分の1を圧迫した場合、"胸の真ん中"を圧迫した場合よりも、収縮期のピーク圧とE_tCO_2が増加する[5]。しかし、年齢や性別、体型により個人差が大きいため、共通した適切な位置を表現することは困難である。したがって、圧迫の位置は、あまり胸骨尾側を圧迫することがない位置で、"胸骨の下半分を押す"ことに留意する。

❷ 圧迫の速さ

2つ目は、圧迫の速さである。速さは、1分間に100～120回のテンポで行う。メトロノームを用い、リズムに合わせて行うことが推奨されている。

❸ 圧迫の深さ

3つ目は、圧迫の深さである。深さは、成人では約5cmで押す。適切な深さは40.3～55.3mm

救急蘇生法（BLS/ACLS、小児も含む） 219

で最も生存退院率が高く[6]、体格を考慮して約5cmとなっている。圧迫の深さを可視化できる器材があれば用いるとよいが、最初にそのような条件は整わないことが多い。したがって、感覚的に5cmを越えるように圧迫することを意識する。

❹ 胸郭の戻り

4つ目は、圧迫ごとの胸郭の戻りである。5cmを越えるように圧迫したら、救助者の上半身が胸郭にもたれかかった状態にならないように完全に圧を解除する。胸郭の戻り（胸郭の再拡張）により血液が心臓に流れ込む。胸郭の戻りが不完全であると、圧迫の間の心臓への血液充満流が減り、胸骨圧迫による流出血流が減少する[7]。そのため、胸骨圧迫は、圧の完全な解除と5cmを越える圧をかけることを繰り返す（リコイルと呼ぶ）。

❺ 担当者の交替

5つ目は、胸骨圧迫の担当者の交替である。胸骨圧迫は、疲労という実感がなくても、胸骨圧迫開始し90秒を過ぎたあたりから胸骨圧迫の深さが浅くなる[8]。胸骨圧迫担当者は、交替者がいれば約1〜2分ごと、あるいは5サイクルごとに担当者を交替する。

❻ 硬い板を背部へ挿入

6つ目は、患者の背部に硬い板を挿入し支持面をつくり、胸骨圧迫の圧が背部以外に分散しないようにする。胸骨圧迫は30回連続して行い、換気デバイスがあれば人工呼吸を行う。換気デバイスがない場合や人工呼吸に躊躇する場合は胸骨圧迫のみ継続する（ハンズオンリーCPRと呼ぶ）。

6）人工呼吸（図9〜11）

人工呼吸は、フェイスマスク、バッグバルブマスク（bag valve mask：BVM）など換気用デバイスが準備でき次第行う（図9）。患者の顔とデバイスのマスクとを密着させることが重要で、密着させるときは下顎をマスクに引き寄せるようなイメージで把持する。把持の方法には、片手で行う場合（例：EC法、図10）や両手で行う場合（例：母指球法、図11）がある。このような方法を用い、頭部後屈顎先挙上法もしくは下顎挙上法による気道確保を行う。換気は患者の胸の上がりを見ながら1回に1秒かけて吹き込み、胸が上がる程度の換気を行い、過度な換気量は避ける。過度な換気は、胃膨満のリスクを高め、嘔吐を誘発し吐物が気管に流れ込む可能性がある。また、胸骨圧迫による心拍出量を減少させる。

高度な気道確保（気管挿管や声門上気道デバイス）が挿入されるまでは、人工呼吸と胸骨圧迫の比率は胸骨圧迫30回に続けて人工呼吸2回の30：2の比率で行う。人工呼吸による換気中は、胸骨圧迫を一時中断する。胸骨圧迫と人工呼吸は同調して機能させる（同期）。

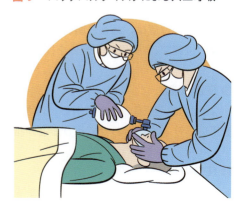

図9 バッグバルブマスクによる人工呼吸

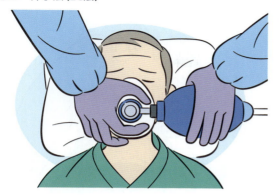
図10　片手法（EC法）

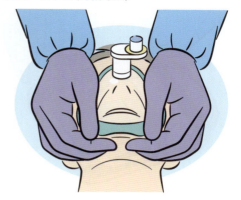
図11　両手法（母指球法）

7）AED（図12～15）

　CPR下において、AEDは到着次第、使用する。AEDはさまざまな種類があり、自分が所属する施設に設置してあるAEDの使用方法を熟知しておく。基本的なAEDの操作は大きく4つのステップがあり、最も重要なことはAEDの電源を入れることである。あとは、AEDから流れる音声メッセージに従えばよい。

　ステップ1は、AEDの電源を入れる（AED本体の蓋を開けると電源が入る機種もある、図12）。

　ステップ2は、患者に電極パッドを装着し（図13）、パッドのコードをコネクタに接続する（すでに本体にコードが接続されている機種もある）。

　ステップ3は、音声メッセージで心電図解析のため患者から離れるようメッセージが流れる。メッセージを聞いたら一時的に胸骨圧迫を中断する。人工呼吸担当者も含め、すべての救助者は患者から離れる（図14）。

　ステップ4は、電気ショックの適応がある場合に、ショックの適応があること、そして充電開始のメッセージとショックボタンを押すようメッセージが流れる。AEDを操作している救助者は、ショックボタンを押す前に、もう一度すべての救助者が患者から離れていることを確認したうえでショックボタンを押す（図15）。

　なお、手動式の除細動器は、医師が到着している状況下で準備でき次第、医師が使用する。看護師は使用できないことに留意する。これは、除細動の適応である心室細動（ventricular fibrillation：Vf）や無脈性心室頻拍（pulseless ventricular tachycardia：pulseless VT）の不整脈診断に医師の判断が必要なためである。

8）CPRの継続

　CPRは、医師が到着しACLSチームに引き継ぐまで、または、患者に正常な呼吸や目的のある仕草（顔をしかめ嫌がる動作、払いのける動作等）が認められるまで継続する【9】。

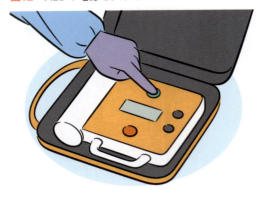
図12　AEDの電源を入れる

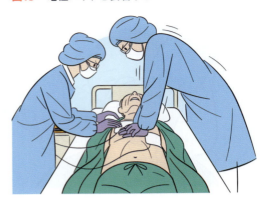
図13　電極パッドを装着する

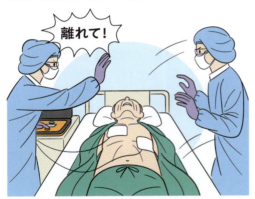
図14　救助者は患者から離れる

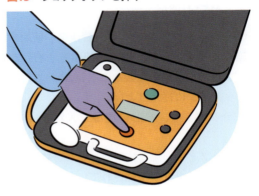
図15　ショックボタンを押す

2. 特殊な状況

1）死戦期呼吸とは

　死戦期呼吸は、死に至る直前に認められ、生体内の低酸素に起因して起こる。また、突然自分の目の前で倒れた心停止状態の人や、致死性不整脈の1つである心室細動（Vf）の人では、高い頻度で死戦期呼吸を認める。

　死戦期呼吸は、反応（意識）がない状態にある傷病者で生じているリズムが不規則で、呼吸補助筋を使用して行われている呼吸である【10】。経験上、死戦期呼吸では、吸気時は空気を欲しがるかのように大きく口を開け、息を吸うかのごとく胸が（しっかりではないが）動くが、お腹の動きはほとんどない。その動作の後、口や胸が小さくしぼむようになくなり無呼吸になる。吸気時に、いびき様の音が聞こえることもある。死戦期呼吸中の姿は、まるで息をしているかのように思わせるため、救助者が「呼吸あり」とエラーを起こすことがある。

　しかし、死戦期呼吸がある患者は、呼吸がない人と同様に胸骨圧迫を即座に開始する。BLS手順の中で、患者に、①反応がないこと、②いつもと呼吸が違う（正常な呼吸でない）、③頸動脈が触知できない（もしくは触れるかどうかわからない）という総合的な判断を行い、①以外に②も

しくは③のどちらかが該当すれば胸骨圧迫を開始する。

2）妊婦の胸骨圧迫

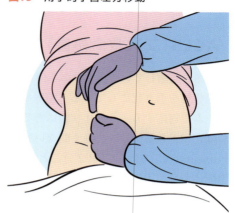

図16　用手的子宮左方移動

　心停止状態にある妊娠後半（妊娠約20週以降）にある妊婦は、妊娠子宮が下大静脈を圧迫し、1回拍出量や心拍出量が減少する[11]。そのため、妊娠後半の妊婦に胸骨圧迫を行うとき、胸骨圧迫と人工呼吸の役割以外に人手が確保できていれば、1人が両手で用手的子宮左方移動を行いながらCPRを実行することが提案されている（図16）。用手的子宮左方移動は、仰臥位で胸骨圧迫をしている状況下で、妊娠子宮を母体の腹側に持ち上げる、または押し上げるようにする（母体の背側方向には移動させない）。また、反応がないが正常な呼吸がある、もしくは頸動脈が確実に触知できる場合は、腹部大血管の圧迫を解除する目的で、左側臥位を考慮してもよい[12]。

3）小児に対するBLS

　BLSでは、小児は1歳以上思春期までを、乳児は新生児を除く1歳未満と定義している。基本的に小児のBLSも成人のBLSと同じステップであるが、小児の身体的特徴や心停止状態に陥る原因（小児の心停止は、窒息など呼吸原性が多い）によって少し異なる。ここでは、小児に対するBLSについて、成人と異なるポイントを説明する。

❶ 呼吸と脈拍の確認

　小児では、成人で述べた状態以外に、脈拍の確認が確信できても、脈拍60回/分（1秒に1回の脈拍）未満、かつ循環不全（皮膚が蒼白である、チアノーゼがある等）の徴候がある場合は、胸骨圧迫からCPRを開始する。

　循環不全の徴候について、AHAは「灌流不良」と表現する。灌流とは、「心臓から動脈を通って体の組織に達する、酸素を含んだ血液の流れ」である。灌流不良の評価視点として、①体温：四肢の冷感、②意識障害：意識/反応が継続して低下している、③脈拍：脈拍が遅い、④皮膚：蒼白、まだら模様（斑状の外見）、チアノーゼ（唇や皮膚が蒼白）を列挙している[13]。

　反応がない、かつ正常な呼吸でないが脈拍が確実に触知できる場合は、気道確保し2〜3秒ごとに1回の人工呼吸（補助呼吸）を行う。補助呼吸中は、脈拍が確実に触れるか2分ごとに確認をする。

❷ 胸骨圧迫

　小児の胸骨圧迫は、胸郭前後径（胸の厚さ）の約1/3の深さで圧迫する。その他、胸骨圧迫の位置、速さのテンポ、リコイル等は成人と同じである。

❸ 胸骨圧迫と人工呼吸の比率

1名で行う場合は、成人と同じ胸骨圧迫：人工呼吸＝30：2の比率である。ただし、救助者が2名以上でCPRを行う場合は、胸骨圧迫：人工呼吸＝15：2の比率に変更する。小児に対する救助者2名以上の胸骨圧迫と人工呼吸の比率については、15：2を否定する根拠がないため合理的であると判断されている。

ACLS（二次救命処置）

BLSを実施しても改善しない心停止状態に対しては、速やかにACLSに移行する。ACLSは、心停止状態を引き起こしている不整脈や疾患に対する治療（図17）であるため、医師を含めた医療チームで対応する。心停止状態にある傷病者治療においては、2つの時間軸から構成される。1つは、BLSを継続して、絶え間ない胸骨圧迫の実施と電気的除細動を用いる時間軸である。VfやPulseless VTでは、CPR 2分ごとに電気的除細動を実施する。もう1つは、薬剤投与による不整脈治療や原因疾患に対する治療を行う時間軸である。

ACLSの目的は、傷病者が心停止状態に陥る可能性が高い不整脈からの改善や、心停止状態から自己心拍再開（ROSC）することで、社会復帰（高次脳機能とそれ以外の全身の機能回復）ができるように治療することである。そのため、単に傷病者を蘇生するだけでなく、その後の社会復帰をめざした救命処置であることを意識しなければならない。

1. 心室細動（Vf）/無脈性心室頻拍（pulseless VT）のACLS

Vfやpulseless VTの治療目標は、不整脈の治療である。Vfやpulseless VTを治療できない限り心拍は戻らない。そのため、最も有効な電気的除細動を用いてCPRを実施することが重要になる。電気的除細動は、単相性除細動器と二相性除細動器がある。電流レベルは、単相性360J、二相性150～200Jで実施する。

薬剤投与のための静脈路確保は、肘正中皮静脈の太い血管を選択し、18～20G程度の太い静脈留置針を用いる。静脈路確保が困難な場合は、医師による骨髄路で速やかに薬剤投与路を確保しなければならない。表1に、Vfやpulseless VTで使用される主な治療薬剤を示す。薬剤投与後は、続いて生理的食塩水20mLでフラッシュ（後押し）し、薬剤が早く心臓へ到達するようにする。

2. 無脈性電気活動（PEA）/心静止（asystole）のACLS

無脈性電気活動（pulseless electrical activity：PEA）や心静止（asystole）の治療目標は、不整脈の治療ではなく、心停止状態を招いた原因疾患に対する治療である。原因疾患を治療しない限り、ROSCは困難である。絶え間なくCPRするなかで、可能な限り原因疾患の鑑別を行い治療する。そのため、①患者本人（身体だけでなく所持品も）、②家族（患者背景の聴取）、③患者のカルテ（病歴や治療経過等）、からの情報収集、超音波検査、血液検査等、医師の指示に従い、心停止状態に至った原因を検索する。表2に可能性の高い原因疾患を示す。

Asystoleの判断については、注意すべきことがある。asystoleに見えても、Vfを見落としてい

図17 ACLSアルゴリズム（心停止アルゴリズム）

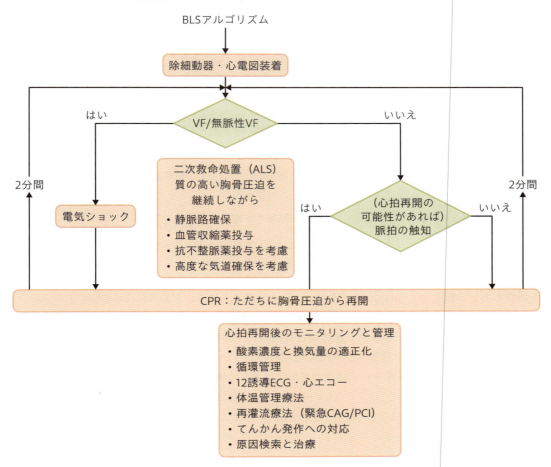

日本蘇生協議会監修：JRC蘇生ガイドライン2020．医学書院．東京．2021：50．より引用

表1 Vfやpulseless VTで使用される主な治療薬剤

薬剤名	効能	投与方法
エピネフリン	ROSC率を高める、生存退院率を高める	1mg投与。反応がなければ3～5分ごとに反復投与
アミオダロン	難治性Vf/pulseless VTに効果あり	初回300mg投与。難治性なら150mgを追加投与（上限投与量2g）
リドカイン	難治性Vf/pulseless VTに効果あり（*アミオダロンの代替薬）	1.0～1.5mg/kg静注（除細動実施を経て0.5mg～0.75mg/kg追加静注、上限投与量3mg/kg）
ニフェカラント	難治性Vf/pulseless VTに効果あり	0.3mg/kg投与

救急蘇生法（BLS/ACLS、小児も含む） 225

表2 PEAやasystoleに至る可能性の高い疾患

A	Acidosis	アシドーシス
B	Bleeding	出血性ショック、外傷、脱水、循環血液量低下
C	Cardiac Tamponade	心タンポナーデ
D	Drug	薬物中毒
E	Embolism	肺塞栓
F	Freezing	低体温
G	Gas	低酸素血症
H	Hyper- Hypokalemia・Hypoglycemia	高-低カリウム血症、代謝異常、低血糖
I	Infarction	心筋梗塞
J	Jam（つまっている）	緊張性気胸

青木重憲：心停止アルゴリズム．沼田克雄監修，ACLSマニュアル－心肺蘇生法への新しいアプローチ，医学書院，東京，2000：85．より改変

る場合もあり、flat line protocol（フラットラインプロトコル）が必要になる。

　すなわち、①導子（リード）の外れや断線がないか確認する、②生体監視モニターの感度を上げてみる、③誘導を変えてみる（Ⅱ誘導からⅢ誘導、Ⅰ誘導のように）ことで見きわめるようにする。Vfであれば電気的除細動で治療が可能である。しかし、asystoleと誤認すれば、電気的除細動による治療のチャンスを失い、救命の可能性は著しく減少する。PEAとasystoleにおいては、電気的除細動は禁忌であるが、いつでもVFになったときに使えるよう準備しておく。なお、PEAやasystoleにおける薬剤は、原因疾患がわかるまではエピネフリンのみで、投与方法はVf/pulseless VTと同じである。

3. ACLSにおける換気と胸骨圧迫

　気管挿管または、声門上気道デバイスによる高度な気道確保が行われるまでは、人工呼吸と胸骨圧迫の比率はBLS時と同様に行う。人工呼吸は、リザーバー付きBVMにより酸素10～15L/分投与下で換気し、常にリザーバーバッグが拡張しているようにする。気管挿管または、声門上気道デバイスによる高度な気道確保が行われた場合、人工呼吸と胸骨圧迫の比率ではなく非同期となり、胸骨圧迫は100～120回/分、人工呼吸は10回/分、それぞれ連続して行う。

4. チームダイナミクスの重要性

　BLSを含む心肺蘇生法実施中は、蘇生成功の可能性を高めるために、効果的にチームを機能させる必要がある。AHAは、「蘇生処置中は1秒を争うため、明確な役割と責任をできるだけ速やかに定めること」「チームメンバーそれぞれが自分の限界を知っておくこと」「チームメンバーが誤った行動や不適切な行動を指摘する場合は建設的な表現で対応すること」「知識の共有をすること」「蘇生中はリアルタイムで情報を交換すること」「発信者は明確な指示を伝えること」「指示を受け取る人は復唱して発信者と共有すること」「互いに尊重すること」「チームを効果的に動かす

こと」を推奨している【14】。チームを効果的に動かすためには、治療指示を出す医師とは別に、CPRの質を監視する担当者を決め、CPRの質を高めるための指導や支援を行うことも重要である。

5. ACLSにおける配慮

治療中は、患者のプライバシーに配慮する。患者の身体の露出は治療に差し支えない程度にし、処置を行う環境はカーテンなどで仕切る。家族への配慮として、待機場所の提供、治療中の情報提供、医師による治療説明の場を整える。治療中の記録は、担当者を決めて、経時的に時間と処置を書き残していく。医療チームに治療経過がわかるよう、ホワイトボードに記載したり、カルテ等にも記載して記録を残していく。

引用文献

[1] Schein RM, Hazday N, Pena M, et al：Clinical antecedents to in-hospital cardiopulmonary arrest. Chest 1990；98（6）：1388-1392.

[2] Franklin C, Mathew J：Developing strategies to prevent inhospital cardiac arrest：analyzing responses of physicians and nurses in the hours before the event. Crit Care Med 1994；22（2）：244-247.

[3] AHA：AHA心肺蘇生と救急心血管治療のためのガイドライン2020．シナジー，東京，2021：S337.

[4] 日本蘇生協議会：JRC蘇生ガイドライン2020．医学書院，東京，2021：4.

[5] Cha KC, Kim HJ, Shin HJ, et al：Hemodynamic effect of external chest compressions at the lower end of the sternum in cardiac arrest patients. J Emerg Med 2013；44（3）：691-697.

[6] Stiell IG, Brown SP, Nichol G, et al：What is the optimal chest compression depth during out-of-hospital cardiac arrest resuscitation of adult patients? Circulation 2014；130（22）：1962-1970.

[7] American Heart Association：BLSプロバイダーマニュアルAHAガイドライン2020準拠．シナジー，東京，2021：19.

[8] Sugerman NT, Edelson DP, Leary M, et al：Rescuer fatigue during actual in-hospital cardiopulmonary resuscitation with audiovisual feedback：a prospective multicenter study. Resuscitation 2009；80（9）：981-984.

[9] 日本蘇生協議会監修：JRC蘇生ガイドライン2020．医学書院，東京，2021：51.

[10] 鈴木昌：死戦期呼吸．救急医学 2007：31（9）：997-1000.

[11] AHA：AHA心肺蘇生と救急心血管治療のためのガイドライン2020．シナジー，東京，2021：S454.

[12] 日本蘇生協議会監修：JRC蘇生ガイドライン2020．医学書院，東京，2021：272.

[13] American Heart Association：BLSプロバイダーマニュアルAHAガイドライン2020準拠．シナジー，東京，2021：51.

14 American Heart Association：BLSプロバイダーマニュアルAHAガイドライン2020準拠．シナジー，東京，2021：43-45．

第 **4** 章 ● 初期診療における救急看護スキル

酸素投与

徳山 博美

酸素療法の目的

　酸素は、生物にとって必要不可欠な物質である。生命活動の最小単位である細胞の代謝は十分な酸素がある状態において効率的な代謝が行われる（38ATPを作り出す好気性代謝）。そのため、酸素を適切に体内に取り込み、循環し、細胞に必要量提供することは非常に重要なことといえる。この酸素の取り込みが何らかの理由で不足し動脈血中の酸素が不足している状態を「低酸素血症」といい、体細胞の酸素欠乏エネルギー代謝が障害された状態を「低酸素症」という。

　救急領域でよく出合う敗血症等のエネルギー代謝が亢進した状態や低循環では、低酸素血症はなくても低酸素症に陥ることもある。また、低酸素血症があれば結果的に低酸素症に陥る。

　酸素投与は、まず低酸素血症を改善する目的で適度に酸素を投与する治療方法である。低酸素血症や低酸素症については、第3章「急性呼吸障害（呼吸不全）のメカニズムと対応」p.142を参照されたい。低酸素血症および低酸素症はA（Airway）やB（Breathing）、C（Circulation）、D（Dysfunction of CNS）に問題がある場合に生じるが、Aの問題は酸素療法では改善できないため気道確保の手段を用いる必要がある。

酸素療法に使用するデバイス

　酸素療法の方法は、「低流量システム」と「高流量システム」に大別される。健常成人は正常呼吸数12〜18回/分程度で、吸気と呼気は1：1.5〜2.0で行っている。例えば、正常呼吸15回/分では、吸気時間1.2秒、呼気時間1.0秒、休止時間1.8秒で構成されている。成人の1回換気量500mL、平均吸気時間1秒のとき、平均吸気流速は500mL/秒×60＝30L/分であるため、総流量が30L/分以上確保できる酸素療法の方法を高流量システム、30L/分に満たない方法を低流量システムという。

　低流量システムには、経鼻カニューレ、簡易酸素マスクがあり、リザーバーマスク、高流量システムにはベンチュリーマスク、ネブライザー付き酸素投与システム、ハイフローセラピー（high flow therapy：HFT）がある。本項では、基本的な、経鼻カニューレ、簡易酸素マスク、リザーバーマスク、HFTについて解説する。

酸素投与　229

図1　経鼻カニューレ

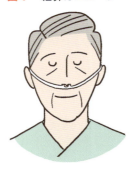

表1　経鼻カニュラ　吸入酸素濃度推定値

酸素流量（L/分）	吸入酸素濃度推定値（％）
1	24
2	28
3	32
4	38
5	42

1. 経鼻カニューレ[1]（図1）

1）構造

　外鼻孔から、両側鼻腔あるいは片側鼻腔を介して酸素を吸入する方法である。鼻腔容積は25〜28cm³である。酸素5 L/分投与した場合5,000mL/分＝83.3mL/秒を投与している。健常成人の正常呼吸時1回換気量500mLであり、吸気時投与された酸素と500mLに満たない不足の416.7mLは周囲の空気を取り込むことになる。

2）特徴

　0.5〜5 L程度まで投与可能な方法であり、吸入酸素濃度の推定値は1 L増量ごと4％増加する（表1）。ただし、上記の換気量に満たない分の空気の取り込み量が変化することから、患者の換気量によって酸素濃度は変化する。換気量が少ない場合は酸素濃度が上昇し、換気量が多い場合は酸素濃度が低下する。酸素投与中でも会話や食事が可能で在宅でも使用可能である。

3）注意点

　外鼻孔を介した酸素療法であり、口呼吸をしている患者の場合は推奨されない。また、酸素投与量は5 L/分以上の使用は、鼻腔粘膜の刺激が強く乾燥や疼痛を生じるため推奨できない。

2. 簡易酸素マスク[1,2]（図2）

図2　簡易酸素マスク

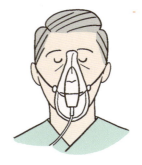

1）構造

　口元に当てる孔のあいたマスク（容積180mL）と酸素投与チューブのシンプルな構造である。
　酸素8 L/分投与時（酸素流量8,000mL/60秒、133.3mL/秒）を想定する（図3）。
①呼気時、二酸化炭素分圧の高い混合ガス（a）500mLを呼出し、常

時マスク内に酸素133.3mL/秒が流入、マスク容積180mL以上（633.3mL－180mL＝453.3mL）がマスク外に放出され混合ガス（b）になる。

②休止期に酸素流量133.3mL/秒×1.8秒＝239.9mLマスク容積を超える容量の酸素がマスク内に流入し、二酸化炭素は洗い流され酸素濃度は高くなり、そのつどマスク容積180mL以上はマスク外に放出され混合ガス（c）になる。

③吸気時には、混合ガス（c）にさらに酸素流量133.3mL/秒×1.2秒＝159.9mLがマスク内に流入し、さらに1回換気量500mLに不足する160.1mLがマスク外の室内気が取り込まれ、混合ガス（d）が吸気となる。

マスク内の酸素濃度が高い状態であってこそ酸素化の改善が期待できる。

救急領域で出合う患者はさまざまな病態から頻呼吸（25回/分以上）を呈していることがある。酸素8L/分投与時（酸素流量8,000mL/60秒、133.3mL/秒）であっても頻呼吸時は、吸気時間1.2秒、呼気時間1.0秒、休止時間が0秒に短縮する。休止時間にマスク内の酸素濃度が上昇することは期待できない。結果的に呼気の再呼吸と投与酸素だけの酸素濃度の投与になる。高濃度酸素を投与しているつもりになっているだけで、実際には想定している酸素濃度を投与できていないことがある。

また、簡易マスクで通常使用しない酸素4L（酸素流量4,000mL/60秒、66.6mL/秒）投与時を正常呼吸（15回/分）（吸気時間1.2秒、呼気時間1.0秒、休止時間1.8秒）に投与を想定する（図4）。

①呼気時に二酸化炭素分圧の高い混合ガス（a）500mLを呼出し、酸素流量66.6mL/秒×1.0秒＝66.6mLの混合ガスが生じ、マスク容積180mL以上（566.6mL－180mL＝386.6mL）がマスク外に放出される（二酸化炭素濃度高い）。混合ガス（b）がマスク内に残る。

②休止期に酸素流量66.6mL/秒×1.8秒＝119.8mLの酸素がマスク内に流入し、さらに混ざり合い酸素濃度は上昇するが二酸化炭素を含む混合ガスになり、そのつどマスク容積180mL以上はマスク外に放出され混合ガス（c）になる。

③吸気時には、混合ガス（c）にさらに酸素流量66.6mL/秒×1.2秒＝79.9mLがマスク内に流入し、さらに酸素濃度の高い混合ガスになるものの二酸化炭素を含む混合ガスである。さらに、

図3　簡易酸素マスク8L/分投与時

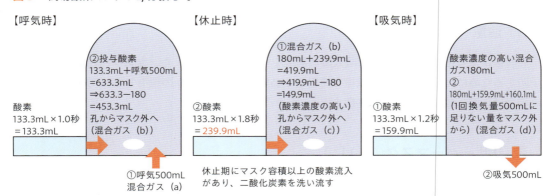

正常呼吸　15回/分の場合　酸素8L/分投与（8,000mL/60秒＝133.3mL/秒）の場合
マスク容積180mL　1回換気量：500mL　吸気時間：1.2秒　呼気時間：1.0秒　休止時間：1.8秒

図4　簡易酸素マスク4 L/分投与時

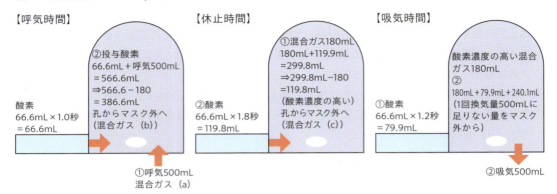

正常呼吸　15回/分　酸素4 L/分投与（4,000mL/60秒＝66.6mL/秒）の場合
マスク容積180mL　1回換気量：500mL
吸気時間：1.2秒　呼気時間：1.0秒　休止時間：1.8秒

表2　簡易マスクの酸素流量と吸入酸素濃度推定値

酸素流量（L/分）	吸入酸素濃度推定値（％）
5〜6	40
6〜7	50
7〜8	60

　マスク容積は180mLであるため、この500mL－180mL＝320mLはマスク外の室内気が取り込まれ混合ガス（d）が1回換気量500mLの吸気として体内に取り込まれる。
　マスク内の酸素濃度が上昇する機会はあるものの、マスク容積を超える酸素流量を確保できないことから呼気を再呼吸する可能性が常にある。そのため、やむを得ず4 L/分以下で投与する場合は、二酸化炭素濃度の上昇がないか観察する必要がある。

2）特徴

　5 L以上8 L以下の酸素投与ができる（表2）。会話が可能である。

3）注意

　呼吸数による影響があり正確な吸入酸素濃度を設定できない。また、マスク内呼気の再呼吸を予防するために、5 L/分以上の流量で使用する必要がある。何らかの理由で5 L/分未満で使用する場合は、高二酸化炭素血症に注意する。

3．リザーバーマスク（図5）[1]

1）構造

　マスク外から空気の流入を防ぐ一方弁付きの穴があるマスクに呼気が入り込まないように一方

図5　リザーバーマスク

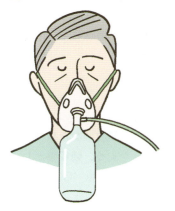

表3　リザーバーマスクの酸素流量と吸入酸素濃度推定値

酸素流量（L/分）	吸入酸素濃度推定値（％）
6	60
7	70
8	80
9	90
10	90〜

弁付きの酸素を溜めるための袋であるリザーバーバッグ（容量約600〜800mL）が接続されている高流量システムの酸素マスクである。呼気はマスクの穴からマスク外に放出され、吸気時は投与酸素とリザーバーバッグに溜められた酸素を吸い込む。

2）特徴

高濃度酸素（60％以上）を投与できる（表3）。会話が可能である。

3）注意点

リザーバーバッグが伸縮していることを確認する必要がある。伸縮がない場合は、マスク装着に不備があるまたは痩せにより顔との間に隙間から室内空気が流入する。同時に、マスクの穴にある一方弁がペコペコと動いていることでマスク装着に不備がなく、マスク外への呼気放出を確認できる。

また、クスマウル大呼吸のように1回換気量が非常に大きい場合は、リザーバーバッグと投与酸素以上の換気量になり目的の高濃度酸素を提供できずに呼吸困難に陥る可能性がある。

4．開放型酸素吸入マスク（オキシマスクCO_2、図6）[3]

1）構造

簡易酸素マスクやリザーバーマスクとは異なり、マスク部分が解放されていて酸素吹き出し口の構造により鼻腔と口腔に酸素を拡散しながら、酸素濃度を一定に保つことができる。例えば、オキシマスクCO_2では、1L（24〜25％）から12〜15L（59〜65％）の投与が可能である。つまり、5L以下の酸素投与ができる鼻カニューレと、5L以上の酸素投与ができる簡易酸素マスクの両方の酸素量を投与できるため、酸素療法中にデバイスを変更する必要がない。このことは、不適切なデバイスの選択により生じるインシデントを回避することにもつながる。

酸素投与　233

また、オキシマスクCO_2（図6）では、酸素療法で目的とする低酸素症の改善だけでなく、二酸化炭素を十分に排出できない換気不全のモニタリングも同時にできるデバイスになっている。この開放型酸素吸入マスクは中央にディフューザーカップがあり、この部分から呼気終末二酸化炭素濃度（E_tCO_2）を測定する機能がある。

2）適応

酸素1L（24～25％）から12～15L（59～65％）を投与できる（表4）。開放型なためマスクを外さずに飲食や吸引操作、口腔ケアが可能でコミュニケーションが取りやすく、装着感としても閉塞感が少なく安楽である。また、気管挿管チューブ抜管後や慢性閉塞性肺疾患（COPD）等で二酸化炭素排出をモニタリングしたい場合に適応できる。

3）注意点

オキシマスクCO_2では、酸素投与のみを目的とする場合は酸素流量計の準備でよいが、E_tCO_2をモニタリングしたい場合は専用のベッドサイドモニターを要する。また、マスク中央のディフューザーカップが鼻尖部から口唇部に位置するように装着し、モニター上きれいな台形上の波形を確認できれば、E_tCO_2を正しく測定することが可能になる（図7、8）。一般的に、$PaCO_2$

図6　開放型酸素吸入マスク

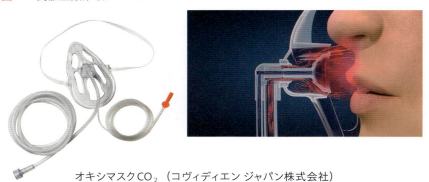

オキシマスクCO_2（コヴィディエン ジャパン株式会社）

表4　開放型酸素吸入マスク（オキシマスク）

酸素流量（L/分）	吸入酸素濃度推定値（％）
1	24～25
2	27～32
4	34～40
6	42～48
8	49～55
10	53～58
12～15	59～65

図7 数値と波形

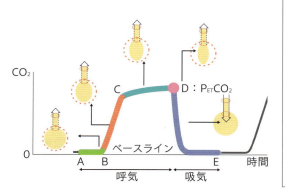

- A～B：呼気の始まり
  ・ガス交換に関与しない死腔のガスが呼出されるためCO_2は0mmHg
- B～C：呼気（急峻な上昇）
  ・CO_2を多く含んだ肺胞気が呼出されるためCO_2は急激に上昇
- C～D：肺胞プラトー
  ・時定数の異なる肺胞から呼気が呼出されるためCO_2が緩やかに上昇
- D～E：吸気（急峻な下降）
  ・CO_2が含まれていないガスが吸気されるためCO_2は急激に0mmHgまで下降する
※D：E_tCO_2（呼気終末二酸化炭素分圧）

カプノグラフィは、非侵襲的に吸気・呼気中の二酸化炭素分圧（mmHg/kPa）もしくは濃度（%）を測定する換気のモニターです。患者の情報は数値（Capnometry）と波形（Capnogram）によって得ることができる。呼吸抑制や気道閉塞などの換気状態を観察するうえで、波形を評価することはとても重要である。また、連続波形の間隔を見ることで呼吸回数の指標となる。

コヴィディエンジャパン株式会社：Respiratory Compromise Capnography Application Guide．：4．より引用

図8 カプノグラフィの一般的な波形

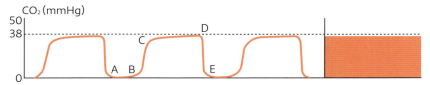

E_tCO_2および波形とも正常で規則的かつ安定する。

コヴィディエンジャパン株式会社：Respiratory Compromise Capnography Application Guide．：10．より引用

とE_tCO_2の値は近似値になるが、非挿管では乖離が大きくなることがある点に留意する。

5. ハイフローセラピー（ネーザルハイフロー）（図9）[4,5]

1）構造

図9 ネーザルハイフロー

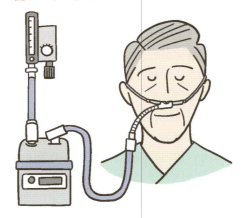

　酸素と空気のブレンダーと酸素濃度計、高性能加温加湿器とセンサー付き熱線入り加温回路を組み合わせたもので、専用の鼻カニューレは柔らかい素材で後頭部にかけるベルトがあり、ずれが生じないように固定できる。
　ハイフローセラピー（HFT）の効果には、呼吸仕事量の軽減により高濃度までの正確な酸素濃度の設定が可能であること、上気道抵抗の軽減、解剖学的死腔の洗い出し、気道の粘液線毛クリアランスの維持、きわめてわずかなPEEP様効果と肺胞リクルー

トメントなどがある。

❶ 呼吸仕事量の軽減

高濃度までの正確な酸素濃度の設定が可能で鼻腔に30L/分の高流量を直接押し込むため、正常呼吸と同等の吸気流速であることや吸気努力を必要としないことから呼吸仕事量が軽減する。

❷ 解剖学的死腔の洗い出し

解剖学的死腔は、1回換気量500mLのうちガス交換に関与しない部位のことで、約150mLに相当する。ネーザルハイフローでは、鼻咽頭の呼気を洗い流すことで二酸化炭素の再呼吸を防ぎ、解剖学的死腔を約50mL減らし、逆に鼻咽頭を酸素のリザーバーとして獲得することができる。

❸ 気道の粘液腺毛クリアランスの維持

人工呼吸器に使用する高性能加温加湿器とセンサー付き熱線入り加温回路を使用することで、加温加湿を実現することができる。ただし、発熱中の患者の場合には適切な加温設定ができているか確認が必要である。

❹ きわめてわずかなPEEP様効果と肺胞リクルートメント

持続的に高流量を投与することから最も気道内圧が低下する呼気時であっても陽圧になる。PEEP（呼気終末陽圧換気）様効果があるものの、意図的な設定はできない。

2）適応

加温加湿した30〜60L/分の高流量、21〜100%の高濃度の酸素を投与できる。会話や飲食、排痰が可能で、必要時に吸引も実施できる。

3）注意点

HFTを開始すると急激な呼吸状態の改善を確認することがあり、安心とともに過信してしまうことがある。HFTは酸素療法であり、アラーム機能がなく鼻腔からの逸脱や回路外れ等に気づくことが遅れることもある。また、加湿による結露が回路内を閉塞しかねない。アラーム機能のある人工呼吸器よりも詳細な観察と管理を必要とする。

HFTを使用中のROX index（ROX index＝SpO_2/F_1O_2/RR）の有用性が示されている研究が報告されている。48時間前後で早期と後期としHFTの後期失敗群は早期失敗群より死亡率や抜管成功率、人工呼吸器離脱率が高く、28日間の人工呼吸器非装着日が長かったと示された（表5）[6]。また、ROX は挿管リスクの低い患者と高い患者を識別するのに役立つ指標であると示され[7]、ROX 指数が急性低酸素性呼吸不全を有するCOVID-19患者における HFT 不全の予測に優れた識別力を持っていることを示唆と、報告されている[8]。

また、国内の研究でも抜管2時間後の再挿管のリスクについてP/F比とROX indexを比較された研究でROX indexが高い有意差を示していた[9]。近年、急激に信頼性の高い酸素投与デバイスとして浸透したHFTをより安全に使用する方法として参考にしたい（表6）。

表5 高流量鼻カニューレ療法が失敗すると挿管が遅れ死亡率が増加する可能性を示す研究

	HFT早期失敗群	HFT後期失敗群	P値
ICU死亡率	39.2%	66.7%	0.001
抜管成功率	37.7%	15.6%	0.006
人工呼吸器離脱率	55.4%	28.9%	0.002
28日間の人工呼吸器非装着日数	8.6±10.1日	3.6±7.5日	0.001

Kang BJ, Koh Y, Lim CM, et al：Failure of high-flow nasal cannula therapy may delay intubation and increase mortality. Intensive Care Med 2015；41：623-632.

表6 抜管2時間後のP/F比とROX index

抜管2時間後	再挿管 n＝8	抜管 n＝63	P値
P/F比	176.6（136.3〜246.2）	315.0（243.9〜364.9）	0.011
ROX index	10.4（8.5〜14.1）	15.4（12.6〜18.4）	0.004

石原敦司，吉眞孝，森輝樹，他：ICUに入室した挿管患者における抜管後のHFNC導入・再挿管に対するROX indexの有効性およびCut-off Pointに関する検討．人工呼吸 2023；40（2）：157-162．より引用

表7 絶対湿度

気温（℃）	20	25	30	35	37	40
飽和水蒸気量（mg/L）	17	23	30	39	44	51

酸素投与時の加温加湿 [1]

　ここまで解説してきた酸素投与の方法は、鼻腔または口腔を介して行っており各部位で加温加湿されるため、おおむね機械的な加温加湿を必要としない。

　湿度は、絶対湿度（表7）と相対湿度がある。絶対湿度とは、空気1L中に含まれる水蒸気量でmg/Lで表し、相対湿度は飽和水蒸気量（これ以上水蒸気を含むことができない100%の水蒸気を含んだ状態）に対するその水蒸気の割合%で表す。水蒸気量は、気温によって飽和水蒸気量が変化するため自ずと変化する。

　室温20℃湿度50%の空気を呼吸として取り込むが、咽頭部で30℃相対湿度95%絶対湿度29mg/Lになり、さらに気管分岐部では34℃相対湿度100%絶対湿度38mg/Lになり、最終的に肺胞では37℃相対湿度100%絶対湿度44mg/Lになる。

　鼻咽頭部から呼吸細気管支までの粘膜上皮組織は水分が豊富でここから水分を供給し、肺胞部での絶対湿度44mg/L相対湿度100%をなし得ている。乾燥したガスを吸い込む場合や脱水状態の場合であっても肺胞の湿度環境は変化しない。結果的に、分泌物の粘稠度が増すことになる。そのため、酸素投与の際は、加温加湿が適切か継続的な観察が必要である。

　日本呼吸器学会と日本呼吸ケア・リハビリテーション学会の『酸素療法マニュアル』に、鼻カニューレでは3L/分まで、ベンチュリーマスクでは酸素流量に関係なく酸素濃度40%までは、あえて酸素を加湿する必要はない。むしろ、室内気の湿度に注意すべきとある。鼻カニューレ3L/

分の場合、酸素投与量は3,000mL/60秒、50mL/秒であり、吸気時間1秒、1換気量500mLと想定した場合に加湿した酸素は1/10程度であり、わずかな加湿しかできずこの加湿が有用なものとは言えない。しかし、全く必要ないわけではなく、加温加湿は酸素投与を受ける患者の症状によってはその苦痛を緩和するために提供すべき看護である。

このようにHFTは、高性能加温加湿器とセンサー付き熱線入り加温回路を持ち効果的な加温加湿を実現可能であり、高流量の酸素投与機器であることから、必ず加温加湿の状況を観察して適切な環境で提供する必要がある。発熱している患者に投与する場合は、温度設定の調節可能な高機能加湿器のHFTを選択し適切な湿度環境を提供する看護が必要である。

引用文献

[1] 日本呼吸ケア・リハビリテーション学会 酸素療法マニュアル作成委員会，日本呼吸器学会 肺生理専門委員会編：第V章 酸素療法の実際．酸素療法マニュアル，メディカルレビュー社，東京，2017：31-56.

[2] 小尾口邦彦：シンプルマスク（簡易型マスク）．こういうことだったのか!! 酸素療法，中外医学社，東京，2017：7-14.

[3] コヴィディエンジャパン株式会社，酸素マスクOxyMask™ seriesカタログ．https://www.medtronic.com/content/dam/covidien/library/jp/ja/product/oxygen/oxymask-series-sales-sheet.pdf（2024.9.2アクセス）

[4] 日本呼吸ケア・リハビリテーション学会 酸素療法マニュアル作成委員会，日本呼吸器学会 肺生理専門委員会編：第VI章 高流量鼻カニュラ．酸素療法マニュアル，メディカルレビュー社，東京，2017：57-62.

[5] 小尾口邦彦：ハイフローセラピーの管理．こういうことだったのか!! ハイフローセラピー，中外医学社，東京，2022：29-43.

[6] Kang BJ, Koh Y, Lim CM, et al. Failure of high-flow nasal cannula therapy may delay intubation and increase mortality. Intensive Care Med 2015；41（4）：623-632.

[7] Roca O, Caralt B, Messika J, et al. An index combining respiratory rate and oxygenation to predict outcome of nasal high-flow therapy. Am J Respir Crit Care Med 2019；199（11）：1368-1376.

[8] Prakash J, Bhattacharya PK, Yadav AK, et al：ROX index as a good predictor of high-flow nasal cannula for acute respiratory failure in COVID-19 patients with acute hypoxemic respiratory failure：a systematic review and meta-analysis. J Crit Care 2021；66：102-108.

[9] 石原敦司，吉眞孝，森輝樹，他：ICUに入室した挿管患者における抜管後のHFNC導入・再挿管に対するROX indexの有効性およびCut-off Pointに関する検討．人工呼吸 2023；40（2）：157-162.

第 4 章 ● 初期診療における救急看護スキル

緊急気管切開

平柳 和奈

はじめに

　気管切開には、長期的に人工呼吸管理が必要になると予測される場合や人工呼吸器離脱困難の場合などで選択される「経皮的気管切開術」と、上気道狭窄や閉塞等で経口気管挿管ができず時間的猶予がない場合などで選択される「緊急気管切開術」とがある（図1）。

　緊急気管切開術は緊急を要し、可及的速やかに対応しなければ低酸素血症から呼吸停止・心停止に陥る可能性がある。そのため、介助をする看護師は、必要となる物品の準備や手技、術中・術後の観察について十分に理解し実施しなければならない。

図1　経皮的気管切開と緊急気管切開の選択の違い

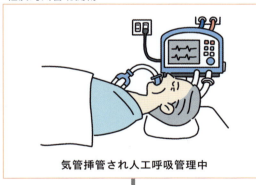
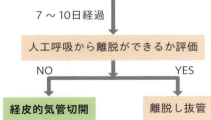
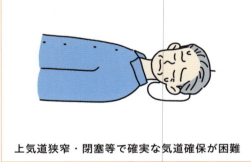
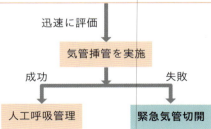

緊急気管切開　239

緊急気管切開の目的

　緊急気管切開には、大別すると「輪状甲状靱帯穿刺」と「輪状甲状靱帯切開」の2種類の方法があり、時間的余裕がどの程度あるかによって選択される方法が異なる。いずれも、輪状甲状靱帯は体表面から気道までの距離が短いためアプローチしやすく、太い血管は左右に走行しているため出血が少ない。さらに、患者の頭部を後屈させる必要がなく比較的簡便に実施ができる特徴がある（図2）。

　緊急気管切開は、バッグバルブマスク換気を行っても酸素化が維持されないため、確実な気道確保が必要な状態にもかかわらず、気管挿管が不成功となる場合に適応される。そのため、速やかに緊急気管切開を実施し、酸素化を維持させ低酸素血症による後遺症を防ぐことや呼吸停止・心停止に陥らせないようにすることが目的である。

　また、気管挿管を行い人工呼吸管理までは必要ないが、自己排痰が困難で痰の貯留により気道狭窄・閉塞がある患者に対し、一時的に吸引ができるルートを確保するためにも行われる。

　輪状甲状靱帯穿刺と輪状甲状靱帯切開の適応と禁忌を表1に示す。

図2　輪状甲状靱帯と血管の走行位置

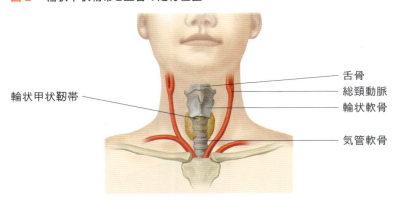

表1　輪状甲状靱帯穿刺と輪状甲状靱帯切開の適応と禁忌

輪状甲状靱帯穿刺		輪状甲状靱帯切開	
適応	禁忌	適応	禁忌
顎・顔面外傷 口腔内大量出血 顔面熱傷 喉頭浮腫・けいれん 急性喉頭蓋炎 異物等による口腔咽頭閉塞 など	最も緊急的な処置であり、禁忌はない	輪状甲状靱帯穿刺と同じだが、より緊急性の高い状態の場合は輪状甲状靱帯穿刺を選択する	12歳以下には禁忌とされている。小児は気管が細く柔らかい。加えて気管内腔を維持するのに甲状軟骨が影響しているため、術後に声門下狭窄を引き起こす可能性がある

緊急気管切開の物品準備

　現在、国内で輪状甲状靱帯穿刺・切開専用のキットが販売されており、ほとんどの医療機関でキットを用いた処置が可能となっている（表2）。緊急の場合は速やかに対応しなければならないため、自施設にある製品を事前に確認しておく。専用キットを使用する場合は、製品によってセット内容が異なるため、不足する物品がないかを確認し準備する必要がある（図3）。

表2　現在国内で販売されている専用キット

製品名	緊急気道確保の適応	方法	挿入手技
クイックトラック	○	穿刺	直接[*1]
トラヘルパー	△	穿刺	直接
メルカー緊急用輪状甲状膜切開用カテーテル	○	切開	Seldinger法[*2]
トラファイン	△	切開	Seldinger法

*1：直接とは、穿刺による方法である。
*2：Seldinger法とは、ガイドワイヤー上にカテーテルを挿入する方法である。

図3　輪状甲状靱帯穿刺・切開専用キット

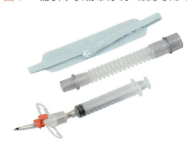

クイックトラック
（スミスメディカル・ジャパン株式会社）

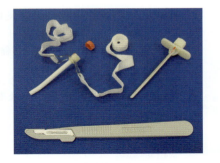

トラヘルパー（株式会社トップ）

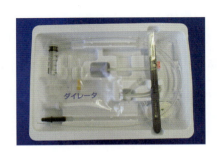

トラファイン（株式会社トップ）

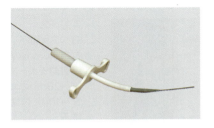

Melker緊急用輪状甲状膜切開用カテーテルセット（クックメディカルジャパン合同会社）

以下に、①輪状甲状靭帯穿刺および切開専用キットを使用する際、②専用キットを使用しない場合の輪状甲状靭帯穿刺の際、③専用キットを使用しない場合の輪状甲状靭帯切開の際の物品を紹介する。

①輪状甲状靭帯穿刺および切開専用キットを使用する際の物品

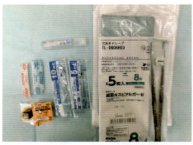
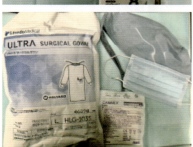

・専用キット（図3参照）
・滅菌手袋・ガウン・帽子
・鑷子
・消毒薬
・穴あき覆布
・滅菌ガーゼ
・23Gもしくは25G注射針
・5〜10mL注射器
・局所麻酔薬
・吸引物品一式

②専用キットを使用しない場合の輪状甲状靭帯穿刺の際の物品

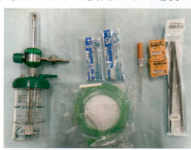

・14G血管留置針
・5〜10mL注射器
・鑷子
・滅菌手袋・ガウン・帽子
・酸素流量計と酸素チューブ・延長コネクタ

③専用キットを使用しない場合の輪状甲状靭帯切開の際の物品

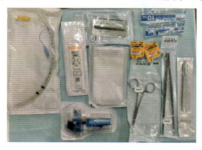

・尖刃メス
・曲ペアン鉗子
・内径6.0mmの気管挿管チューブまたは内径5〜7mmの気管切開チューブ
・10〜20mLのカフ用注射器
・5〜10mLの注射器
・鑷子
・消毒薬
・針付き縫合糸もしくは縫合針と2-0絹糸
・滅菌手袋・ガウン・帽子・シールド付きマスク
・穴あき覆い布
・滅菌ガーゼ
・バッグバルブマスク
・吸引物品一式

当院ではFONAセット（フロント・オブ・ネック・アクセス：外科的気道確保）として常備している。

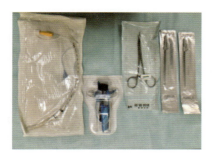

・6.0mm 気管挿管チューブ
・6.0mm 気管切開チューブ
・曲ペアン
・尖刃メス、円刃メス

緊急気管切開の手順

輪状甲状靭帯穿刺・切開専用キットを使用する場合は、それぞれの製品の添付文書に従い実施する。ここでは、専用キットを使用しない輪状甲状靭帯穿刺・切開の手技について述べる。

1. 輪状甲状靭帯穿刺

輪状甲状靭帯穿刺が必要な場合の多くは、時間的余裕がなく、緊急性が非常に高い状態であるが、清潔操作が基本のため、可能な限り滅菌手袋・ガウン・帽子・フェイスシールドを装着する。
①医師は、右利きであれば患者の左側に立ち、穿刺する頸部を消毒する。介助者は、鑷子と梱包されている消毒用綿球もしくは消毒液に浸けた綿球を清潔操作で渡す。以降、穿刺部位周辺は清潔操作で行う。
②医師に14G血管留置針および5～10mLの注射器を渡し接続する。
③医師は、左手で甲状軟骨と輪状軟骨の位置を確認し、そのまま左手の母指と中指で甲状軟骨を固定しながら示指で輪状甲状靭帯を確認し同定する。
④5～10mLの注射器に接続した14G血管留置針を輪状甲状靭帯直上の正中に穿刺する。針先を足側に向け45度の角度で注射器に圧をかけながらゆっくりと進めていく（図4）。
⑤空気が引けたところで、血管留置針の外筒を足側に進めながら内筒を抜く。

図4　針先の向きと角度

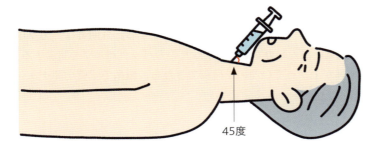

緊急気管切開　243

⑥外筒に再び5～10mLの注射器を接続し空気が引けることを再度確認する。このとき、内筒を進めすぎて気管後壁を貫通させないように注意する。

⑦留置完了したのち、自発呼吸がない場合は換気を開始する。血管留置針は固定ができないため、換気を行う際は、血管留置針を保持するなど事故抜去しないよう注意する。

⑧輪状甲状靭帯穿刺は緊急避難的な対応であるため、引き続き確実な気道確保のための準備を行う。

［換気時の注意点］

輪状甲状靭帯穿刺で使用する14G血管留置針は、カテーテルの外径が2mm程度と非常に細い。そのため、送気抵抗が強く成人患者でのバッグバルブマスク換気は基本的に不向きである。しかし、強制的に換気しなければならない状況では、幼児が使用する内径3.5mmの気管挿管チューブのコネクタを接続するか、2.5mLシリンジの外筒と内径7.5mmの気管挿管チューブのコネクタを接続してバッグバルブマスクでの換気を行う。

2. 輪状甲状靭帯切開

輪状甲状靭帯切開は、カフ付き気管挿管チューブを挿入することができるため、血液や分泌物の気管内への流入を防ぐことができる。また、換気回路と接続し陽圧換気が行え、気管内吸引を行うことも容易である。

①医師は、滅菌手袋・ガウン・帽子・フェイスシールドを装着する。

②医師は、右利きの場合は患者の右側に立ち、頸部を消毒する。介助者は、清潔操作で鑷子と梱包されている消毒用綿球もしくは消毒液に浸けた綿球を渡す。以降、切開部周辺は清潔操作で行う。

③介助者は、医師に穴あき覆い布を清潔操作で渡す。

④患者に意識がある場合は、局所麻酔を行うため、23Gもしくは25G注射針と5～10mL注射器を渡す。

⑤医師は、左手で患者の輪状甲状軟骨を保持し、示指で輪状甲状靭帯の位置を確認し同定する。

⑥尖刃メスで輪状甲状靭帯上の皮膚を2～3cm横切開もしくは縦切開する（出血は縦切開のほうが少ない）。さらに、輪状甲状靭帯にメスで1.5cm横切開を加える。切開が開始されると切開部から出血が認められるため、介助者は滅菌ガーゼを清潔野に準備する。

⑦引き続き、医師は切開部分に曲ペアン鉗子を挿入し横方向に広げる。そのまま90度回転させ縦方向に広げる。

⑧曲ペアン鉗子を再び90度回転させ、頭側に倒し曲ペアン鉗子を左手に持ち替える。

⑨介助者は、内径5～7mmの気管切開チューブもしくは内径6mmの気管チューブを医師に渡し、清潔野に針付き縫合糸もしくは縫合針と2-0絹糸を準備する。

⑩医師は、カフが見えなくなる程度までチューブを挿入し縫合糸で固定する。介助者は、カフ用注射器でパイロットバルーンから空気を注入しカフを膨らませたのちバッグバルブを装着する。バッグバルブマスク換気により胸郭が上がっているのを確認できたら、絹糸で気管切開チューブを固定する（図5）。

⑪胸部X線でチューブの位置を確認する。

244　第4章 初期診療における救急看護スキル

図5 気管切開チューブの固定

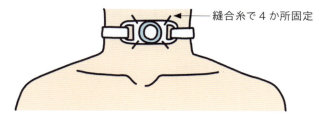

表3 合併症発生時期と種類

発生時期	合併症
術中・術後早期	・甲状舌骨膜・皮下組織・食道への誤挿入 ・咽頭への逆行挿入 ・食道損傷や気管後壁損傷 ・甲状腺穿刺 ・出血 ・気胸、気腫　など
数週間〜	・感染症 ・誤嚥 ・肉芽からの出血 ・声門下狭窄 ・反回神経損傷　など

緊急気管切開の合併症

　輪状甲状靭帯穿刺・切開は比較的簡便な処置であるが、気管切開術同様に合併症が生じることがある（表3）。多くは術中もしくは術後早期に生じる合併症であり、気管外への誤挿入や出血によって換気不良となり低酸素血症に陥る危険があるため、十分な観察と注意が必要である。

看護ケアのポイント

　緊急気管切開が行われる危機的状況では、医療者は救命を第一に考え、準備や処置の介助に集中する傾向にある。もちろん救命するために必要な物品を迅速に準備し、確実な処置の介助は重要だが、意識のある患者は呼吸困難感から苦痛や不安を伴っていることを意識しなければならない。看護師は常に患者のそばに付き添い、緊急気管切開の術前・中・後のいずれの場面においても、患者の変化に注意し観察していくことが重要である。

1. 術前の看護ケアのポイント

1）説明と同意

　前述したように、緊急気管切開（穿刺）が必要となる患者は必ずしも意識障害があるとは限ら

ない。意識がある患者には、呼吸困難感から死を連想させ、不安を抱いていることが推測される。患者の不安に寄り添い安心感を与える声かけも看護師の重要な役割である。緊急気管切開（穿刺）の術前には、これから行われる処置内容についての十分な説明と同意を行うことも忘れてはならない。

2）疼痛ケア

緊急気管切開（穿刺）開始時に局所麻酔を使用し、できる限り痛みを与えないよう処置を行うことを説明する。また、術中に強い痛みを感じたら看護師の手を握るなど清潔操作の妨げにならないよう合図を決め、患者に説明しておく。

2. 術中の看護ケアのポイント

1）バイタルサイン測定

輪状甲状靱帯穿刺・切開中は、患者の顔に覆い布がかかるため表情の観察をするのが難しい。そのため、生体モニターを装着し変化を観察していくことが必要である。観察のポイントを表4に示す。変化が見られるようなら術者である医師へ速やかに報告する。

表4　術中の観察ポイント

- 呼吸数の変化
- SpO_2値低下の有無
- 急激な血圧の低下や頻脈出現の有無
- 急激な血圧上昇の有無
- 意識レベルの変化
  （声かけへの反応低下や消失）
- 疼痛・苦痛増強による体動
- 術中出血量

2）疼痛ケア

意識がある患者では局所麻酔薬を使用するが、術中に痛みを自覚する患者もいるため、痛みの出現がないかも適宜声かけしながら観察する。

3. 術後の看護ケアのポイント

1）バイタルサイン測定と全身状態の観察

術中から引き続きバイタルサイン測定を行い、表5に注意して観察する。バイタルサインの変化は、気管切開チューブの閉塞や逸脱、合併症の発生などを想起し速やかに医師へ報告する。

血液検査が実施できる施設であれば、術前・後の血液ガス分析から酸素化評価を行い、著明な$PaCO_2$（動脈血二酸化炭素分圧）の上昇がないかやPO_2（動脈血酸素分圧）の低下がないかを観察する。

呼吸状態や酸素化が悪化していると判断した場合は、医師へ報告し胸部X線検査や胸部CT画像検査を行う。

表5　バイタルサイン測定と全身状態の注意点

- 呼吸数増加の有無
- SpO_2値低下の有無
- 呼吸音に左右差がないか
- 頸部・皮下に気腫の出現がないか
- 穿刺部・切開部からの持続する出血がないか
- 急激な血圧低下や頻脈がないか
- 意識レベルの変化
- 痰の性質や量

2）リスク管理：気管切開チューブの閉塞・事故抜去

　気管切開は気管内が乾燥しやすいため、痰の性質の変化や吸引チューブの挿入抵抗、呼吸音や胸郭の上がり具合などを適宜確認する。また、閉塞予防に加温加湿を行うなど患者の状態によって検討する。

　人工呼吸器装着中の体位変換や移動を行う際は、気管切開チューブが抜けないよう保持するなど、事故抜去に注意が必要である。また、固定バンドや紐で指1本分入る程度の強度で固定し、緩みがないか適宜確認する。

　日本医療安全調査機構『気管切開術後早期の気管切開チューブ逸脱・迷入に係る死亡事例の分析』では、気管切開孔が安定していない期間に気管切開チューブが閉塞・逸脱すると再挿入ができず死亡症例も発生していると示されていることから[1]、注意が必要である。

3）感染管理

　気管切開部周辺は分泌物で汚染しやすく、細菌が気管内に侵入し感染症を引き起こすリスクが高い。分泌物が気管内に垂れ込むのを防ぐために、カフ圧を20〜30cmH$_2$Oになっているのを確認する。吸引を行う際は吸引圧を200mmHg以下とし、挿入から吸引終了までを15秒以内で実施する。

　不適切な吸引手技は、気管壁を損傷するリスクがあり注意が必要である。ただし、時間を決めて定期的に行う吸引は患者の苦痛を与えるだけであり、呼吸音の減弱や呼吸数増加、咳嗽の有無、肺野の副雑音の有無など分泌物貯留を示唆する所見がある場合に実施すべきである。

4）心理的支援

　意識がある患者にとって、気管切開後は言語的なコミュニケーションが図れず、思いが伝わらないことに不満やいらだち、悲哀感などを抱く。そのため、筆談やタブレット、よく使う言葉のカード（図6）を使用するなど、患者が思いを伝えられるよう支援する。また、輪状甲状靭帯穿刺・切開術前や吸引、体位変換等すべての行為に苦痛を伴うことも理解し、丁寧に声かけしながらかかわっていく必要がある。

図6　よく使う言葉カードの一部

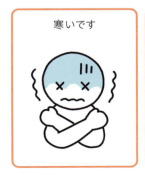

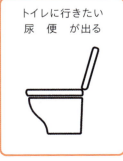
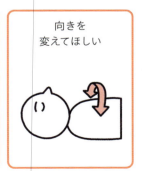

引用文献

1 日本医療安全調査機構編：医療事故の再発防止に向けた提言 第4号 気管切開術後早期の気管切開チューブ逸脱・迷入に係る死亡事例の分析．日本医療安全調査機構，東京，2018：10-12．https://www.medsafe.or.jp/uploads/uploads/files/teigen-04.pdf（2024.9.2アクセス）

参考文献

1. 日本外傷学会，日本救急医学会監修，日本外傷学会外傷初期診療ガイドライン改訂第6版編集委員会編：改訂第6版 外傷初期診療ガイドラインJATEC．へるす出版，東京，2022：34-42．
2. 日本救急医学会監修，日本救急医学会指導医・専門医制度委員会，日本救急医学会専門医認定委員会編：改訂第5版 救急診療指針．へるす出版，東京，2021：188-192．
3. 日本気管食道科学会編：外科的気道確保マニュアル第2版．日本気管食道科学会，東京，2023．

第 **4** 章 ● 初期診療における救急看護スキル

気管挿管と人工呼吸

坂口 達哉

救急における呼吸管理

　重症患者が搬送されてくる救急の現場において、ABC（Airway：気道、Breathing：呼吸、Circulation：循環）の確認と維持は最優先とされる。特に、「呼吸」の管理は非常に重要な意味を持っており、それらに対するケアを提供する看護師には、より高度な知識と技術が求められる。

　救急看護師は予測的視点をもって、救命のための準備・処置の介助などの看護を実施する必要がある。そのため、救急での呼吸管理においては、ときに医師と同等の知識が求められることもある。本稿では、救急領域で特に重要な人工呼吸につながる「A（気道）の管理」を中心に取り上げる。

救急における気管挿管

　搬送された重症患者がA（気道）とB（呼吸）の補助が必要となった際には、人工換気を行う必要がある。そこで、気管挿管による気道管理がなされる。気管挿管の適応を**表1**にまとめた。

　救急での気管挿管は、手術時等の予定されたものとは異なりさまざまなリスクが存在する。患者の疾患や状態が不明確なまま実施せざるを得ないという救急の特性に起因するものであるが、気管挿管の失

表1　救急での気管挿管の適応（MOVES）

Maintain airway：気道確保に難渋
Mental status：意識障害
Oxygenation：酸素化低下
Ventilation：換気不全、CO_2ナルコーシス
Expectoration：喀血や吐物など
Expected course：予期されたコース
Shock：ショック

敗や低酸素血症、心停止といったリスクが上昇することがわかっている[1]。救急領域の看護師はこれらのリスクを理解し、さまざまなことを想定したうえでアセスメントと準備をすることが求められる。以下に、必要なアセスメントについて述べる。

1. 気管挿管困難リスクの想定

　気管挿管の準備をするうえで最も重要なのは、気管挿管が困難な場合の対応方法などを具体的に定めておき、緊急事態に迅速な対応ができるようにすることである。気管挿管が困難になるケースの特徴はさまざまであるが、大きく分けて解剖学的特徴と生理学的特徴に分けることができる。それぞれの特徴を**表2**、**3**にまとめた[2,3]。

気管挿管と人工呼吸　249

表2　解剖学的に挿管困難が予想される患者の特徴（LEON）

Look extenally	外見の異常がある：肥満、顔面の変形、髭の有無、顔面の外傷など
Evaluate 3-3-2 rule	開口して上下の門歯の間が3横指以上、オトガイと舌骨の間が3横指以上、甲状切痕と口腔底間に2横指以上の幅がない
Obstruction	気道閉塞がある：外傷、熱傷、血腫の有無など
Neck mobility	頸部の可動性が制限されている

Soyuncu S, Eken C, Cete Y, et al. Determination of difficult intubation in the ED. Am J Emerg Med 2009；27（8）：905-910.

表3　生理学的に挿管困難が予想される患者の特徴（CRASH）

Consumption increase	酸素消費量の亢進
Right ventricular failure	右心不全
Acidosis（metabolic）	代謝生アシドーシス
Saturation	低酸素
Hypotension/hypovolemia	低血圧、脱水

Munn R, Mosier J, Braude D, et al. CRASH, a mnemonic for the physiological difficult airway. ACEP Now 2020. https://www.acepnow.com/article/crash-a-mnemonic-for-the-physiological-difficult-airway/（2024.9.13アクセス）

2. 挿管困難患者への準備

上記の挿管困難患者をアセスメントし、必要に応じて以下の準備を確認しておく。
● 確実な換気方法の準備（エアウエイの使用や2名体制でのバッグバルブマスク換気など）。
● ビデオ喉頭鏡（図1）の準備（目視下での喉頭展開）。
● 外科的気道確保の準備（輪状甲状軟骨切開など）。

3. 気管挿管に向けての基本的な準備

気管挿管の準備については、「SOAP-MD」と言われるチェック項目を元に解説する。このようなチェックリストの使用はさまざま検討されているが、緊急挿管患者の予後を改善するといったエビデンスはないものの、低酸素血症の回避などにはつながると言われている【4】。また、緊急時に備える救急看護師にとっては、系統的に準備をしていくことはスタッフ間でのケアの精度の差をなくす意味でも重要であるため、参考にしてほしい。

1）S（suction：吸引）

吸引は、気管挿管時に口腔内や喉頭付近の血液や分泌物の除去・挿管後の気管吸引を目的として実施される。事前に吸引瓶の中に余裕があるか、吸引圧がかかるかを確認する。

250　第4章 初期診療における救急看護スキル

図1　ビデオ喉頭鏡

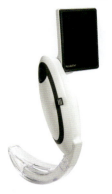

McGRATH MAC ビデオ喉頭鏡 AO3
（コヴィディエン ジャパン株式会社）

図2　スニッフィングポジション

術者の目線上に声門が現れて、喉頭展開が容易になる

声門

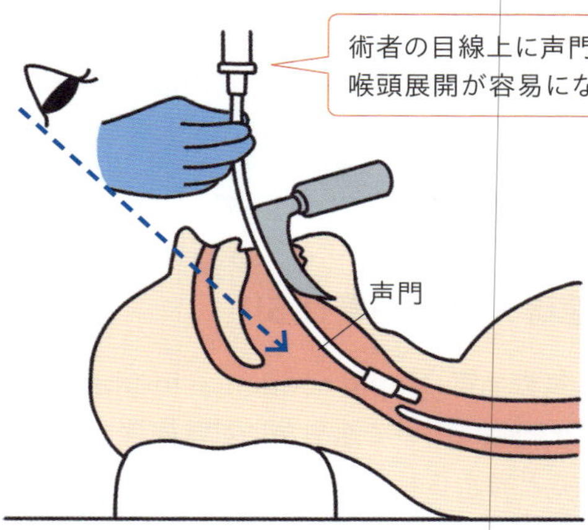

2）O（oxygen：酸素）

気管挿管前には、前酸素化を実施する。前酸素化は4分程度の実施で十分とされている[1]。

3）A（airway equipment：物品の準備）

気管挿管に使用する物品をあらかじめ準備する。これらは施設ごとに準備されているものが異なるため、おのおので確認いただきたい。また、気管挿管の方法についても事前に術者と相談し、それに合わせた追加の準備を実施する。

4）P（posiotion/Pharmacy：体位・薬剤）

気管挿管時の体位はスニッフィングポジションが基本である（図2）。このポジションの調整は患者の体格・医師の姿勢によって微調整が必要になるため、高さを容易に調整できる枕やタオルなどを使用することが肝要である。

ベッドあるいはストレッチャーの高さは、術者とコミュニケーションをとりながら調整を行う。また、鎮静薬・鎮痛薬・筋弛緩薬を挿管方法に合わせて準備する。

5）M（monitor device：モニター類の調整）

生体モニターは、可能であれば術者と介助者が自然に確認できる位置に調整することが望ましいが、最低でも介助者が確認できるようにしておく。術者が患者の状態を把握できるようにモニターの同期音はONとし、心拍数の変化と酸素飽和度の変化がわかるようにする。

また、E_tCO_2のモニタリングも重要である。挿管後はディスポーザブルのCO_2チェッカー等を使用することもできるが、胃内に押し込まれたCO_2を反映する可能性もあることや、継続した評価が難しいこともあり、挿管直後からカプノメータを使用することが望ましい。

気管挿管と人工呼吸　251

6）D（denture：義歯・動揺歯）

義歯や動揺歯は上気道閉塞や消化管の損傷につながるため、必ず事前に確認する。

4. 気管挿管の方法について

1）迅速導入気管挿管（RSI）

迅速導入気管挿管（rapid sequence intubation：RSI）とは、十分な前酸素化の後、鎮静薬と筋弛緩薬を同時に用いて速やかに気管挿管を実施する方法である。これにより、誤嚥のリスクを予防できると考えられている。近年では、ビデオ喉頭鏡の使用頻度が向上しているため、より低リスクでRSIによる気管挿管が可能となっている。

ただし、前述した換気・挿管困難のアセスメントを十分に実施したうえでリスクがある場合は、薬剤投与後に自発呼吸がなく人工換気もできない状態になるため禁忌となる。その場合は、外科的気道確保の準備をしておくことも重要である。

2）意識下挿管

意識下挿管とは、十分な前酸素化の後、自発呼吸が維持できる程度の鎮静薬と鎮痛薬を用いて気管挿管を実施する方法である。RSIが禁忌の場合や、循環動態の維持が難しく鎮静薬の使用ができない場合などに選択される。

5. 気管挿管の流れ

気管挿管の方法についての詳細な手順は成書を参考いただくこととし、ここでは大まかな流れを紹介する（図3）。看護師は主に介助者となることが多いため、気管挿管の手順をよく理解し、患者の状態が変化しやすいタイミングをきちんと把握しておくことが重要である。

6. 気管挿管後の確認

気管挿管後の確認事項を表4に示す。挿管の成功に安堵することなく、これらの確認事項を迅速に行う。基本的には、正確に気管挿管チューブが留置されているかを確認した後に固定する。救急領域では挿管後にさまざまな検査を実施し、患者を移送することが多くなる。移送中の事故抜管を防ぐためにも確実な固定を行う。

気管挿管後の有害事象について表5に示す。約半数に有害事象が発生したという報告もあり、気管挿管チューブの固定や検査の手配をしつつ、これらの有害事象が発生していないか確認することが求められる【5】。

図3　気管挿管の介助者の行動の流れ

- ・介助者は、術者が気管挿管チューブを持つほうに立つ
- ・SOAP-MD に則って準備を実施する

※各スタッフがそれぞれの役割を確認する

↓

- ・薬剤を投与し、十分に鎮静、鎮痛、筋弛緩がなされていることを確認する
  →循環動態の変化に注意

術者により喉頭展開実施

↓

- ・このとき換気を行っていないため、患者のSpO₂値を適時術者へ伝える
- ・術者より指示があった場合は、BURP法による介助を行う

↓

- ・術者の合図で、スタイレットを装着した気管挿管チューブを渡す
- ・この間も患者のモニタリングを怠らない。目視できなければ音で判断する

↓

- ・気管挿管チューブの留置を終え、術者から指示があったら、気管挿管チューブが抜けないように押さえながらスタイレットを抜く

↓

- ・術者に確認し、シリンジを使用してカフにエアを注入する

↓

- ・気管挿管チューブから徒手的換気をしながら両肺の含気がないか聴取する

↓

- ・チューブを固定する

BURP法

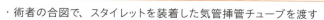

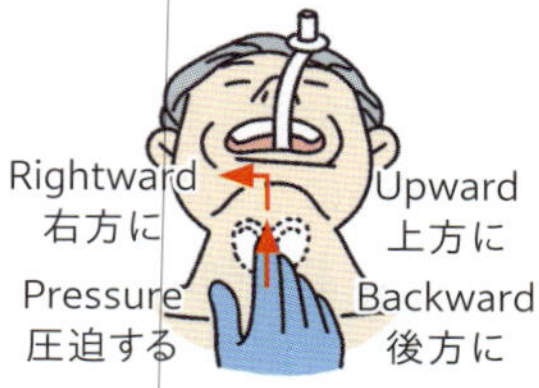

甲状軟骨を上記のように圧迫することで、術者が声門を確認しやすくなる

表4　気管挿管後のチェックリスト

- ・気管挿管チューブが気管留置されているか
- ・E$_t$CO$_2$モニターで波形が出るか
- ・両肺野で呼吸音が確認できるか
- ・口腔内の外傷がないか
- ・気管挿管チューブの固定位置の確認
- ・人工呼吸器が正常に作動しているか

表5　気管挿管後の有害事象

- ・循環動態の悪化（血圧低下、徐脈、不整脈など）
- ・心停止
- ・低酸素血症
- ・誤嚥
- ・口腔内の損傷（歯の損傷など）
- ・気道損傷

Russotto V, Myatra SN, Laffey JG, et al. INTUBE study investigators. Intubation practices and adverse peri-intubation events in critically ill patients from 29 countries. JAMA 2021；325（12）：1164-1172.

人工呼吸器の適応と種類

　気管挿管後は、必要に応じて人工呼吸器を接続する。また、人工呼吸には気管挿管を必要としないものもあるため、救急領域でよく使用される機器についても触れる。

1. 人工呼吸器の適応

　人工呼吸器の適応となる疾患について表6に示す。基本的にはガス交換障害や換気障害からなる呼吸不全と、何らかの原因により気道が閉塞してしまう場合、呼吸自体が抑制されてしまう場合に適応になると考えてよい。

　年齢による制限はないが、基礎疾患をもつ対象の場合など、人工呼吸器の使用については慎重になるべき場合がある。これは、わが国では一般的に、状態が改善すること以外に使用の中断ができないからである。そのため、延命を望まない患者の場合は人工呼吸器の使用は対象外となる。しかし、救急の現場ではそれらの意思確認がままならない状態で治療が進むことがある。看護師は患者や家族、救急隊からも情報収集をし、積極的な治療を望まない患者の場合には緩和的な治療の可能性などについても医師と話し合う必要がある。

2. 人工呼吸器の種類

　人工呼吸器の種類はNPPV（non-invasive positive pressure ventilation：非侵襲的陽圧換気）とIPPV（intermittent positive pressure ventilation：間欠的陽圧換気）に大別される（表7）。近年では、さまざまな機器が登場し、その機能についても多岐にわたっているものの、陽圧換気を実施するという点については共通している。

1）NPPV

❶ 適応と禁忌

　NPPVはその特性上、急性心不全やCOPDの急性増悪に用いられることが多い。適応・禁忌については表8、9にまとめた。

　多くの場合、マスク型のインターフェイスを用いることが多く、患者の装着に対する認容性がなければ適応外となりIPPVへの移行が検討される。救急外来で適応となる疾患はCOPD急性増悪や喘息、間質性肺炎、心不全（心原性肺水腫）、胸郭損傷などがあり、さらにはIPPVを望まない場合の残された陽圧換気の手法として用いられることもある。

❷ 注意点

　NPPVでは侵襲的な処置は必要ないが、気管挿管チューブを用いることができないぶん、上気道に送気をするためのフェイスマスクのフィッティングが換気の有効性を左右するため重要である。フィッティングの方法についてはマスクごとに異なるため、自身の施設で使用しているマスクにはどのような特徴があり、リークをなくし、かつ皮膚を必要以上に圧迫しないようにするためにはどのようにしたらよいのか、日ごろから確認しておくべきである。また、マスクのフィッ

表6　人工呼吸器の適応疾患

呼吸不全	肺炎、肺水腫、喘息、COPD急性増悪など
意識障害	脳卒中、頭部外傷
薬物中毒	オーバードーズなど
気道閉塞	外傷や誤嚥など

表7　NPPVとIPPV

NPPV	マスク型のデバイスを使用し、体内への特別なチューブの挿入などはせず、上気道を経由して陽圧換気を実施する。上気道の開通が必須であるため、意識障害がないことが前提条件となる
IPPV	経口・経鼻より気管挿管チューブを挿入、または気管切開を実施し、呼吸器回路を接続することで陽圧換気を実施する。導入時は麻酔薬を使用し、使用中も持続的な薬物投与が必要になる

表8　疾患以外の一般的な適応として文献上にみられるもの

- 意識がよく協力的である
- 循環動態が安定している
- 気管挿管が必要ではない：気道が確保できている、喀痰の排出ができる
- 顔面の外傷がない
- マスクをつけることが可能
- 消化管が活動している状態である（閉塞などがない）

「日本呼吸器学会 NPPVガイドライン作成委員会編：NPPV（非侵襲的陽圧換気療法）ガイドライン，改訂第2版，p.3，2015，南江堂」より許諾を得て転載

表9　一般的に適応注意または禁忌として文献上にみられるもの

- 非協力的で不穏
- 気道が確保できない
- 呼吸停止、昏睡、意識状態が悪い
- 循環動態が不安定、心停止
- 自発呼吸のない状態での換気が必要
- 最近の腹部、食道手術後
- 顔面の外傷、火傷、手術や解剖学的異常でマスクがフィットしない
- ２つ以上の臓器不全がある
- 心筋梗塞が起こりつつある。不安定狭心症
- 咳反射がない、または弱い
- ドレナージされていない気胸がある
- 嘔吐や腸管の閉塞、アクティブな消化管出血がある
- 大量の気道分泌物がある。または排痰ができない

「日本呼吸器学会 NPPVガイドライン作成委員会編：NPPV（非侵襲的陽圧換気療法）ガイドライン，改訂第2版，p.3，2015，南江堂」より許諾を得て転載

気管挿管と人工呼吸　255

ティングがよくても患者の協力が得られず、マスクがずれてしまうことは多い。そのため、患者の状態が許す限り、看護師は医師とともにNPPVの使用によって患者にどのような刺激が加わるのか、何を遵守してほしいのか（マスクから多くの送気が行われること、同調して呼吸することが最善の治療となることなど）を丁寧に説明することが重要である。患者の状態を見て、必要であれば低い設定圧から陽圧換気を開始したり、CPAPモードから始めたりして、刺激の少ない方法から試していくこともある。非陽圧下でマスクを当て、フィッティングをした後に陽圧換気を開始するとよいとも言われている。看護師は常に患者とコミュニケーションをとり、NPPVの認容性と効果についてアセスメントすることが大切である（表10）。

　NPPVの使用で患者の状態が改善しないのであればIPPVへの移行を検討する。NPPVの失敗を示唆する因子について表11に示す。救急看護師として、常にIPPVへの移行の可能性を考えて準備しておくことを忘れてはならない。

2）IPPV

　IPPVの使用には侵襲的なインターフェイスが必要不可欠である。気管挿管チューブや気管切開チューブなどがそれにあたる。救急領域における適応は呼吸不全全般であり、酸素療法やNPPV等の非侵襲的な呼吸補助で状態が維持できない場合に実施する。具体的な適応については、前述の表1を参照されたい。NPPVに比べて侵襲的な処置が必要となるデメリットがあるが、リークはほとんどなく、より厳密な呼吸管理が可能となる。さらには、気道へのアクセスも容易になるため、吸引などの気道浄化が可能となることが大きなメリットとなる。

表10 NPPVマスクの選択とフィッティング

マスクの選択	• サイズの選択 • タイプの選択（フェイスマスク、鼻マスク、フルフェイスマスクなど）
フィッティング	• サイズの合ったマスクを額・鼻・口に均等にフィットするように当てる。そのフィット感を維持するようにストラップの調整を実施する • エアリークの確認

表11 予測因子

失敗する可能性を示唆するもの
• 最初の動脈血のpHが低い（7.30～7.22：論文により異なる） • NPPV施行後短時間でのpHの上昇（$PaCO_2$の低下、呼吸数の低下も同様）がみられない • APACHE IIやSAPS IIで示される重症度が高い • X線上浸潤影がみられる • マスクを長い間つけることができない • 意識状態が悪い、改善しない

「日本呼吸器学会 NPPVガイドライン作成委員会編：NPPV（非侵襲的陽圧換気療法）ガイドライン，改訂第2版，p.3，2015，南江堂」より許諾を得て転載

人工呼吸器の管理

救急における人工呼吸器の管理で抑えておきたいのは動作前後の機器の点検、搬送状況や目的に合わせた機器の選択、呼吸器の設定と検査結果の確認である。

人工呼吸器の細かい設定などについては、集中治療室など入院先の病棟で実施することが多いため、救急の場では確実に動作しているか、最低限患者の呼吸状態を維持できているかを確認することが先決である。

機器使用前後の点検について図4、表12にまとめた。機器の選択については、施設によって大きく異なる部分であるが、一般的に据え置き用（バッテリー駆動ができない）、移動用（バッテリー駆動が可能）、MRIなどの検査に対応しているもの等を使い分けることが多い（図5）。いずれにしても、機器を変更する際は設定ミスや回路接続ミスなどの事故が起きやすいため十分に注意したい。

図4 人工呼吸器使用時の管理

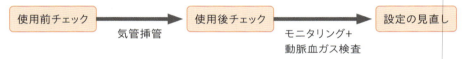

表12 人工呼吸器使用前・使用後のチェック項目

外観	● 本体とコード類、加温加湿器に破損がないか ● 回路が正しく接続されているか ● 清掃・消毒がされているか
動作点検	● アラームの確認 ・バッテリー駆動時や電源低下時 ・供給ガス低下時 ● アラーム設定の確認 ● テスト肺による換気動作の確認 ● 回路のリーク確認 ● 加温加湿器の動作確認 ● 呼吸器設定（初期・接続後）の確認

気管挿管と人工呼吸

図5 据え置き用人工呼吸器と移動用人工呼吸器の例

高い機動性と機能を
兼ね備えた呼吸器

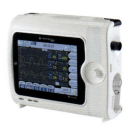

MONNAL T60
（アイ・エム・アイ株式会社）

MRIに対応しているほか、
呼吸器回路も長くMRIや
CTなどの検査時に有用

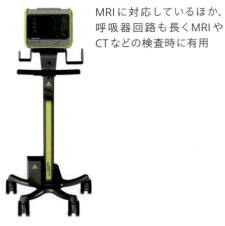

HAMILTON-MR1
（日本光電工業株式会社）

引用文献

[1] Mort TC, Waberski BH, Clive J. Extending the preoxygenation period from 4 to 8 mins in critically ill patients undergoing emergency intubation. Crit Care Med 2009；37（1）：68-71.

[2] Soyuncu S, Eken C, Cete Y, et al. Determination of difficult intubation in the ED. Am J Emerg Med 2009；27（8）905-910.

[3] Munn R, Mosier J, Braude D, et al. CRASH, a mnemonic for the physiological difficult airway. ACEP Now 2020.
https://www.acepnow.com/article/crash-a-mnemonic-for-the-physiological-difficult-airway/（2024.9.2アクセス）

[4] Turner JS, Bucca AW, Propst SL, et al. Association of checklist use in endotracheal intubation with clinically important outcomes：a systematic review and meta-analysis. JAMA Netw Open 2020；3（7）：e209278.

[5] Russotto V, Myatra SN, Laffey JG, et al. Intubation practices and adverse peri-intubation events in critically ill patients from 29 countries. JAMA 2021；325（12）：1164-1172.

第 **4** 章 ● 初期診療における救急看護スキル

補助循環（ECMO、IABP）

立野 淳子

　機械的補助循環装置は、心原性ショックによる重度の循環不全を来した重症患者に対し、原疾患の改善を待つまでの期間に、生命維持に必要な循環を維持するための装置である。

　わが国で使用されている補助循環装置としては、ECMO（extracorporeal membrane oxygenation：体外式膜型人工肺）やIABP（intra-aortic balloon pumping：大動脈内バルーンパンピング）、VAD（ventricular assist device：補助人工心臓）などが代表的なものである。近年では2019年からIMPELLA（インペラ：循環補助用心内留置型ポンプカテーテル）が保険適用となり、使用頻度は増加している。

　これらの補助循環装置は、原疾患や病態に応じて、単独もしくは併用して用いられる。補助循環装置の適応となる主な病態や疾患を**表1**に示す。最も代表的な病態は、内科的治療抵抗性の心原性ショックであり、急性心筋梗塞や重症心筋炎、重症心不全が主な原疾患である。その他にも、停止できない、もしくは繰り返す致死的不整脈により循環が維持できない場合や、急性広範囲肺血栓塞栓症や薬物中毒など非心原性ショックも補助循環装置の適応となる場合がある。

　補助循環装置を装着した重症患者に対応するためには、補助循環装置の補助メカニズムの特性を理解しておくことが欠かせない。また、補助循環装置の装着による合併症への対策やアラーム対応は安全管理上重要である。

表1　補助循環装置の適応となる疾患および病態

- 内科的治療抵抗性の心原性ショック
- 難治性致死性不整脈
- 急性広範囲肺血栓塞栓症
- 薬物中毒、偶発的低体温などによる非心原性ショック

IABP

　IABPは、下行大動脈内に留置したバルーン（**図1**）を心拍動に同期して収縮もしくは拡張させることにより圧補助を行う補助循環装置である。中等度以上の大動脈弁閉鎖不全症がある場合にはIABPの効果が得られにくい。また、大動脈の高度な動脈硬化病変がある場合は、血流障害や塞栓症のリスクなど合併症を来しやすいため禁忌とされる。

図1　IABPバルーンの先端位置

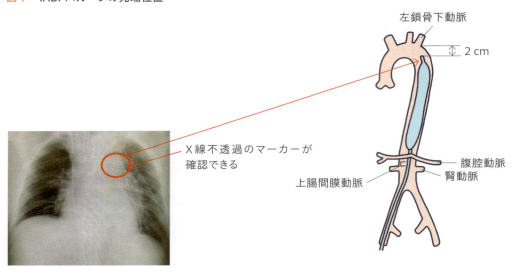

図2　ダイアストリック・オーグメンテーション

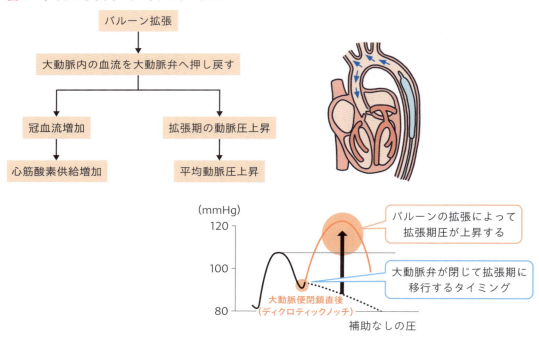

1. IABPの作動メカニズムと効果

　IABPの効果は、拡張期圧上昇（ダイアストリック・オーグメンテーション、図2）と、収縮期後負荷軽減（システィック・アンローディング）の2つである（図3）。

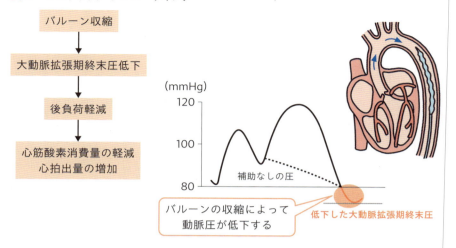

図3 シストリック・アンローディング

1）ダイアストリック・オーグメンテーション

　大動脈弁が閉じて心臓が収縮期から拡張期に移行するタイミング（ディクロティック・ノッチ）で急速にバルーンを拡張することにより、大動脈内の血流を大動脈弁の方向に押し戻すことにより、冠動脈の血流を増加させ、心筋への酸素供給を増加させる。また、拡張期の動脈圧が上昇することで平均動脈圧も上昇し、脳や腎臓などへの血流を増加させる。

2）シストリック・アンローディング

　心臓が収縮期に入る直前にバルーンを急速に収縮させることにより、拡張期終末圧が低下し後負荷を軽減させる。これにより、心筋酸素消費量を軽減するとともに、心拍出量を増加させる。

2. IABP装着中の管理

1）駆動タイミングのモニタリングと調整

　IABPが最も効果的に作用するためには、心臓の収縮期と拡張期に適正なタイミングでバルーンが収縮・拡張することが重要である。最も効果を発揮するタイミングは、大動脈弁閉鎖直後に拡張させ、大動脈弁が解放する直前にバルーンを収縮させることである。そのタイミングは、一般的に心電図波形や動脈圧波形をトリガーして行われる。拡張期の始点は、心電図では、T波の終末間際、動脈圧では収縮期と拡張期を分ける点（ディクロティック・ノッチ）であり、収縮期の始点は、心電図ではQRSの始まり、動脈圧波形では拡張末期の血圧の一番低い点となる（図4）。
　IABP駆動中は、バルーン拡張または収縮のタイミングを心電図波形と動脈圧波形のどちらでトリガーしているのかを確認し、適切なタイミングで拡張・収縮できているかをモニタリングする必要がある。タイミングが早い、もしくは遅い場合には、自動調整機能や手動にてタイミングを調整する必要がある。

図4 IABP拡張・収縮の適正なタイミング

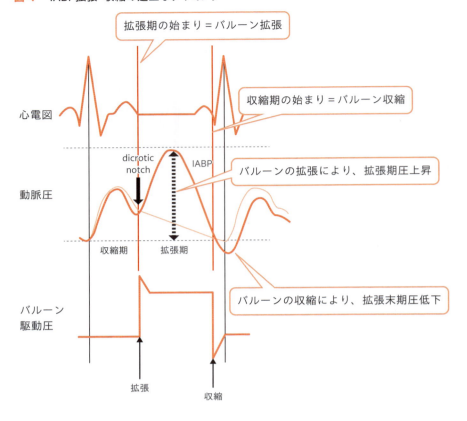

2）アラームへの対応

IABP駆動中に迅速な対応が必要となるアラームには、ヘリウムガス漏れアラーム、トリガー不良アラームがある。

❶ ヘリウムガス漏れアラーム

IABPは、ヘリウムガスを用いてバルーンを拡張・収縮させている。ヘリウムガス漏れアラームが表示される場合は、チューブ内に血液の付着がないかを確認する。血液の付着を認める場合には、バルーンの破損が考えられる。

対応の遅れは、血管内に漏れ出たヘリウムガスによる塞栓症や、バルーン内に流入した血液の凝固により、カテーテルの抜去が困難となり、外科的な処置が必要になる場合もあるため、直ちに医師への報告が必要である。血液の付着を認めない場合には、カテーテルの屈曲や水滴の付着、カテーテルと機器との接続部の緩みがないかを確認する。

❷ トリガー不良アラーム

トリガーモードを確認し、心電図トリガーでは、リードが外れていないか、動脈圧トリガーでは、ゼロ調整ができているかなどを確認する。心電図トリガーの場合で、不整脈でうまくトリ

ガーできない場合は、動脈圧トリガーへ変更する。自動タイミング調整機能で、トリガータイミングを調整するが、改善しない場合には手動で調整する場合もある。

3）合併症予防

合併症の発生は、致命的になる場合もあるため、早期発見、対応に努めることが大切である。主な合併症を以下に示す。

❶ 臓器または下肢の虚血

IABPバルーンが腹部動脈を閉塞することで、腸管や腎臓への血流障害を来し、致死的な状況になる場合もあるため、バルーンの先端位置はX線写真で毎日確認する必要がある。

また、イレウス所見や尿量のほか、血液ガス分析での乳酸値の上昇やアシデミアの進行の有無などを確認することも重要である。下肢の虚血は、カテーテル留置による血流面積の減少や、挿入部位の血栓形成や塞栓により生じる。早期発見のためには、下肢の疼痛、腫脹の有無や左右差、しびれ、冷感やチアノーゼ、皮膚温の左右差、動脈触知の有無や左右差などを定期的に観察する。

❷ 出血

カテーテル挿入に伴う血管損傷や抗凝固薬の使用、長期留置による血小板の減少が要因となる。定期的に活性化凝固時間（activated clotting time：ACT）を測定し、医師からの指示に基づき抗凝固薬の投与量を調整する。体位変換や頭側挙上を繰り返すうちに、挿入部の固定がずれたり、緩むことで挿入部の出血が始まり、増えていくこともあるため、定期的に挿入部を観察し、固定状況を確認することが予防につながる。

❸ 感染

留置期間が長くなるほど感染のリスクは高まる。カテーテル挿入部位は排泄物などにより汚染されやすい環境にあるため、定期的に確認するとともに、感染徴候がないかを局所の観察や血液データの推移からアセスメントする。

❹ 腰痛などの苦痛

IABP留置中は、体動が制限されるため腰痛などの身体的苦痛や、精神的ストレスが生じやすい。疼痛評価に基づく適切な疼痛緩和とともに、睡眠やストレス緩和への対応が重要である。

V-A ECMO

ECMOとは、人工肺と遠心ポンプを用いた体外循環による治療を指す。なかでも「V-A ECMO」とは、静脈系から抜血して酸素化した血液を動脈系に返すもので、体循環の維持と呼吸補助を行う補助循環法である。わが国では、循環と呼吸の補助目的で体外循環を用いる場合にはこれまで経皮的人工心肺補助（percutaneous cardiopulmonary support：PCPS）と呼ばれてきたが、呼吸のみの補助を目的としたV-V ECMOと区別するために、近年ではV-A ECMOと呼ばれることが主流となっている。

補助循環（ECMO、IABP）　263

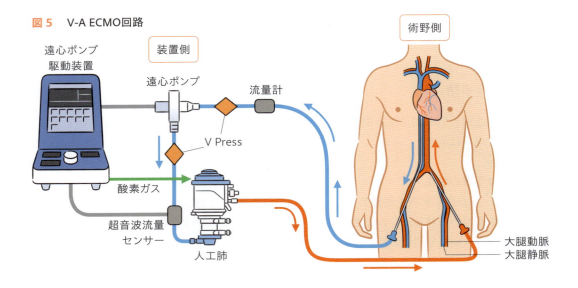

図5　V-A ECMO回路

1. V-A ECMOの作用メカニズムと効果

　V-A ECMOでは、大腿静脈から右心房まで挿入した脱血管から脱血し、人工肺で酸素化した血液を、遠心ポンプで駆出させ大腿動脈から送血管を通して送血する（図5）。V-A ECMOは、高度な循環不全と呼吸不全に対し心臓と肺の機能が回復するまでその機能を補助するものであり、酸素化された血液を主要臓器に循環させることが目的である。自己の心臓からの拍出量や肺での酸素化能に応じて、V-A ECMOの流量や酸素濃度を調整することで、臓器保護に必要な血流と酸素を供給する。

2. V-A ECMO装着中の管理

1）V-A ECMOの適正な補助流量の調整

　V-A ECMOによる補助の度合いは、自己の心臓と肺の機能によるが、心臓からの拍出がまったく、もしくはほとんどない場合は、V-A ECMOが心臓と肺の機能をフルサポートすることになる。
　一方、心臓からの拍出が一定程度ある場合には、自己の心臓からも血液は拍出されるため、V-A ECMOから拍出される血液と自己の心臓から拍出される血液が混合する箇所（mixing point：MP）が存在することになる（図6）。
　自己の心臓からの拍出量によってもMPは異なるが、おおむね弓部から下行大動脈あたりがMPとなる。この場合、脳への血流は、自己の心臓、肺に依存することになるため、V-A ECMOの装置だけでなく、自己の肺の酸素化をサポートしている人工呼吸器の設定も適切に維持することが重要である。自己の心臓の機能がどの程度回復しているかは、心エコー所見、スワン・ガンツカテーテルから得られる肺動脈圧波形や心拍出量の値、動脈圧波形、右手の動脈圧ラインから採取した血液ガス分析の値など複数のパラメータから総合的に評価する。
　動脈圧波形は、自己の心臓がほとんど機能しておらず、V-A ECMOに依存している場合には、

図6 ミキシングポイント

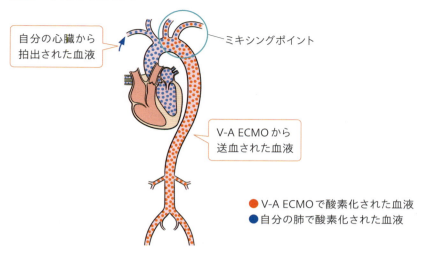

脈圧のない波形となるが、自己の心臓が動き始めると、心周期に伴って血流が発生するため、平均血圧は上昇し、脈圧を伴う動脈圧波形に変化する。また右手から採取した血液ガス分析の値も、自己の心臓の機能の回復を評価するのに有益である。自己の心臓がほとんど機能しておらず、V-A ECMOに依存している場合には、右手から採取した血液とV-A ECMOの送血ラインから採取した血液の酸素化には解離は生じないが、自己の心臓が動き始めるとMPが下がってくる。右手から採取した血液の酸素化は、自己の肺の酸素化能をより反映するために解離が生じてくる。自己の心臓がどの程度機能しているかを経時的に評価し、V-A ECMOの流量を適正に調整することが重要である。

2）全身管理

V-A ECMOは心臓と肺がまったく機能していない場合を除いては、基本的には自身の心臓も肺も一定程度の機能がある状態での補助循環装置であり、重症患者の循環・呼吸管理は重要である。

❶ 循環の管理

V-A ECMOは逆行性血流であるため左室の後負荷は増大する。左心機能が低下している場合には、拍出を補助するためにカテコラミンを使用する。V-A ECMOでの補助の割合が高い場合には、高流量のカテコラミンは必要ないが、低容量のカテコラミンは併用することが望ましい。後負荷を軽減する目的でIABPやIMPELLAを併用することもある。腎血流の維持のためには最低限度の血圧は必要である。腎血流維持を目的とする昇圧剤では、ノルアドレナリンよりもバソプレシンが有用である。最低限度の尿量が確保できない場合には、持続的血液濾過透析が必要になることもある。

❷ 呼吸の管理

V-A ECMO管理中でも右室から肺、左室へと灌流する血液はあるため、人工呼吸器による自己肺の換気の維持も大切である。十分に酸素化されていない血液が、冠動脈や脳へ灌流されると、

心機能の回復を妨げたり低酸素脳症の原因になることもあるため、適切に管理することが必要である。

3）トラブルへの対応

　V-A ECMOのトラブルは、致命的な状況につながる可能性があるため、速やかに対応するとともに、トラブルへの対応については臨床工学技士らを中心とする医療チームでシミュレーションしておくことが望ましい。V-A ECMOの主なトラブルと対応を表2にまとめる。

　大きなトラブルが発生する前に日々の実践においてしばしば観察される事象と対処法についても表3にまとめる。早期に事象を把握し、対応することが安全に管理するうえで重要である。

表2　V-A ECMO装着時に起こるトラブルとその対応

トラブル	原因	対応
補助流量の低下または停止	・遠心ポンプの破損 ・溶血 ・ボリューム不足 ・回路の屈曲 ・バッテリー駆動での電源の停止	・回路交換 ・補液または輸血 ・回路の固定の確認 ・回路の圧センサーを確認して抵抗部位を特定する ・電源コンセントの確認
ガス交換の低下	・酸素チューブの取り付け忘れ ・人工肺からの血漿リーク ・人工肺の血栓形成 ・人工肺の目詰まり	・酸素チューブの接続確認 ・人工肺の目視での血栓確認 ・送血管の血液の色の確認 ・人工肺の入口圧上昇の確認 ・人工肺の交換 ・適切な抗凝固療法
カニューレの事故抜去	・体位変換や移動時の抜去	・定期的な固定の確認
空気混入	・三方活栓の不十分な空気抜き ・抜管側回路の亀裂 ・送抜管と回路の接続時の空気の混入	・少量であれば人工肺でトラップされるため問題なし ・回路をクランプして、三方活栓から空気を抜く ・遠心ポンプの交換

表3　V-A ECMO駆動中に起こる事象と対処法

事象	原因	対処法
回路が震える	抜血不良 （ボリューム不足）	補液・輸血
流量が安定しない	流路抵抗の増加	補液・輸血・回路圧の確認
抜血管の色が黒い	流量不足	血流量の確認
送血管の色が黒い	酸素化不足	人工肺の異常の確認 人工肺の交換
人工肺から泡が出る	プラズマリーク	人工肺の交換
ポンプから異常音がある	ポンプの血栓形成や破損	ポンプの交換

4）合併症予防

　合併症の発生は、生命の危機に直結する場合もあるため、予防、早期発見、迅速な対応に努めることが大切である。主な合併症を以下に示す。

❶ 出血

　V-A ECMO装着中は、抗凝固療法が必要となる。一般的には、APTT60前後、ACT180～220程度で管理することが多いが、指示された範囲内でコントロールできるように抗凝固薬の投与量を調整する。出血は目視で確認できる外出血だけではない。頭蓋内出血や止血に難渋する消化管出血は治療の継続にも影響する重大な合併症である。可能な範囲で意識レベルの確認を行ったり、瞳孔所見、胃管、排便の色や性状、血液データの推移などを確認して早期発見と対応に努めることが重要である。

❷ 下肢阻血

　V-A ECMOでは十分な流量が確保できるサイズのカニューレが選択される。下肢の阻血は、カテーテル留置による血流面積の減少が主な原因となる。特に、大腿動脈が細い場合や動脈硬化がある場合に起こりやすい。予防として下肢灌流用のシースを挿入することがあるため、下肢の疼痛、腫脹の有無や左右差、冷感やチアノーゼ、皮膚温の左右差、動脈触知の有無や左右差などを定期的に観察し、変化を認める場合には速やかに医師と情報共有することが大切である。

❸ 感染

　V-A ECMOを必要とする重症患者は、過大侵襲下にあり、常に呼吸器系や消化器系などさまざまな感染症のリスクが存在する。V-A ECMOの留置もカテーテル関連の感染のリスク因子である。適切な栄養管理とともに、呼吸器系感染症の予防への対策も必要である。また、V-A ECMOのカテーテル挿入部位は排泄物などにより汚染されやすい環境にあるため、定期的に確認するとともに、汚染しないような予防策も検討する。

❹ 腰痛などの苦痛

　V-A ECMO装着中は、意識レベルが低下していたり、鎮静薬を使用していることがあるためコミュニケーションが図りづらい状況がある。しかし、同一体位でいることの苦痛は大きいため適切な鎮静レベルの調整とともに、身体的、精神的苦痛を主観的、客観的に評価し、緩和策を講じることが重要である。

第 4 章 ● 初期診療における救急看護スキル

観血的動脈圧モニター

玉井 勇一

　観血的動脈圧モニターは、①ICUや手術室等で継続的かつ精密な血圧のモニターが必要な患者、②人工呼吸器や補助循環装置の管理に伴い頻回な動脈血ガス採取、採血が必要な患者に適応となる。

観血的動脈圧モニターのしくみ

　心臓の収縮のたびに機械的に動脈に圧がかかり、その機械的な圧力をトランスデューサ（いわゆるセンサー）が電気信号に変換し、増幅・フィルタリングを経て、ベッドサイドモニターに観血的動脈圧としてモニターされる（図1）[1]。

　動脈は静脈と比べて血管内圧が高く、血液の逆流、カテーテル内の閉塞を防ぐため300mmHg（40kPa）程度の加圧が必要である。血管内およびカテーテル内の血栓予防のために、生理食塩水のバッグにヘパリンナトリウム2〜10単位/mLを投与する*[2]。3mL/時間の速度でヘパリン加生理食塩水がカテーテル内を流れるため、フラッシュ液を含めると1日使用量は100mL程度である。

図1　観血的動脈圧モニターのしくみ

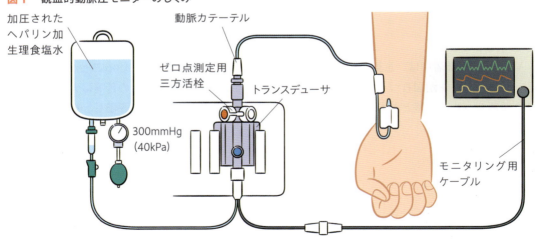

＊ヘパリン起因性血小板減少症（HIT）の患者への対応は各施設基準に従う（参考例：生理食塩水のみのバッグへの変更、モニタリングの中止および治療薬アルガトロバンの投与）。

動脈カテーテル（Aライン）の穿刺部位

穿刺が容易であることや感染対策を考慮し、「**橈骨動脈**」が最も一般的な穿刺部位である。
ただし、アレンテスト（橈尺骨動脈の血流を調べる）が陰性の場合等、他部位を選択する際は上腕動脈、大腿動脈、足背動脈が候補として挙げられる（図2）[3]。

観血的動脈圧モニターの方法

観血的動脈圧モニタリング中は、動脈圧波形・平均血圧・呼吸性変動の有無の観察に注意が必要である。

図2　動脈カテーテル（Aライン）の穿刺部

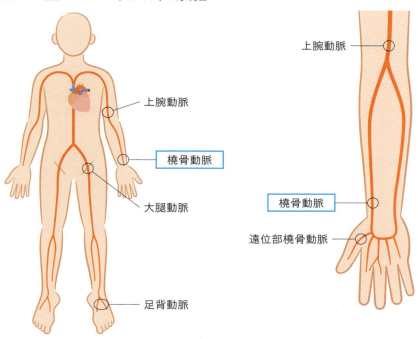

1. 動脈圧波形

1）正常な動脈圧波形

高低の2層の山型と、ディクロティック・ノッチ（dicrotic notch）と呼ばれるくぼみからなる（図3）。
① 大動脈弁が開放した際の心臓の収縮期を示し、最高圧は収縮期血圧となる。
② ディクロティック・ノッチ：心臓の収縮期を終え、大動脈弁が閉鎖する際に出現し、拡張期が開始される。
③ 大動脈弁が閉鎖した後の心臓の拡張期を示し、最低圧は拡張期血圧となる。拡張期の際に冠動脈に血液が流れる。
④ 図3の網色（オレンジ色）の部分は心拍出量、循環血液量を反映している。

図3 正常な動脈圧波形

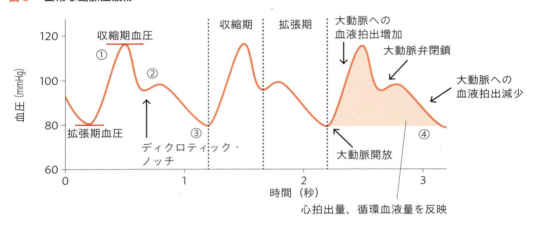

Nguyen Y, Bora V. Arterial Pressure Monitoring. StatPeaels, US, 2023.
https://www.ncbi.nlm.nih.gov/books/NBK556127/ （2024.9.2アクセス）

2. 異常な動脈圧波形の一例

いくつかの原因により、以下のような異常波形を示すことがある。

1）オーバーダンプ

波形が「鈍っている」（図4）。原因は、カテーテルの屈曲や閉塞、回路内の血栓や気泡、敗血症による血管拡張などである。

図4 オーバーダンプ波形

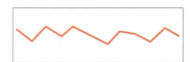

2）アンダーダンプ

波形が「尖っている」（図5）。原因は、カテーテルの屈曲、高血圧・動脈硬化、血管収縮薬などである。

3. 平均血圧

「拡張期血圧＋(収縮期血圧－拡張期血圧)÷3＝平均血圧」である（図6）。

平均血圧**60mmHg以下**（高血圧・脳梗塞・腎機能障害患者では**70mmHg以下**）が持続する場合は、各臓器への還流が維持できていない可能性がある[2]。

4. 呼吸性変動の有無

動脈圧波形が呼吸と同調して変動する呼吸性変動が生じている場合（図7）は、血管内脱水を疑う。ICUや手術室等に入室している患者の多くは、生体侵襲反応により血管透過性が亢進し、血管外へ水分が漏出するいわゆる"血管内脱水"の状態を呈していることが多い。

図5　アンダーダンプ波形

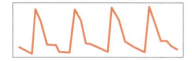

図6　平均血圧の見方

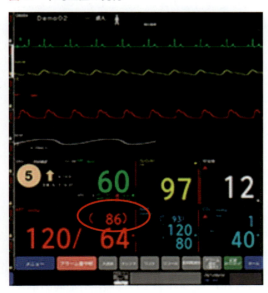

観血的動脈圧モニター　271

図7 呼吸性変動のイメージ図

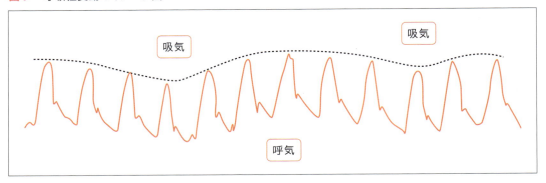

観血的動脈圧モニタリング中の看護

観血的動脈圧モニタリング中は感染リスク・合併症・予定外抜去・不正確なモニターによる異常の早期発見の遅延の可能性があり、以下のような看護介入が必要である。

1. 感染リスクへの対応

感染リスクに対しては、以下のように対応する[4,5]。
- 留置部位は橈骨・上腕・足背＞大腿を選択する。血管カテーテル関連の血流感染発生率は橈骨と比較し大腿では約8倍高い。
- カテーテル挿入時は術者がマキシマルバリアプリコーションを用いる。
- ディスポーザブルのモニタリングキットを使用し、清潔に保つ。
- カテーテル刺入部のドレッシング材の交換は週1～2回、曜日を決めて定期的に行うほうがよい。
- カテーテルの定期的交換は必要なく、臨床症状があった場合にのみの交換とし、不要になれば早期に抜去する。ヘパリン加生理食塩水の交換は最低96時間ごとに行う。

2. 合併症とそれぞれの観察項目

合併症とその観察項目を表1に示す。

3. 予定外抜去

麻酔覚醒時やせん妄症状による興奮状態、激しい体動により、動脈カテーテルの予定外抜去のリスクがあるため、フィルム材やシーネ等を使用し正しい固定を行う必要がある（図8）。

4. 正確なモニタリングによる異常の早期発見

正確なモニタリングを行うために、"ゼロ点校正"を行い、大気圧および静脈圧（血液の重さ）の影響を校正する必要がある。

表1 合併症とそれぞれの観察項目

仮性動脈瘤	・穿刺した部位から動脈瘤形成 ・拍動性の膨隆、シャント音がないか注意する ・場合によっては外科的に切除することもある
穿刺部出血	・凝固能が低下している場合や、穿刺部付近を可動させてしまうことで、穿刺部からの出血リスクが高まる ・シーネ固定などで安静を維持する ・留置中に穿刺部から出血し、圧迫を行う場合は、短時間にとどめ、止血が確認されたら速やかに解除し、皮膚状態を確認する ・長時間留置するとホール形成してしまうため、同一部位の長期留置は避ける ・誤穿刺や抜去後には十分に用手圧迫を行い、止血を確認する
留置による圧痕皮膚潰瘍の形成	・ハブ部ルートのロック部、三方活栓部などにより圧迫され皮膚トラブルを来す ・シーネ固定や抑制帯使用時には特に形成しやすい ・固定する際に皮膚と留置針の間に皮膚保護材を挟んだり、三方活栓が皮膚に当たらないようなルート固定を行ったりするなどの工夫を行う ・留置中の圧迫止血や抜去・徒手的止血後にテープなどで引き続き圧迫止血を行う場合は、圧迫部位の皮膚観察と末梢側の血流確認を行う。2時間以上圧迫したままにしない
空気塞栓	・回路作成時に回路内の空気や気泡をすべて取り除く ・不注意による活栓の開放、回路の偶発的な外れを確認する ・血液の採取時に吸引速度が速いと気泡が混入しやすくなるためゆっくりと吸引する

山下直也, 濱野繁：カテーテル管理とモニタリング. 道又元裕総監修, 露木菜緒監修・解説. 改訂増強版 ICU 3年目ナースのノート. 日総研, 東京, 2017：25. より改変

図8 動脈カテーテル固定の方法

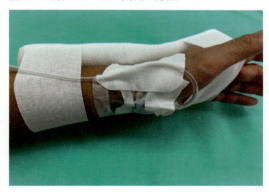

1）ゼロ点校正が必要となる状況

ゼロ点校正が必要となるのは以下のような状況である【6】。
①患者の体位やベッドの高さが変わり、右心房の高さが変わったとき。
②トランスデューサの位置の高さが変わったとき。
③長時間の計測、周囲温度の変化により、計測値の変動が予想されるとき。

図9 ゼロ点校正

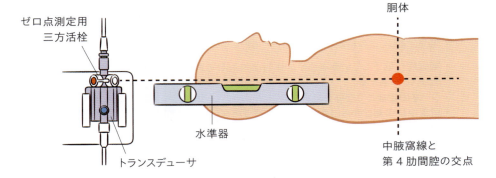

ナーシングスキルより引用
https://www.nursingskills.jp/Image/Image?id=1536872&sid=377067（2023.11.7アクセス）

2）"ゼロ点校正"の手順

"ゼロ点校正"の手順を以下に示す【7】。
①水準器（水平器）またはレーザーレベラーを使い、トランスデューサの大気開放点（三方活栓）と患者の第4肋間の胸壁の厚さの中央（右心房）の高さを合わせる（図9）。
②三方活栓を操作し、患者側をOFFにする。
③三方活栓のキャップを外し、大気側を開放する。
④ベッドサイドモニター側のゼロ点ボタンを選択し、圧波形と数値表示が0 mmHgになっているかを確認する。
⑤0 mmHgが確認できたら、三方活栓を操作し大気側をOFFにする。

3）観血的動脈圧モニター値と非観血的血圧測定値との認識

さまざまな血圧測定方法は、測定器具や測定する部位が異なるため、同じ患者から得られる血圧でも誤差が生じる。そのため、観血的動脈圧モニター開始の際は、事前に非観血的血圧測定値と、どの程度の差があるのかを認識することが重要である。

引用文献

1 McGee WT, Headly J, Frazier JA, eds. Quick Guide to Cardiopulmonary Care. Edwards Lifesciences, 2015：25-39.

2 山下直也，濱野繁：カテーテル管理とモニタリング．道又元裕総監修，露木菜緒監修・解説．改訂増強版 ICU 3 年目ナースのノート．日総研，東京，2017：23-29.

3 Nguyen Y, Bora V. Arterial Pressure Monitoring. StatPeaels, US, 2023. https://www.ncbi.nlm.nih.gov/books/NBK556127/（2024.9.2アクセス）

4 国公立大学附属病院感染対策協議会編：病院感染対策ガイドライン2018年版（2020年 3 月増補版）．じほう，東京，2020：132-133.

5 CDC：Guidelines for the Prevention of Intravascular Catheter-Related Infections. 2011. https://www.cdc.gov/infection-control/media/pdfs/Guideline-BSI-H.pdf（2024.9.2アクセス）

6 日本光電ホームページ：正確な観血血圧測定のために． https://medical.nihonkohden.co.jp/iryo/point/catheter/pressure.html（2024.9.2アクセス）

7 ELSEVIER：Nursing Skill，トランスデューサーシステム：セッティング・ゼロ点調整． https://www.nursingskills.jp/SkillContent/Index/377068（2023.11.7アクセス）

参考文献

1. 山田剛史：循環モニタリング．道又元裕編，これならわかるICU看護．照林社，東京，2018：90-94.

観血的動脈圧モニター　275

心電図
（モニター心電図、12誘導心電図）

二藤 真理子

　心電図は、心臓の電気的活動を体表面に貼付した電極間の電位差を波形として表したものである。モニター心電図は1方向からの視点で心臓の状態を観察し、簡便に電極を貼付して心電図をモニタリングでき、不整脈の検出や、リズムの変化、電解質の状態などを推測できる。しかし、モニター心電図は虚血性心疾患のST変化などの波高の変化を判断しづらいため、ST変化などは12誘導心電図で調べる必要がある。モニター心電図と12誘導心電図の違いを表1に示す。

モニター心電図

1. 電極の位置

　緑（陽極）を左肋骨下部に、赤（陰極）を右鎖骨下、黄（アース）を左鎖骨下（図1）とすることで、12誘導心電図のⅡ誘導に類似した波形を記録することができる。この誘導はP波、QRS波、T波がすべて上向きになる。

　電極の位置はそのままで、陽極と陰極を変更することでⅠ誘導、Ⅲ誘導となる。Ⅰ誘導は左鎖骨下を陽極、右鎖骨下を陰極とし、Ⅲ誘導は左肋骨下部を陽極、右鎖骨下を陰極とする。

2. 心電図波形の読み方

　心電図波形は向かってくる電気信号をプラス（上向きの波）、遠ざかる電気信号をマイナス（下

表1 モニター心電図と12誘導心電図の違い

	モニター心電図	12誘導心電図
誘導数	1誘導	12誘導
電極の数	3個	10個
どんなときに必要か	継続して心臓を監視する必要があるとき	胸痛や動悸などの症状があるとき
確認できること	不整脈の検出や、心拍数変化がリアルタイムにわかる	虚血性心疾患による虚血部位の推定ができる 虚血の経時的変化を推定できる 不整脈のタイプや起源がわかる
患者の状態	貼付したまま生活可能	記録時は安静が必要

向きの波）で表現され、誘導によってプラス、マイナスは異なる。P波が心房の収縮、QRS波は心室の収縮、T波は心室の興奮からの回復を示す。
　心電図は一般に1秒間で25mm動く速度で記録される。そのため一番小さい目盛りは1つ1mm、0.04秒となる。5目盛りで大きな1マス、0.2秒となる（図2）。

心電図を見るときの視点（モニター心電図、12誘導心電図共通）

心電図の基本波形を図3に示す。

1）心拍数

　正常範囲は60〜100回/分で、この範囲より少ない場合を「徐脈」、多い場合を「頻脈」と表現する。心拍数はバイタルサインの1つでもあり、多いか少ないか、血圧低下や失神などの循環不

図1　基本的なモニター心電図電極貼付位置と双極誘導

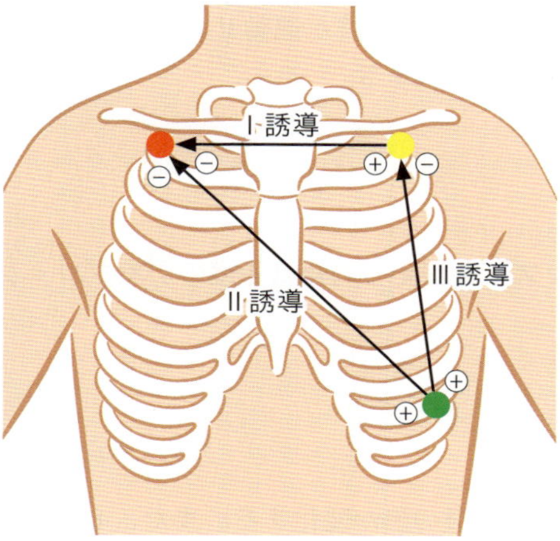

図2　心電図基本波形

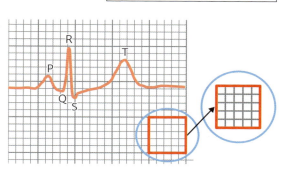

図3　基本波形の名称と見かた

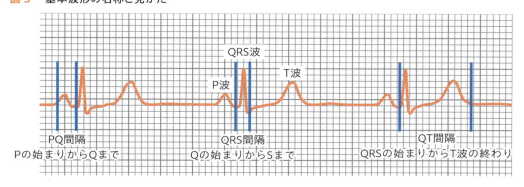

心電図（モニター心電図、12誘導心電図）　277

全症状と併せて確認することが重要である。150回/分を超える心拍数を「頻拍」といい、循環不全症状を伴う場合が多い。

2）リズム

正常な洞調律でも呼吸性のゆらぎがみられるが、逸脱したタイミングでずれる場合や、一定の規則性に基づいて変調する場合等を確認する。

3）P波

P波は心房の興奮を表す。P波のリズム（規則性があるか、不規則なのか）や、P波がそもそもあるのか、数の変化をよく観察する。P波がQRS波より多い場合は心房性不整脈か房室ブロックのことが多い。また、QRS波がP波より多い場合は洞不全や洞停止であることが多い。

4）P波とQRS波の関係

1：1に伝わっているか、QRSが脱落していないか、P波とQRS波が連動せずにバラバラになっていないかなど、高度房室ブロックが生じていないかを確認する。

5）PQ間隔

心房から心室への興奮伝導時間を示す。0.2秒（1マス）を超える場合はⅠ度の房室ブロックがある。

6）QRS波の幅、形

QRS波は心室の興奮を表す。脚ブロックなどがあるとQRS波の形が変化する。また、心室で期外収縮が起こると、発生部位から刺激電動系を介さない形で心室へ興奮が伝わるため、通常より伝導に時間を要しQRS幅が広くなる。

7）ST-T波

心室の興奮が終わってから定常状態に戻るまでの過程を表す。心筋虚血によりST部分の変化がみられるためSTが上昇しているか、低下しているかをみる。ST上昇は冠動脈の閉塞を示しているため緊急性が非常に高い。ST低下はST上昇に比べると緊急性は低く冠動脈の狭窄を示す。

T波は心筋の再分極を反映している。高カリウム血症などの電解質異常ではテント状T波などの特徴的な波形になることがある。陰性T波は、虚血や肥大などを示唆する所見である。

表2　心電図波形のみかたと基準値

波形	波形の意味	基準値	ポイント
P波	**心房の興奮**を反映	0.06〜0.1秒	P波がQRS波より多い場合は心房性不整脈か房室ブロックのことが多い。また、QRS波がP波より多い場合は洞不全や洞停止であることが多い
PQ間隔	P波の始点からQ波の始点までの間隔。心房から心室への興奮伝導時間を示す	0.12〜0.2秒（1マスを超えない）	I度の房室ブロックで延長
QRS波	**心室の興奮**を示す	0.06〜0.1秒	心室の興奮を反映するため、脚ブロック、心室性期外収縮、軸偏位などが考えられる
ST部分	心室において、興奮が終わり再分極開始までの移行期	原則的には基線、もしくはQRSの始点と同等	ST上昇は急性心筋梗塞や急性心筋炎などの重篤な疾患が考えられるST低下は狭心症の発作が考えられる
T波	**心室の興奮からの回復**を示す（電気的興奮の終了）	0.1〜0.25秒（2.5目盛り以下）	陰性T波は虚血や心筋症による、心筋障害を示唆する。T波の増高は高カリウム血症などの電解質異常を示唆する
QT間隔	Q波の始点からT波の終点までの間隔。心室の興奮から再分極までの時間を反映	0.3〜0.45秒	電解質の変化や抗不整脈薬の内服などにより延長

8）QT間隔

　心室の興奮から再分極までの時間を反映する。QT間隔が0.45秒を超える場合、QT延長として捉える。QT延長は抗不整脈薬の中毒の有無を判定できる。

　それぞれの見かたと基準値、そのポイントを表2に示す。

注意したい不整脈

1. 緊急度の高い不整脈

　モニター心電図が最も得意とするのは不整脈の検出である。最も危険ですぐに対処が必要な不整脈は、下記の4つの心停止波形である。

心電図（モニター心電図、12誘導心電図）　279

1) 心室細動(VF)

心室が細かく震えている状態。心室は有効な収縮を行っていないため意識はなくなり脈は触れなくなる。直ちに除細動を行う必要がある。

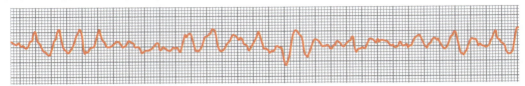

2) 無脈性心室頻拍(pulseless VT)

心室からの刺激で収縮する不整脈。一定のリズムで非常にペースが速く200回/分近くになることもある。脈拍が速いと心室に血液が充満する前に収縮してしまうので、有効な心拍とならず脈が触れなくなる。直ちに除細動を要する。

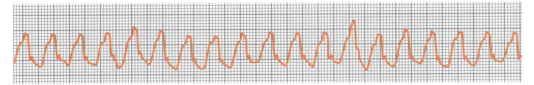

3) 心静止(Asystole)

心房も心室もまったく収縮していない状態。

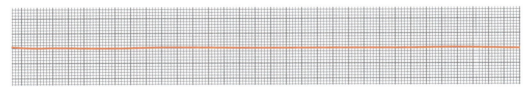

4) 無脈性電気活動(PEA)

心電図波形は出ているが、脈が触れない状態。心臓の電気的活動はあるが十分な収縮が行えない。下記のような波形ではなく、正常波形に見えても脈が触れなければPEAである。

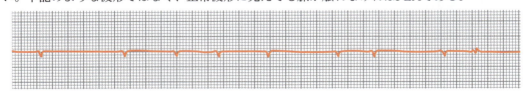

2. その他の危険な不整脈

1）完全房室ブロック

　心房と心室の収縮は1：1で伝導するが、その伝導が完全に途切れてしまった状態。P波とQRS波がバラバラに出現する。

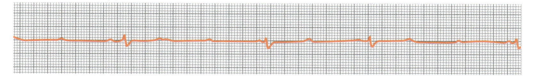

2）洞不全症候群

　心臓の興奮のもととなる洞結節が興奮していない状態。本来P波が出るべきタイミングで心房が収縮しないため、それに続く心室の収縮が起こらない。

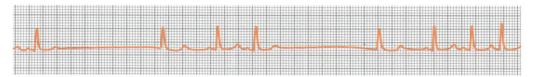

3）心房細動

　心房が細かく震えている状態。心房の至るところで不規則に興奮が生じ、その興奮が不規則に心室に伝導され、R-R間隔も不規則となる。心房が細かく震えるため、P波が消失する。

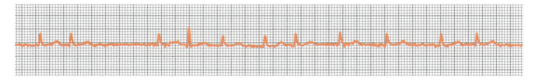

4）発作性上室性頻拍

　心房、が規則正しく速いペースで収縮する状態。速いペースの心房収縮が心室に伝わるため、心拍数は150回/分を超えることが多い。心房細動との違いは、心房は規則正しく興奮するため心室の収縮も規則正しくなる。

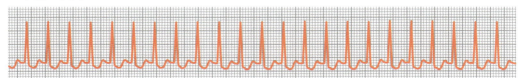

12誘導心電図

1. 電極の位置

　双極誘導（Ⅰ・Ⅱ・Ⅲ誘導）と単極誘導（aV_R・aV_L・aV_F）を合わせた四肢誘導（6誘導）と胸部誘導（6誘導）を合わせて12誘導心電図という。経時的な変化を正確に評価したい12誘導心電図は、電極位置を正確に貼付することが必要不可欠である。まずは胸骨角（ルイ角）の突起を同定、ルイ角すぐ斜め下のくぼみが第2肋間を確認する。第2肋間が確認できたらさらに指をすべらせ、くぼみ（肋骨と肋骨の間）を辿ると第3肋間、第4肋間、第5肋間と肋間を確認できるので推奨したい（図4〜7）。

　胸部誘導は左前胸部を取り囲んで心臓を水平面で観察できるよう、V_1〜V_6までの電極を貼付す

図4　正確な胸部誘導電極貼付に必要な解剖

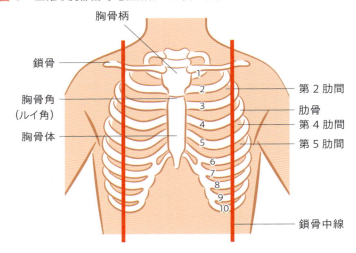

図5　側胸部基準線

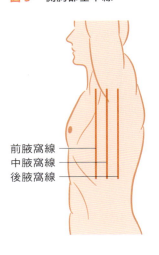

図6　胸部誘導電極位置

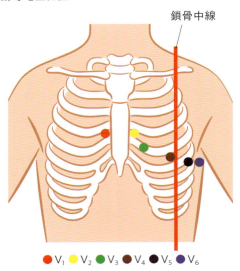

図7　四肢誘導電極位置

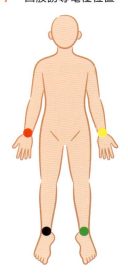

る。まず、V_1、V_2を第4肋間に貼付する。V_1は胸骨右縁、V_2は胸骨左縁に貼付する。次にV_4で、鎖骨中線と第5肋間の交点に貼付する。次はV_6で中腋窩線上にV_4と同じ高さに貼付する。次にV_2とV_4の間にV_3を、V_4とV_6の間の前腋窩線上にV_5を貼付する。

2. 12誘導心電図での評価

　モニター心電図は、虚血性心疾患のST変化や波高変化の判断が難しい。また、体動や体の向きによっても波高は変化する可能性がある。このような場合は、12誘導心電図で評価する必要がある。下記はⅡ、Ⅲ、aVF誘導でST上昇を認め、右冠動脈狭窄を疑う特徴的な12誘導心電図である。12誘導心電図の判読は慣れも必要であるが、胸痛や動悸などの胸部症状がある患者に対し12誘導心電図を行い、緊急度の高いST変化を見逃さないようにすることは重要である。

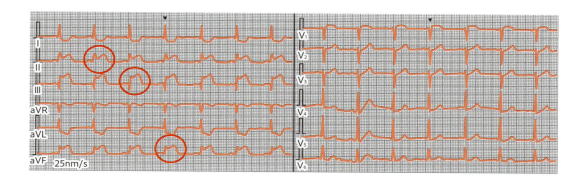

*

　モニター心電図、12誘導心電図ともに、判読にこだわるのではなく、患者の全身状態と併せての確認を行い、緊急度が高いのか、猶予があるかの評価を行うことが重要である。アラームが鳴ったら、まずはベッドサイドに確認に赴き、心電図とともに全身状態を評価することが肝要である。

参考文献
1. 栗田康生：12誘導心電図のキホン．HEART nursing 2023；36（2）：7-14．
2. 小林光一，三宅裕史：12誘導心電図判読の基本．HEART nursing 2023；36（12）：6-10．
3. 益永信豊：モニター心電図．消化器ナーシング 2023；28（10）：56-62．

第 4 章 ● 初期診療における救急看護スキル

血管確保

小川 謙

　点滴は日常的な治療方法の1つであり、不足した水分や栄養を補う、治療のための薬液を投与する等の目的で使用される。救急医療の場では、クリティカルな状態に陥った患者のさまざまな蘇生を目的として使用される。そのような状況での血管確保は、心肺停止のような状況下でも、中心静脈ではなく末梢静脈路の確保が第一選択とされている[1]。

　また、薬剤の投与も、持続投与や間欠投与など投与方法が異なることから、2か所の静脈路確保が必要となる。このように、救急医療の場では早急な蘇生のため急を要する状態での血管確保を求められるため、通常の診療場面に加えさまざまな注意が必要となる。そこで、以下に末梢静脈路の血管確保について述べる。

血管確保に使用する物品

　血管確保に必要な物品を図1に示す。

図1　必要物品

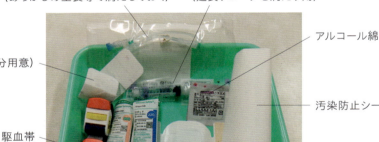

接続用延長チューブ
（あらかじめ生食等で満たしておく）

生理食塩水
（延長チューブを満たす用）

固定用テープ
（2か所固定分用意）

アルコール綿

駆血帯

汚染防止シート

留置針（2サイズ程度用意）

フィルムドレッシング材

※採血が必要なときは、シリンジも用意する

1）留置針

必要とする物品は、通常診療時に使用するものと大きく変わらない。通常、病棟で使用される留置針の太さは20～24G程度だが、救急の場面ではさまざまな薬液や輸血、輸液の急速投与等が必要となるため、太めの血管に太めの留置針で血管確保を行うことも多い。

しかし、患者の状態によっては、血管が虚脱し太めの針が挿入できず薬液が投与できないこともある。そのため、24Gなど細めの留置針を選択せざるを得ないこともあるため、使用目的や患者の状態に合わせ使用する留置針を選択する（表1）。

2）固定用テープ

留置針を固定するテープは、穿刺部の観察や汚染防止を目的に、通常どおりフィルムドレッシング材を使用する。そのほか、ルートの固定用テープは、粘着性伸縮包帯のようにある程度の粘着力のあるテープを用意する。包帯やガーゼの固定に日常的に使用しているサージカルテープ（優肌絆など）は、粘着性伸縮包帯に比べ粘着力が弱く固定力も落ちることから、移動などの際に剥がれてしまい、計画外抜去につながる可能性が高いため、救急場面での点滴ルートの固定には粘着性伸縮包帯を用意する。

3）感染対策

救急医療の場においては、通常よりも緊迫し雑多な状態の中で血管を確保しなければならず、針刺し事故や血液への曝露等への感染対策は、通常よりも注意が必要である。そのため通常診療と同様に、手指消毒やディスポーザブル手袋の装着等を基本としたスタンダードプリコーションは必ず行う。また、穿刺後、トレーや患者周囲に留置針の内筒が落ちていると針刺し事故を起こすため、黄色のバイオハザードマークの付いたゴミ箱や廃棄ボトルを手元に用意する（図2、3）。

穿刺の後、点滴ルートにつなぐ、採血をするなどの際に、血液で周辺を汚すと血液曝露の危険が増す。そのため、穿刺部の腕の下に汚染防止シートなどを敷いて、ルート接続時などに起こる出血による周囲への血液汚染を予防する。

表1　留置針の太さ別の使用用途とデメリット

	太さ	使用用途	デメリット
細い	24G	細い血管に留置可能。維持液の投与可能	急速投与や輸血の投与不可。粘稠性のある薬液に不向き
	22G	ある程度の速さで輸液可能。輸血可能	急速投与を要する場合は不向き
	20G	急速投与、輸血、造影剤の投与可能	ある程度の太さのある血管でなければ留置不可
太い	18G	急速投与、輸血、造影剤の投与可能。採血も容易	留置には太い血管が必要。循環動態が不安定なときは留置不可。痛い

図2　バイオハザードマークの色と感染性廃棄物の種類

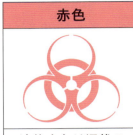
赤色
液体または泥状の感染性廃棄物
血液、体液など

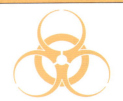
オレンジ色
血液や汚染物が付着した固形物
ガーゼ、紙おむつなど

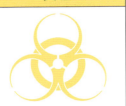
黄色
血液や感染物が付着した鋭利なもの
針付き注射器、メスなど

図3　廃棄ボトル

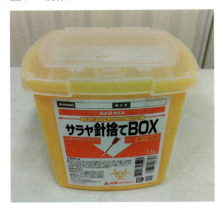

血管の選択

　通常、血管確保を行う場合、患者の日常生活動作に影響が少なく、かつ固定しやすいよう、前腕の血管を選択する。中枢側の穿刺に失敗した後で末梢側に血管確保してしまうと、穿刺を失敗した場所から薬液の血管外漏出の可能性が生じることから、末梢側で血管確保できる箇所が制限されてしまう。そのため、手背や前腕の血管を選択することが多い。

　ただし、手関節周囲の血管の近くにはさまざまな神経が存在し、穿刺により神経障害を引き起こす可能性がある[2]。また、患者がせん妄等で過活動となり治療に協力が得られない場合、上肢を一時的に拘束することもあるため、可能であれば手関節周囲での血管確保は避ける（図4）。

　末梢側からの血管確保を優先させたいが、血管が虚脱し末梢側で穿刺可能な血管が見つけられない場合もある。心肺停止などの蘇生場面において、肘正中静脈などの太い静脈路の確保が優先されるため、救急の場面での血管確保の際には肘静脈の選択も考慮する（図5）。

　下肢の静脈は、深部静脈炎や血栓形成の可能性があることから、可能であれば上肢の静脈を優先して選択する[2]。肘静脈や下肢の血管を確保した場合、患者のADL拡大の妨げにもなるため、可能な限り早めに前腕の血管などへの刺し替えを考慮する。

　患者の年齢や体格により、一見穿刺しやすそうな血管でも、穿刺時に血管が逃げてしまうこと

図4　前腕における静脈と神経の走行

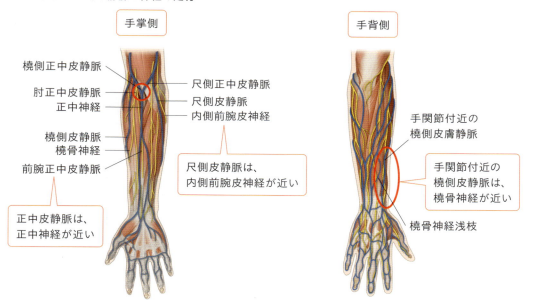

図5　肘周囲の静脈

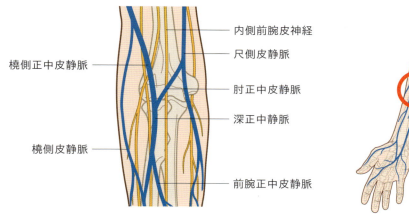

図6　血管の分岐部分

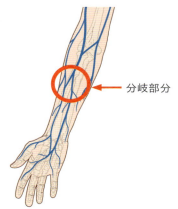

がある。そのようなときは、血管の分岐部分を選択することで、血管が逃げにくくなりミスを減らすことが期待できる（図6）。

穿刺

　穿刺については、通常の血管確保と同様である。しかし前述したように、慣れない救急場面への緊張や雑多な状況から、ミスを起こす可能性が高まる。そこで、穿刺の確実性を増すために、以下の点に注意する。

図7 伸展させた腕の一例

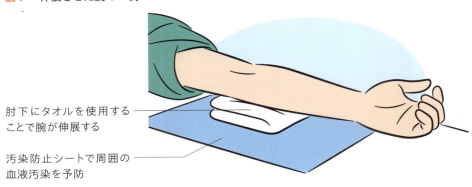

肘下にタオルを使用することで腕が伸展する

汚染防止シートで周囲の血液汚染を予防

図8 穿刺時の角度

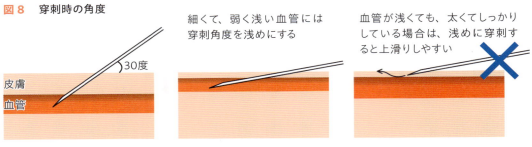

細くて、弱く浅い血管には穿刺角度を浅めにする

血管が浅くても、太くてしっかりしている場合は、浅めに穿刺すると上滑りしやすい

1. 腕の位置

　静脈が浮き出るよう、可能であれば腕を心臓より低い位置にする。もしくは、枕やタオルなどを用いて腕をしっかりと伸展させる。こうすることで、血管の逃げ予防も期待できる。腕は動かないようしっかりと安定させる（図7）。駆血は動脈の脈拍が消失しない程度に行う。

2. 穿刺時の注意点

　皮膚にたるみなどがあるときは、留置針を持たないほうの手で腕の皮膚を伸展させる。穿刺の角度は基本30度で穿刺する。患者の年齢や血管壁の硬さ、血管の太さによっては、穿刺角度を下げたほうがトラブル回避につながることもあるが、穿刺角度を低くすると血管壁を上滑りして穿刺を失敗することもある（図8）[3]。

3. 穿刺から内筒抜去

　留置針は、メーカーによりさまざまな特徴を持つが、内筒と外筒からなる構造で、内筒が外筒よりもわずかに長いことは共通している（図9）。穿刺後、フィルターキャップに血液の逆流を認めた状態で、すぐに内筒を引いてしまうと、外筒が血管に挿入されておらず、皮下に血液が漏れ出てしまうことにつながる。そのため、フィルターキャップに血液の逆流を認めた後は、わずかに留置針を寝かせ、留置針の構造を意識して2〜3mm程度留置針を進めたのち内筒を引くようにする。わずかな差だが、この差を意識することが重要である（図10）[4]。

図9　留置針の構造

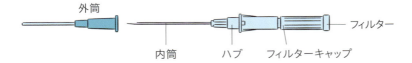

図10　留置針挿入時の注意点

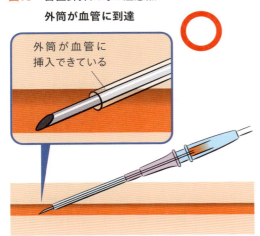

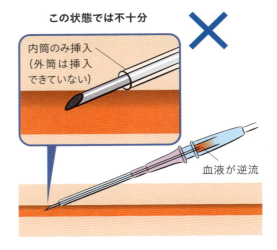

内筒抜去からルート接続

　穿刺後、駆血帯を外しても何もせず内筒を抜くと外筒から血液が逆流し周囲を血液で汚染させることになる。そのため、内筒を抜く前に留置針を持たないほうの手で、穿刺部分より上方を圧迫し、駆血した状態で内筒を抜く。
　すぐに点滴ルートを接続し生食などの注入を試みる。その際に、穿刺部および上方周辺皮膚に膨隆などの変化がないか、患者が同部位の疼痛を訴えないかなどを確認する。異常がみられた場合は、早急に留置針を抜去する。

固定

1. フィルムドレッシング材

　留置針の固定を行う際は、穿刺部の観察や感染予防のためフィルムドレッシング材を使用する。貼付する際は、押し付けずに留置針の壁に沿わせ密着するように貼る。メーカーによっては、固定部分にスリットが入っているものもある（図11）。これは、割の部分を壁に沿わせ、それ以降の部分をハブの下で少し交差させるように貼る。メーカーによっては、貼付方法をネット等に公開している会社もあるので参考にするとよい（図12）。

図11 フィルムドレッシング材の形状の違い

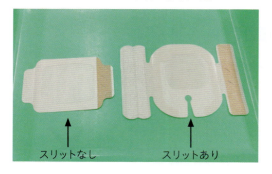

スリットなし　スリットあり

図12 フィルムドレッシング材の貼り方の一例

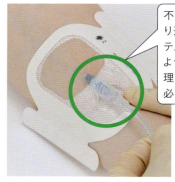

不織布テープの切り込み部分をカテーテルの下で沿わせるように貼付する。無理に重ね合わせる必要はない

3M テガダーム I.V. コンフォート フィルムドレッシング
（ソルベンタム合同会社）

2. 固定用テープ

　ハブや点滴ルート部分の固定を行う。固定用のテープをハブに貼付する際は、ハブの壁に沿わせハブが皮膚に押し付けられないように貼る（Ω留め、図13）。皮膚に押し付けるように貼ると、テープとの接地面が少なくなり固定力が低下するばかりか、皮膚にハブが押し付けられることで、皮膚トラブルの原因にもなる。また、ハブが押されることで、テコの原理で留置針に上方へ移動する力が加わり、計画外抜去や穿刺部の感染などにつながる。救急の場面でも、留置針の固定は穿刺した角度を維持しつつ、ハブを浮かせるよう留意する（図14）。
　点滴ルートの固定は、移動や体動などにより起こる張力が留置針に伝わらないよう、U字またはループをつくり2か所以上で固定する。その際も、点滴ルートの壁にテープを沿わせるようΩ留めを意識して貼付する。

3. 皮膚の状態

　固定する際には、皮膚が湿潤していないかを確認することも重要である。患者がショックの状態を呈していたり発熱により発汗していれば、皮膚が湿潤している場合もある。また、消毒液が乾燥しきれていない、薬液などで皮膚が湿潤している、軟膏が塗布されているなどの場合も想定される。
　救急外来での対応でも、搬入時の天候（雨天や降雪など）、水没、熱傷、火災現場からの救出などの受傷機転により患者の皮膚が湿潤していることもある。これらの皮膚の湿潤は、テープの粘着力を低下させ計画外抜去の可能性が増すばかりか、治療に必要な輸液や薬液の投与を妨げ、患者の状態を悪化させることにもつながりかねない。そのため、留置針や点滴ルートを固定する際には、皮膚の状態にも留意する。

図13 テープ固定の注意点とΩ留め

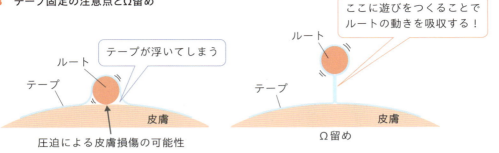

図14 穿刺角度とΩ留めを意識した貼り方の例

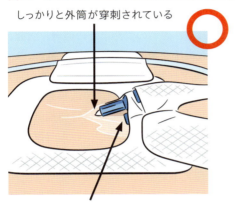
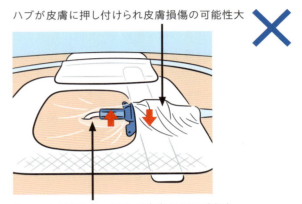

引用文献

1. 日本蘇生協議会編：第2章 成人の二次救命処置（ALS）．JRC蘇生ガイドライン2020，医学書院，東京，2021：53.
2. 飯野里佳：神経障害・点滴漏れを防ぐ留置位置．Expert Nurse 2019；35（4）：90-91.
3. 佐藤智寛：Dr.とらますくの採血＆静脈ルート確保手技マスターノート．ナツメ社，東京，2023：64-67.
4. 住永有梨：翼状針・留置針の末梢ルートのとり方．Expert Nurse 2019；35（4）：84-86.

参考文献

1. 日本救急医療財団心肺蘇生法委員会監修：改訂第6版 救急蘇生法の指針2020 医療従事者用．へるす出版，東京，2022.

第 **4** 章 • 初期診療における救急看護スキル

輸液・輸血

小池 伸享

輸液のスタンダード

救急受診する患者の循環動態を一元的に評価することは難しく、患者の受診までの経過、病態、年齢、性別、既往歴など、多くの情報が乏しい状況の中で輸液療法を開始することが現実となる。しかし、患者全員が循環動態不安定のショックを伴う高エネルギー外傷や、脱水を来しているわけではない。循環動態が不安定となるショックでは細胞外液を投与して循環動態の改善を図る必要があるが、なかには、心不全などにより溢水を来し、細胞外液の過剰、もしくは腎機能低下による電解質異常を来している患者も混在する。そのような病態に対し、過剰投与や、電解質の補充を行うことは大変危険なことである。また、腎機能が未熟な小児も含まれる。そのようなさまざまな患者に対し、漠然とした輸液投与は治療ではなく害を与えていることになる。

輸液は水・電解質異常の是正、維持、経口摂取不良時のエネルギー代謝、蛋白代謝の維持を目的に実施する。緊急時には、緊急薬剤を投与する目的として輸液がされる場合もある。輸液の種類は、細胞外液補充液、低張性電解質液、末梢静脈栄養輸液、糖液、代用血漿剤、アミノ酸製剤、高カロリー輸液、脂肪乳剤に分けられる。それぞれの輸液は患者の状態を評価し、必要な組成の輸液製剤を選択することが必要である。

救急患者へ輸液を施行する場合は、**表1** に示したように、以下の方法を選択する。

患者の第一印象で緊急度を判断する。呼吸、循環、意識を評価し、ショックが疑われた場合は、初期輸液療法として細胞外液補充液を準備し、医師の指示の下に実施する。

逆に溢水を疑った場合には、腎機能低下を考慮し、カリウムを含まない開始液（1号液）にて末梢静脈路確保をする。

第一印象にて緊急度が低い場合には、早急な静脈路確保は必要とならないため、バイタルサイン、身体所見、検査データ、病歴から輸液療法の目的である水分と電解質の異常が医師により判断され、輸液の種類が決定される。

患者に施行される輸液療法の目的を看護師は理解し、患者の状態に合った輸液療法が施行されているのかアセスメントすることが求められる。そのためには、輸液療法の基礎に戻り、体内の水分構成とバランス、特に体液分布、血清浸透圧、張度、膠質浸透圧などの生理学について理解を深めることは患者に施行されている輸液療法を把握し、適切な看護へつながることとなる。

表1 救急外来にて輸液製剤を選択するポイント

判断因子	判断内容	推奨する輸液	ポイント
患者の第一印象 • 顔色・意識・呼吸様式・末梢循環	細胞外液低下（ショック）	• 生理食塩水 • 各リンゲル液	ショックの原因を検索する
生理学的徴候 • 脈拍・血圧・意識レベル・SpO₂・体温	細胞外液過剰（溢水）	• 各リンゲル液 • 開始液	静脈路確保（利尿剤含む薬剤投与目的）
現病歴 • 経口摂取の状況・下痢、嘔吐の状況・尿量、尿の性状・体重の変化 フィジカルイグザミネーション • 視診、触診、聴診、打診にて呼吸音、口腔内の乾燥、皮膚のツルゴールなどを評価 検査 • 血液検査・尿検査・超音波検査にて脱水の評価、胸部X線	細胞外液と細胞内液のどちらが喪失しているのか高ナトリウム血症、低ナトリウム血症の有無を確認する	• 生理食塩水 • 各リンゲル液 • 開始液（ナトリウム血症、カリウム血症を考慮する）	• 生理学的徴候（バイタルサイン）の正常化を考慮し投与量をコントロールする • 尿量の維持および確保を考慮する（体重×0.5mL/h以上が推奨される）

初期輸液療法の反応による治療方針とその対応

　初期輸液療法による生体の反応としては、「循環の安定が得られない」「循環の一過性の安定が得られた」「循環の安定が得られた」の3つのタイプに分けられる。初期輸液療法直後の結果としては、反応が得られたか、得られないかの判断しかできない。循環の安定が得られたのか、一過性の安定が得られたのかの判断は、その後の経過によって決まる。

1. 初期輸液療法で循環の安定が得られない

　初期輸液を行っても循環が安定しないものであり、出血量は循環血液量の40％を超えていると推測される。このような場合は、加温輸液器を使用する。また、気管挿管の適応となり、直ちに輸血とともに緊急止血術が必要となる。

2. 初期輸液療法で循環の安定が得られた

　初期輸液療法に反応し、また滴下量を維持量に落としても循環の不安定がなく、貧血の進行などを認めない。通常循環血液量の20％以下の出血にとどまっていると考えられ、止血術を必要としない。

輸液・輸血　293

3. 循環の一過性の安定が得られた

初期輸液療法に反応し、循環は安定するが、輸液の減量で再び循環が不安定になる。初期診療中に不安定になるものから入院してから貧血が進行するものまでさまざまである。このような状況は、持続する出血や不十分な蘇生を示唆しており、輸血と積極的な止血が必要となる可能性が高い。

輸血のスタンダード

1. 輸血療法の目的

輸血療法は赤血球、血小板、凝固因子などの量や機能が低下した場合に補充する治療法である。臨床では、大量の出血による循環血液量低下や、輸液療法によっても循環動態が改善しない場合に輸血を考慮する。

輸血は、赤血球や凝固因子など不足している物質を補充することが目的となり、循環血液量減少に対する補充やDICを伴わない病態に対して新鮮凍結血漿（FFP）などの血液製剤を使用することは推奨されていない。また、FFP投与によるアルブミン補充も推奨されない。

2. 進め方

輸液療法において循環の安定が得られない、あるいは出血量が循環血液量の30％以上とされる場合には、加温した赤血球製剤輸血を開始する。緊急輸血に関しては、ヘモグロビン値を参考にしているとタイミングが遅くなり致死的な状況となることもあり、急性の出血が明らかな患者においては、生理学的徴候を観察し、ショックを示唆する身体所見を指標に投与を開始することが推奨される。そのため、速やかに緊急輸血が行えるように準備しておく。

FFPや血小板輸血については、臨床的出血傾向や明らかな凝固線溶異常がなくても、大量出血が予想される場合には早期より輸血を開始する。

1）準備

❶ 血液型判定・交差適合試験用検体の準備

可能であれば輸液路確保時に採血を行い血液型判定ならびに交差適合試験用検体の準備をする。

❷ 輸血依頼

出血性ショックを認知した時点、あるいは出血量が循環血液量の30％以上と予測される場合には、速やかに輸血の依頼を行う。交差試験適合血を用いるのが望ましいが、交差適合試験の時間を待てない場合には型適合血を用いる。

また、血液型判定をする時間がない場合や型適合血が入手できないときには、O型の血液を用いる。ただし、交差試験適合血以外の輸血については、事前に院内の輸血部と相談し、院内の緊急輸血規約などを設けておくのが望ましい。日頃から、大量輸血が必要な危機的出血に対しての

院内体制などを整備しておくことも重要である。医師が記載した輸血依頼書の患者氏名、血液型などに間違いがないかを確認し、輸血依頼をする。

2）輸血時の確認（輸血用血液の外観）

輸血の実施前に、バッグ内の血液の色調の変化、溶血や凝血塊の有無、バッグの破損がないかを確認する。

3）輸血実施時の注意点

❶ 輸血の加温

血液製剤は通常冷蔵で保存されているため、投与時は加温装置を用いて低体温を予防する。

❷ 輸血による副作用

急性輸血副作用症状として、静脈に沿った熱感、血管痛、発熱、悪寒戦慄、気道狭窄、呼吸困難、嘔吐、ショック、ヘモグロビン尿などがある。

輸血開始後、数分～数時間に症状が出現することが多く、原因として重症度の高いABO不適合輸血による急性溶血性輸血副作用を第一に疑う。その他、発熱性非溶血性輸血副作用、アレルギー反応、輸血関連急性肺傷害、輸血関連循環負荷などがある。重篤な副作用出現時は、直ちに輸血を中止し輸血セットごと交換する。代表的な輸血と投与の際のポイントを**表2**に示す。

表2　代表的な輸血と投与の際のポイント

製剤の種類	一般名	保存方法	ポイント
晶質液	ビカネイト輸液		感染リスク低い
人工膠質液	ボルベン	常温保存	アルブミン製剤より安価であり、感染リスクが低い。腎障害、凝固異常を助長するリスクあり
アルブミン製剤	アルブミン		輸血製剤と比較し、感染リスクは低い
新鮮凍結血漿	FFP-LR	−20℃　保存1年	解凍に伴う破損の可能性あり、感染リスクがある
赤血球製剤	RBC-LR	2～6℃　保存21日	出血性ショックに適応する。
濃厚血小板製剤	PC-LR	20～24℃　保存4日	血小板低下、出血性ショック、凝固異常に適応する

参考文献

1. 日本外傷学会，日本救急医学会監修，日本外傷学会外傷初期診療ガイドライン改訂第4版編集委員会編：改訂第4版 外傷初期診療ガイドライン JATEC．へるす出版，東京，2012：340．
2. 布宮伸，他：重症患者の輸液管理．集中治療専門医テキスト，日本集中治療医学会，2013：161-174．
3. 小松康宏：輸液の基本を押さえよう．レジデントノート 2012；14（2）：340-345．

第 4 章 ● 初期診療における救急看護スキル

止血法

山崎　誠

循環血液量と出血による影響

　成人の循環血液量は体重の約8％といわれており，60 kgの人であれば約4.8 kgが循環血液量ということになる。この量が，動脈，静脈，毛細血管に分布している。これらの血管が外傷などの影響により損傷し，血管外へ血液が流出することを「出血」という。出血により血液が少なくなれば，心臓の機能が正常であっても血液循環が悪くなる。この状態を「出血性ショック」（循環血液量減少性ショック）といい，外傷により死亡する原因のほとんどが出血性ショックである。出血量が20％未満であれば症状は一過性であるが，20％以上が急速に喪失されるとショック状態となり，血圧低下や頻脈，頻呼吸，意識を失うといった重大な事態に陥る。

　また，40％を超える出血では，致死的な出血量となり心肺停止の危険が生じる。特に動脈からの出血は短時間に血液が失われ出血性ショックや致死的な状態に陥りやすい。これは，応急手当の講習などでよく使用されるカーラーの救命曲線（図1）でも示されており，可能な限り早く止血が行われなければ，時間が経つにつれ死亡率が上がることが示されている。

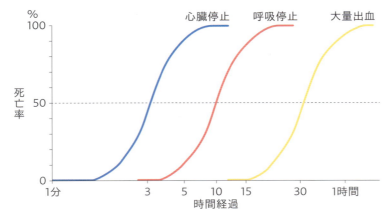

図1　カーラーの救命曲線

山本保博監修，尾方純一，小井土雄一，根本学，他：やさしく学ぶ応急手当　止血の方法．ぱーそん書房，東京，2019：1．より引用

出血の種類

出血とは損傷を受けた血管から血液が流出することをいい、損傷を受けた血管の種類によって出血の性状が異なる。出血には、「動脈性出血」「静脈性出血」「毛細血管性出血」があり、動脈性出血は血管内部の圧力が高いので、傷口から拍動とともに勢いよく噴出するように出血する。この場合、急速に体内の血液が失われるため、素早く止血処置が行われなければ、短時間で危険な状態に陥る可能性がある。また、動脈血は酸素を多く含んでおり、他の血管からの出血に比べ鮮紅色という特徴がある。

静脈性出血はじわじわと持続的に流出する。動脈に比べ血管内の圧力は低いが、比較的太い血管が損傷した場合は出血量も多いため、素早い止血処置が必要である。動脈血に比べて酸素量が少ないため暗赤色という特徴がある。

毛細血管性出血は血管内の圧力も低く、にじみ出るような出血で、ちょっとした切り傷や擦り傷の時に見られる、出血の中で最も多いタイプの出血である。動脈血と静脈血の中間で赤色という特徴がある。出血にはこのような種類があり、それぞれ対処方法や注意点も変わってくる（**表1**）。

しかし、実際の外傷ではいろいろな血管が同時に傷ついており、必ずしも上記のようにきれいに分類できないこともある。

外出血と内出血

出血は、体表面の創傷から流れ出し、外見的に観察できる「外出血」と、体内の出血で外見的には観察することのできない「内出血」に分類される。外出血は見た目にも明らかであり、出血源の血管が体表近くにあることが多く、止血処置の対象となる。一方、内出血は体表から見ることのできない場所に出血することをいう。主に打撲や骨折により皮下や筋肉内に損傷した血管から血液が流出したことで起こる。腕や脚にできる内出血は出血により腫脹し、圧迫されることで自然に止血することがほとんどで重篤な状態となることはない。

しかし、大腿骨や四肢の複数箇所の骨折、体内の大血管や臓器の動脈損傷により胸腔、腹腔内

表1　血管の種類による分類と対処方法

血管の種類	色	出血の特徴	対処方法と注意点
動脈性	鮮紅色	脈拍に合わせて吹き出す	・緊急に処置を必要とする ・大血管からの大量出血では死に至る ・止血鉗子の使用や動脈を結紮した場合は末梢の血流障害の出現に注意が必要である
静脈性	暗赤色	持続的に流出する	・太い静脈からの出血では放置しておくと短時間で出血性ショックに陥る可能性がある ・直接圧迫止血法を行う
毛細血管性	赤色	にじみ出る	・血液のもつ止血凝固作用で止血することが多い ・創口を押さえていれば簡単に止血する

日本救急看護学会監修，日本救急看護学会 ファーストエイド委員会編：ファーストエイド時の基本的処置．改訂第2版 ファーストエイド，へるす出版，東京，2017：33．より引用

に出血した場合は大量出血（図2）となる場合がある。また、開放創があればさらに出血量は多くなる（表2）。このような場合は早期に止血術を行う必要がある。

出血への対応

1. 損傷血管の種類の判定

出血には先述したように動脈性出血、静脈性出血、毛細血管性出血がある。まずは観察によりその出血がいずれであるかを判定し、その後の対応を検討していく必要がある。

図2　骨折部位とそれに伴う出血量

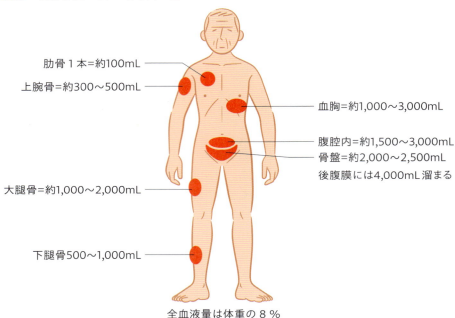

- 肋骨1本＝約100mL
- 上腕骨＝約300〜500mL
- 血胸＝約1,000〜3,000mL
- 腹腔内＝約1,500〜3,000mL
- 骨盤＝約2,000〜2,500mL
- 後腹膜には4,000mL溜まる
- 大腿骨＝約1,000〜2,000mL
- 下腿骨500〜1,000mL

全血液量は体重の8％

日本救急看護学会監修，日本臨床救急医学会編集協力：改訂第4版　外傷初期看護ガイドラインJNTEC．へるす出版，東京，2018：167．より引用

表2　骨折と出血量のおおよその目安

	閉鎖	開放
骨盤	2,000mL	4,000mL
大腿骨	1,000mL	2,000mL
脛骨	500mL	1,000mL
上腕骨	300mL	500mL

日本救急看護学会監修，日本臨床救急医学会編集協力：改訂第4版　外傷初期看護ガイドラインJNTEC．へるす出版，東京，2018：105．より引用

2. ショック症状の観察

　出血によるショックの臨床症状として5つのPが知られている。5つのPとはpallor（蒼白）、prostration（虚脱）、perspiration（冷汗）、pulseless（脈拍触知不能）、pulmonary insufficiency（呼吸不全）である。この症状が出現しているかどうかを迅速に評価し、ショック状態か否かを判断する。その後、バイタルサインを測定し、血圧低下や頻脈に注意し、継続的な観察を行う。

3. 止血

　止血法には「一時止血法」と「永久止血法」がある。一時止血法には「直接圧迫止血法」「間接圧迫止血法」があり、『JRC蘇生ガイドライン2020』において、ファーストエイドでは、「生命を脅かす重度の外出血に対して圧迫被覆材、圧迫包帯や止血点止血を用いるよりも、直接圧迫法を推奨する」[1]とされている。永久止血には焼灼止血法、結紮止血法、縫合止血法、止血剤による止血法、経カテーテル動脈塞栓術などの観血的止血法があり、これは、医師による治療介入が必要である。

一時止血法

1. 直接圧迫止血法

　外出血の止血法の基本は直接圧迫止血法である。出血部位が明らかな場合は、出血部位にドレッシング材（滅菌ガーゼや清潔なタオル、ハンカチ等）を置き、その上から示指、中指、薬指の3本の指で圧迫止血を図る（図3）。その際には、感染予防のためスタンダードプリコーション（ゴーグル、マスク、エプロン、手袋など）を行う。屋外などで入手困難な場合は手袋の代わりにナイロン袋で代用が可能である（図4）。片手での圧迫が不十分な場合は両手で体重をかけながら圧迫する。ドレッシング材が血液で濡れてきた場合、交換はせずドレッシング材を追加して、さらに強く圧迫する。直接圧迫に加え可能であれば出血部位を心臓より高く挙上する。上肢

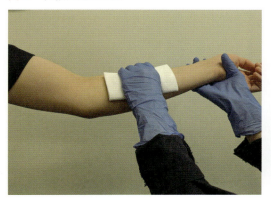

図3　直接圧迫止血法

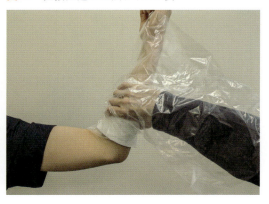

図4　直接圧迫止血法ナイロン袋

の場合（図5）、下肢の場合（図6）このように、挙上することで出血量も減少し、止血が図りやすくなる。

血液凝固能に異常がない場合の出血では、ほとんどがこの方法で止血可能である。

2. 間接圧迫止血法

直接圧迫止血法にて止血が困難な場合は、間接圧迫止血法の適応になる。出血部位よりも中枢側で動脈を圧迫することにより末梢の血流を遮断し止血を図る方法である。基本的には、四肢の太い血管損傷時の出血で直接圧迫で止血できない場合に行い、用手による圧迫方法と止血帯を使用する方法、病院内であれば加圧器とターニケット・カフを使用する方法がある。

1）用手による圧迫法

四肢の中小動脈からの出血時に行われることが多い。出血部位に近い中枢側の動脈の止血点（図7）を片手または両手の指で内側に向かって圧迫し、血流を遮断する方法で、直接圧迫止血法と併用されることが多い（図8）。

動脈の血流を一時的に遮断するため、圧迫を解除した際に再び出血する可能性があり、圧迫解除時には、出血部位を直接圧迫止血法で圧迫し、出血の有無を確認する。

2）止血帯法

四肢の切断などに伴う大量出血時に直接圧迫止血では止血が得られない場合に適応となる。この方法には三角巾や専用止血帯（図9、10）、ターニケット・カフ（図11）等を使用する方法がある。

三角巾や止血帯では出血部位より5～8cm中枢側に三角巾や止血帯を巻き付ける。その後、巻き上げ棒やターンキーを回転させて締め上げ、出血が止まるか、末梢の動脈が触れなくなるまで回転させる。止血を確認したら巻き上げ棒やターンキーが緩まないように固定し、止血を開始した時刻を記載する。エスマルヒやSWAT-Tといったゴム製の駆血帯（図12）の特徴として局所の

図5　上肢挙上	図6　下肢挙上
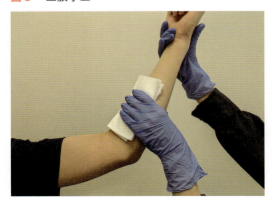	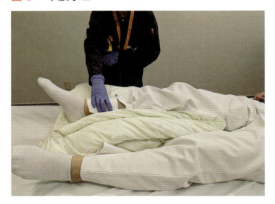

図7　止血点

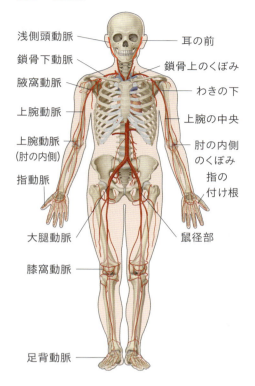

- 浅側頭動脈
- 鎖骨下動脈
- 腋窩動脈
- 上腕動脈
- 上腕動脈（肘の内側）
- 指動脈
- 大腿動脈
- 膝窩動脈
- 足背動脈
- 耳の前
- 鎖骨上のくぼみ
- わきの下
- 上腕の中央
- 肘の内側のくぼみ
- 指の付け根
- 鼠径部

図8　止血点圧迫

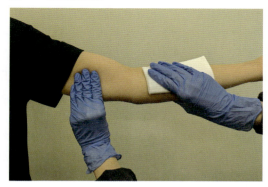

図9　止血帯

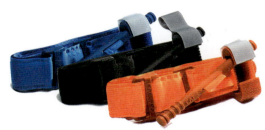

C-A-Tターニケット Gen7
（株式会社オーストリッチインターナショナル）

図10　救急止血帯

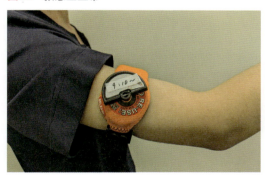

MATレスポンダー
（株式会社ワコー商事）

図11　ターニケット・カフ

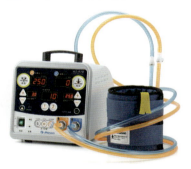

電動式デジタルエアーターニケット・MT-970
（ミズホ株式会社）

図12　ゴム製の駆血帯の例

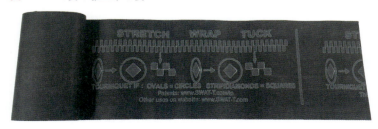

SWAT-Tターニケット
（株式会社ワコー商事）

止血法　301

圧迫だけでなく、自由な幅で使用可能なため広範囲の圧迫ができ、関節近くの出血部位にも使用が可能である。三角巾や止血帯がない場合に紐のような細いもので緊縛をしてしまうと、かえって血管や神経、皮膚や軟部組織を損傷してしまう可能性があるため行ってはならない。

　ターニケット・カフを使用する場合、圧迫部位の皮膚損傷を予防するために専用のカバーを使用するか、ガーゼなどを挟んで直接皮膚に当たらないように工夫をする。加圧の目安は『外傷初期看護ガイドライン』では、「上肢では、250〜350mmHg、下肢では450mmHgで止血可能である」[2]とされている。

　いずれの場合も中途半端な止血ではうっ血を起こし、かえって出血を助長するため注意が必要である。また、90分を超えて止血をする場合は虚血により、末梢の組織障害が起こる可能性があるため、30〜60分ごとに止血帯を緩め、10分程度の再灌流を行う。その際には、筋細胞由来のカリウムやミオグロビンが血流に入るため、不整脈や腎障害に注意が必要である。

永久止血法

1. 焼灼止血法

　毛細血管など細い血管の止血に用いられる。止血鉗子等を使用し、高周波で熱を加えることで蛋白質の凝固作用により組織を変形させ止血をする方法である。

2. 結紮止血法

　出血部位を止血鉗子ではさみ、血管を直接糸で縛る方法であり、最も確実な止血法である。止血する血管が太い場合には結紮する糸の脱落による再出血を予防するために二重に結紮を行う。

3. 縫合止血法

　出血している血管を露出されることが困難な場合や、実質臓器、筋肉などの脆弱な深部組織からの出血の場合、出血部位を中心に縫合し止血を行う。

4. 止血剤による止血法

　上記の止血方法が無効な場合や止血困難な場合に補助的な手段として局所止血剤を使用する。局所止血剤には骨の出血部位に塗って局所を塞ぐミツロウや、出血部位に貼付することで血液を吸着し凝固させるゼラチン吸収性スポンジ、血液凝固剤やトロンビンなどを散布し局所の血液凝固能を促進させるものなどがある。

5. 経カテーテル動脈塞栓術による止血術

　骨盤骨折による後腹膜出血や外傷による肝臓・脾臓損傷の腹腔内出血、腸腰筋や骨盤底筋など深部筋肉内出血の場合、カテーテルを使用し出血している動脈に塞栓物質を詰めて止血を行う。

経カテーテル動脈塞栓術（transcatheter arterial embolization：TAE）がある。この方法は外科的な手術に比べて侵襲が少なく、臓器機能温存ができるメリットがある。

しかし、手技にある程度時間を要すること、静脈出血には効果がないこと、他の処置を並行して行えないこと、過度な非選択的塞栓は組織壊死を起こしうるなどのデメリットがある。

引用文献

[1] 日本蘇生協議会監修：JRC蘇生ガイドライン2020．医学書院，東京，2021：354．

[2] 日本救急看護学会監修，日本臨床救急医学会編集協力：改訂第4版 外傷初期看護ガイドラインJNTEC．へるす出版，東京，2018：204．

[3] 山本保博監修，尾方純一，小井土雄一，根本学，他：やさしく学ぶ応急手当 止血の方法．ぱーそん書房，東京，2019：1．

[4] 日本救急看護学会監修，日本救急看護学会 ファーストエイド委員会編：改訂第2版 ファーストエイド．へるす出版，東京，2017：33．

参考文献

1. 日本救急医学会監修，有賀徹，坂本哲也，嶋津岳士編：標準救急医学 第5版．医学書院，東京，2014：70-74．

2. JPTEC協議会編著：改訂第2版補訂版 JPTECガイドブック．へるす出版，東京，2020：112-115．

第**4**章 ● 初期診療における救急看護スキル

穿刺（胸腔、腹腔、FAST）

印東 真奈美

　胸腔穿刺・腹腔穿刺は、検体採取やドレナージなどの目的で実施される。

　ドレナージとは、血液、膿、滲出液などを、感染源の除去や減圧を目的として体外に排出することであり、目的別に「治療的ドレナージ」「予防的ドレナージ」「情報（インフォメーション）ドレナージ」に分類される。目的を捉えた準備と介助が必要である。ここでは、初療室や救急外来で実施される胸腔穿刺・腹腔穿刺について説明する。

　FAST（focused assessment with sonography for trauma）とは、ショックの原因となる大量血胸、腹腔内出血、心嚢液貯留の検索を目的とした迅速簡易超音波検査法であり[1]、外傷初期診療におけるPrimary Surveyにて、気道、呼吸の観察の後に循環の評価として心嚢腔、モリソン窩、右胸腔、脾周囲、左胸腔、ダグラス窩で実施される。

　初療室にて緊張性気胸の認知や、FASTで胸腔内への出血を認めた場合は、速やかに胸腔穿刺、胸腔ドレナージが実施できるよう準備を進めていく。

緊張性気胸に対する胸腔穿刺（緊急脱気）

1）目的

　緊張性気胸に対し緊急脱気の目的で実施する。

　緊張性気胸は、外傷、中心静脈穿刺時や人工呼吸器管理中の合併症などが原因で、胸腔内圧の上昇による心臓の拡張障害や静脈還流障害により循環不全となり心外閉塞・拘束性ショックを来す。また、患側肺虚脱や縦郭偏位による対側肺の圧排から呼吸不全に至るため、早急な対応が必要となる。

　胸腔穿刺後は胸腔ドレナージを行うため経時的な状態観察と処置の準備を行う。

2）禁忌

　絶対的禁忌はない。

3）必要物品

　静脈留置針または注射針（18G以上）、局所麻酔薬、滅菌手袋、滅菌穴あき覆布、消毒薬。

4) 手順

心肺停止が切迫する状況下では省略する部分もある。
① 患者に穿刺について説明し同意を得る。
② 体位を整える（仰臥位またはセミファーラー位）。
③ 穿刺部位（第2肋間鎖骨中線）を確認し消毒する（）。
④ 滅菌手袋を装着し穿刺部位に穴あき覆布を覆う。
⑤ 医師が局所麻酔を行う。
⑥ 医師が穿刺する。
　静脈留置針を第2肋間中央より穿刺する。針が胸腔内へ入り、空気の流出を確認したら外筒のみを進めて留置し、内筒を抜去する。
⑦ 患者状態を観察する。
　● モニタリングを継続しバイタルサイン、呼吸循環動態の確認を行う。
　● 末梢静脈ルートの確保、救急カートを準備し急変対応に備える。

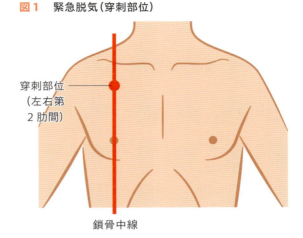

図1　緊急脱気（穿刺部位）

穿刺部位（左右第2肋間）

鎖骨中線

5) 合併症

肺損傷、血胸、神経・血管損傷、皮下血腫。

胸腔穿刺、胸腔ドレナージ

1) 目的

　血気胸、胸水、膿胸などにより胸腔内に貯留した空気、血液、胸水、膿を体外に排出し、肺の拡張および再虚脱の防止を目的とする。

2) 禁忌

　出血傾向、凝固異常、抗凝固薬内服中、穿刺部の感染症。

3) 必要物品（胸腔ドレナージ）

- トロッカーカテーテル（外傷の場合は28Fr以上。サイズは医師に確認する）
- チェストドレーンバック
- 柄つきメス刃（ディスポーザブル）
- ペアン　● 鑷子　● ドレーン鉗子
- 消毒薬、局所麻酔薬
- 注射針（18G・23G）　● シリンジ
- 綿球　● 縫合セット（持針器、縫合針、縫

穿刺（胸腔、腹腔、FAST）　305

合糸、剪刀、鑷子）
- 滅菌ガーゼ、滅菌Y字ガーゼ
- 固定用テープ
- 滅菌穴あき覆布、滅菌覆布、防水シーツ
- タイガン、タイガンバンド
- セーフティボックス ● マーカー
- 滅菌手袋、長袖滅菌ガウン、キャップ、マスク

4）処置介助の流れ

① チェストドレーンバッグを準備する（図2）。
　［必要物品］50ccシリンジ、30ccシリンジ、滅菌蒸留水、注射針18G、ドレーン鉗子。
　※吸引圧の指示を確認し準備する。気密性の確認を行う。
② 患者に胸腔穿刺とドレナージについて説明し同意を得る。
　※消毒薬、局所麻酔薬を使用するためアレルギーの有無を確認する。
③ 処置中の急変に備えて末梢静脈路を確保し、モニター（心電図、パルスオキシメータ）を装着する。初療室ではすでにモニターを装着していることが多いため経時的に患者状態を観察し評価する。
④ 患者の下に防水シーツを敷き、穿刺側の上肢を挙上し体位を整える。
　※体位を医師に確認する：頭側挙上30〜45度、側臥位など。胸水穿刺では座位のこともある。
⑤ 穿刺部位をマーキングし、消毒する。
　※穿刺部位を医師に確認する（表1）。
⑥ 医師はキャップ、マスク、長袖滅菌ガウン、滅菌手袋を装着する。看護師はスタンダードプリコーションに即し、マスク、ビニールエプロン、手袋を装着する。
⑦ 医師へ滅菌覆布を渡し清潔区域を作成する。

図2　チェストドレーンバッグの構造

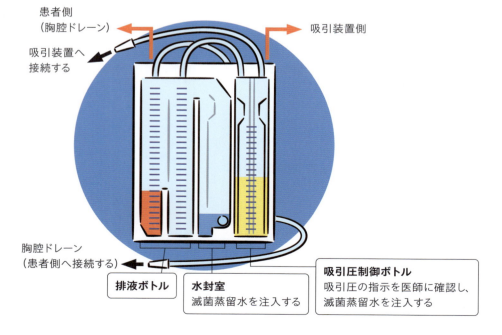

⑧穿刺部位を穴あき滅菌覆布で覆う。
　※患者の顔が隠れるため声をかける。
⑨局所麻酔薬を清潔に準備する。
　※看護師はアンプルカットして傾け、医師が吸い上げる。
⑩医師が局所麻酔を行う。
⑪医師がメス刃にて穿刺部位を切開し、ペアン鉗子で胸膜を広げる。
⑫トロッカーカテーテルを開封し清潔に医師へ渡す。
　※不潔にならないよう傾けながら渡す（図3）。
　※排液、脱気それぞれの目的別にカテーテルのサイズや穿刺部位が異なるため医師に必ず確認する（表2）。
⑬医師がトロッカーカテーテルを切開した部位へ挿入し、外筒を押さえながら内筒を引き抜く。
⑭医師がトロッカーカテーテルの外筒をドレーン鉗子でクランプする。
　※気胸の場合は呼気時にドレーンが曇る、胸水の場合は逆流で挿入の確認ができる。
⑮医師がトロッカーカテーテルの外筒とチェストドレーンバッグのドレーン接続チューブを接続する。
　※不潔にならないようにチェストドレーンバッグの接続チューブを医師へ渡す。
⑯ドレナージを開始する（表3）。
⑰医師がトロッカーカテーテル挿入部を縫合する。
⑱穴あき覆布を切ってはずす。挿入部にY字ガーゼをはさみ、滅菌ガーゼで覆い、固定テープを貼り固定する。さらにトロッカーカテーテルを側胸部に固定する。
　※屈曲した状態で固定しないようにし、抜去のないよう注意する。
⑲トロッカーカテーテルとチェストドレーンバッグの接続部をタイガンで固定する。
⑳バイタルサインを測定し、呼吸循環動態、刺入部、チェストドレーンバッグ（排液の状況やエアリークの有無）、呼吸音、皮下気腫、疼痛の有無を確認する。
㉑チェストドレーンバッグを患者より低い位置に固定する（図4）。
　※点滴スタンドへ固定する場合は、専用の固定器具を使用し脱落がないように注意する。
㉒胸部単純X線検査を行い、カテーテルの位置や肺野を評価する。

表1　穿刺部位の目安

気胸	前～中腋窩線の第5または6肋間
胸水	中～後腋窩線の第7または8肋間

坂口浩三：胸腔穿刺．医療情報科学研究所，診察と手技がみえる vol.2．メディックメディア，東京，2014：104．より引用

図3　トロッカーカテーテルの渡し方

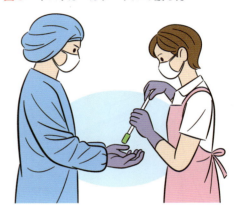

トロッカーカテーテルを開封し、不潔にならないよう傾けて医師に渡す。事前に清潔野に出しておくこともあるため、医師に確認するとよい。

表2　ドレーンチューブの選択

気胸	20～24Fr
胸水	20～24Fr
膿胸	28～36Fr
外傷	28Fr以上

MSDマニュアルプロフェッショナル版：胸腔ドレナージ．を参考に作成
https://www.msdmanuals.com/ja-jp/professional/05-肺疾患/呼吸器関連の処置/胸腔ドレナージ（2024.10.4アクセス）

表3 胸腔ドレナージ開始時の注意点

気胸の場合	● チェストドレーンバッグの水封室に気泡、呼吸性変動があることを確認する ● 医師の指示のもと持続吸引を開始し、吸引圧制御ボトル内への気泡の発生を確認する ● 急激な吸引は再膨張性肺水腫や肺虚脱のさらなる悪化のリスクがあるため低圧から開始する
血胸・胸水や膿胸などの場合	● チェストドレーンバッグの排液ボトルへの排液を確認する ● 急激な排液は再膨張性肺水腫やショックに至るリスクがあるため注意する

図4 チェストドレーンバッグの位置

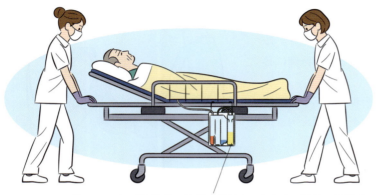

ドレーンバッグは患者の胸腔より低く、安定する場所に設置する

5) 合併症

気胸、血胸、ドレーンチューブ挿入による血管や神経の損傷、ドレーン先端による心臓や肺損傷、感染症、膿胸、皮下気腫、再膨張性肺水腫、ショック。

腹腔穿刺、腹腔ドレナージ

1) 目的

腹水は、腹腔内に貯留した蛋白質を含む体液であり、肝硬変、門脈圧亢進、がん性腹膜炎などの原因によって貯留する。腹腔穿刺には腹水の原因検索を目的とした診断的穿刺と、腹水貯留による腹部膨満感や呼吸困難感、疼痛などの改善、腹腔内洗浄や薬液注入を目的とした治療的穿刺がある。

2) 禁忌

血液凝固障害、腸閉塞による腸管拡張、門脈圧亢進、妊娠、膀胱緊満、穿刺部位の感染症（蜂窩織炎等）。

3）必要物品（腹腔ドレナージ）

- 穿刺針（16～18G）またはアスピレーションキット
- 局所麻酔薬　● 消毒薬
- 23～25G針　● シリンジ
- 綿球、滅菌ガーゼ
- 滅菌穴あき覆布、滅菌覆布
- 滅菌スピッツ等
- セーフティボックス

- テープ・皮膚保護剤（絆創膏等）
- 長袖滅菌ガウン、滅菌手袋、マスク、キャップ、防水シート
- エコー　● タオル　● マーカー

【ドレナージの場合】
- 輸液セット、延長チューブ、三方活栓、排液用ボトル等

4）処置介助の流れ

① 患者に処置について説明し同意を得る。
　※消毒薬、局所麻酔薬を使用するため、アレルギーの有無を確認する。排尿を済ませる。
② 医師の指示のもと、体位を整えて穿刺側に防水シートを敷く。露出を最小限にする。
　※腹水の採取量により側臥位、仰臥位をとることが多いため、医師に確認する。
③ 腹囲を測定する。
　※穿刺後も腹囲を測定するためマーキングしておくとよい。
④ 医師はエコーにて穿刺部位を選定しマーキングし、消毒する。
　※穿刺部位：臍と左右上前腸骨棘を結ぶ直線上の外側1/3の部位に穿刺する［腹直筋外側であり腹壁動静脈の損傷を回避できる（**図5**）］。
⑤ 医師はキャップ、マスク、長袖滅菌ガウン、滅菌手袋を装着する。看護師はスタンダードプリコーションに則し、マスク、エプロン、手袋を装着する。
⑥ 穿刺部位を穴あき滅菌覆布で覆う。
⑦ 医師へ滅菌覆布を渡し清潔区域を作成する。
⑧ 局所麻酔薬を清潔に準備する。
　※看護師はアンプルカットして傾け、医師が吸い上げる。
⑨ 医師が局所麻酔を行う。
⑩ 医師がマーキング部位へ穿刺する。
⑪ 腹水の流出を確認したら、穿刺針が抜けないように注意しながら延長チューブ・三方活栓・輸液セットを接続する。医師は穿刺部位を固定する。輸液セット側を看護師が受け取り排液用ボトル等に固定する。
⑫ 三方活栓よりシリンジを用いて検体を採取する。
⑬ 医師へ確認し排液の流速を調節する。
　※急速な排液は血圧低下等のリスクがあるため注意する。
⑭ ドレナージ中はバイタルサイン、排液の性状（色、臭気、粘度）、排液速度、穿刺部位の状態（出血や疼痛）を経時的に観察する。ナースコールを患者の手元に設置する。
　※特に大量排液の場合は血圧低下、頻脈、呼吸数、気分不快、冷や汗等の症状の有無に注意する。排液速度の低下や停止した場合はドレナージ不良の可能性を考慮し医師へ報告する。

図5　腹腔穿刺（穿刺部位）

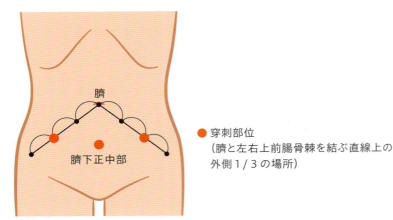

⑮ドレナージ終了後は医師にて穿刺針を抜去し消毒し、皮膚保護剤やテープで固定する。
⑯腹囲を測定する。
⑰バイタルサインを測定し、気分不快、穿刺部位の出血や腹水漏出、疼痛の有無を確認する。
⑱安静時間を医師に確認し患者へ説明する。

5）合併症

出血（動静脈損傷）、腹壁血腫、感染、腸管穿孔、大量な腹水除去による血圧低下、穿刺部位からの腹水漏出遷延。

引用文献

1. 日本外傷学会，日本救急医学会監修，日本外傷学会外傷初期診療ガイドライン改訂第6版編集委員会編：改訂第6版 外傷初期診療ガイドラインJATEC．へるす出版，東京，2021：52．
2. 坂口浩三：胸腔穿刺．医療情報科学研究所，診察と手技がみえる vol.2，メディックメディア，東京，2014：104．
3. 真弓俊彦，片野義明：腹腔穿刺．医療情報科学研究所，診察と手技がみえる vol.2，メディックメディア，東京，2014：113．

参考文献

1. 川嶋隆久：胸腔ドレーン挿入と感染予防の指針．救急・集中治療 最新ガイドライン 2022-'23，岡元和文編著，総合医学社，2022：38-40．
2. 藤村智恵美：胸腔ドレーンの挿入介助と管理．坂本すが，井手尾千代美監修，木下佳子編，完全ビジュアル　臨床看護技術ガイド，照林社，東京，2022：470-488．
3. 杉野亜紀：胸腔ドレーン挿入．Expert Nurse 2018；34（10）：56-61．
4. 住永有梨：腹水穿刺．Expert Nurse 2018；34（10）：26-31．

第 4 章 ● 初期診療における救急看護スキル

創傷処置

山田 裕紀

　救急領域では、外傷による機械的損傷や熱傷・凍傷・電撃傷などの非機械的損傷、褥瘡や潰瘍、壊疽などの内因性損傷、感染創といったあらゆる創傷を対象とする。創傷処置の目的は、これらの創傷に対して生体が本来もつ自己治癒力を阻害せずに正常な創傷治癒過程に導き（図1）、治癒促進を図ることにある。そのため、創傷の的確な観察・評価とともに、治癒過程を踏まえた適切な処置を選択し、実施することが必要となる。

　そして、初期診療における創傷処置では、①創傷（局所）だけに捉われず、全身状態を把握し安定化を図ったうえで実施すること、②処置に伴う身体的・精神的苦痛の緩和を図ること、③創傷や創周囲の確実な清浄化とその後の適切な創傷管理により感染を制御することが重要である。

創の観察と評価

1. 身体所見

　多発外傷患者や感染創を起因とする重篤な敗血症患者は、気道・呼吸・循環など生理学的異常を来す場合が少なくない。致死的な病態であれば、異常の把握と並行して直ちに対応を行い、バイタルサインの安定化を図る必要がある。そのため、Primary Surveyの中で安定化を図り、四肢の切断や主要血管損傷による活動性の外出血がある創傷などを除いて、基本的に創傷の詳細観察

図1　創傷治癒過程

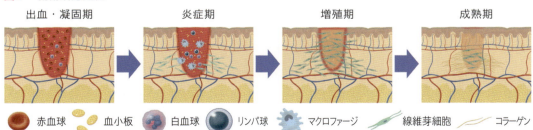

創傷の治癒過程は、出血・凝固期、炎症期、増殖期、成熟期と段階を追って進んでいく。各期によって、創傷治癒の主役となる細胞やサイトカイン、増殖因子が異なるため、それぞれの過程で適切な創傷治療環境を整える必要がある。

溝上祐子著，褥瘡・創傷のドレッシング材・外用薬の選び方と使い方 第2版．照林社，東京，2021：3．引用

や処置はバイタルサインが安定した後のSecondary Surveyで実施する。可能な限り全身の脱衣を行い、プライバシーを確保したうえで頭から足先まで系統的・解剖学的に損傷の検索を行う。

2. 創部の所見

創傷とは、生体組織に生じた損傷のことをいい、皮膚、筋肉、脂肪組織、線維組織、血管、末梢神経組織などの結合組織（総じて軟部組織という）が損傷を受けた状態のことである。救急の初期診療で遭遇する創傷の多くは外傷などの急性創傷であり、生体に鈍的・鋭的外力がどのように加わったかによってさまざまな形態を呈する（表1）。創部の所見は、処置の準備、麻酔、洗浄、閉創法、ドレッシング材の選択など治療方針のすべてに影響する。したがって、創傷の程度（長さ・大きさ・深さ、軟部組織の状態、創縁の整・不整など）、汚染や出血の程度、異物や感染

表1　創傷の分類

切創	カミソリなど鋭利な刃物で生じた創傷。創面は滑らかで組織破壊・挫滅は少ない。汚染が少なければ一般に縫合処置などにて一次閉鎖する
刺創	ナイフなど尖端の鋭利なもので刺された創傷。創口は小さくても深いので、内部の組織損傷や感染を生じやすい
裂創	打撃やねじれ、過伸展などの外力により皮膚以下の組織が裂けて離断した場合の創傷。外力の加わり方によって創面が種々の形状をとる。創面がきれいであれば一次閉鎖が期待される。創面をきれいに合わせられない場合には二次閉鎖する
挫創	打撲・鈍器などの鈍力による。創面は不規則で組織の挫滅・離断が起こる。洗浄・デブリードマンを十分行ったうえで、適切な創閉鎖の選択を判断する必要がある
割創	斧のような鈍的な器具で叩き割られた創傷。創面は不整で組織挫滅を伴う。挫創と同様の創処置が必要
擦過創	表皮または真皮の一部が剥離されて生じた創傷。体表に創があるが、一般に擦過傷あるいは擦り傷ともいう。洗浄・デブリードマンの後、部位により種々の創傷被覆材を用いて創閉鎖する。一般に創縫合は必要ない
咬創	ヘビ、哺乳動物などに咬まれて生じた創傷。咬傷ともいう。刺創と同様に創が深い。動物の牙には多くの細菌が付着しているために、創の深部まで細菌が侵入し、高頻度に創感染を発症する。感染制御のために一期的に縫合せず、開放創とし二次閉鎖を待つことが多い
銃創	銃器の発砲により銃弾が身体に当たって生じる創傷。射創ともいう。近距離からの銃創は、弾丸の入口に星形のような破裂や火薬の付着があり、出口には不整形な破裂があることが多い。遠距離からの銃創は、弾丸の入口は円形で小さく、出口のほうが大きく不整形なことが多い
轢創	車のタイヤなどにより身体の一部が轢かれたときの外力により生じる創傷
杙創	竹や木、杭など先端が比較的鈍な棒状のものが大きな外力で身体に串刺しのように突き刺さった、あるいは穿通した際に生じる創傷
挫傷	打撃の外力により身体内部の軟部組織が損傷したもので、体表には創がない損傷をいう。それゆえ、一般的に外科的創処置の対象にはならない

外力の受け方によって、創傷の種類や程度、治療の方向性も異なる。高リスク受傷機転であるほど、創傷は複雑・複合的となる。

荻野隆光：創傷処置（汚染創の処置）．日本救急医学会監修，日本救急医学会指導医・専門医制度委員会，日本救急医学会専門医認定委員会編，救急診療指針 改訂第5版．へるす出版，東京，2018：162．より引用

の有無を的確に観察し、創傷治癒過程とあわせて評価を行う必要がある。

　感覚・運動機能障害、末梢循環障害の有無の観察も重要である。これらの障害が、神経・腱・靭帯・血管などの損傷由来のものか中枢神経系の異常やその他の問題によるものか、単に疼痛が強いから動かせないのかなど、処置前の評価がその後の経過の把握に役立つ。

　出血を伴う場合、十分な視野を確保する必要があり、まずは出血箇所の直接圧迫を試みる。四肢の重篤な出血など直接圧迫だけでは制御できない場合、エスマルヒ駆血帯や空気止血帯（ターニケット）を用いて一時的に緊縛する（図2）。このように、観血的な根本治療が必須な場合や、創が深く損傷が著しい場合、局所麻酔では処置が困難な場合などは、専門医にコンサルトする。看護師は手術の適応を考慮し、処置介助と並行して手術に向けた準備・調整を進める必要がある。

図2 間接圧迫法による止血

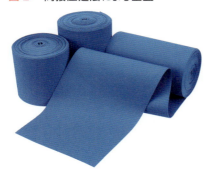

MMI エスマルヒ駆血帯 エムバンデージ
（村中医療器株式会社）

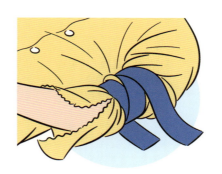

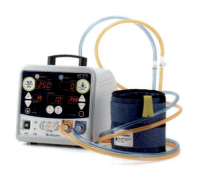

電動式デジタルエアータニケットMT-970
（ミズホ株式会社）

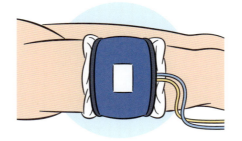

エスマルヒは、ゴムの伸縮を利用して、やや伸展させながら四肢に巻きつける。ターニケットは、カフを巻き電動で加圧させる。空気圧は、上肢で収縮期圧＋75～100mmHg、下肢で収縮期圧×2 mmHgとし、それ以上の圧をかけない。ともに直接皮膚にあてないようにする。末梢側の血流を観察し、30～45分に1回緊縛を解除して虚血を防ぐ。

3. 基礎情報

　処置前までに最低限必要な情報として、現病歴、既往歴、アレルギーがある（**表2**）。外傷患者であれば、受傷機転・受傷時間は重要な情報となる。

　受傷機転は、機械的外力がどこにどのように加わったか予測する手がかりとなり、損傷箇所や創傷の程度、汚染や異物の存在を推測するのに役立つ。異物には、有機物（木片、土、ゴムなど）と無機物（金属、ガラスなど）があり、創内の残存異物はのちに創感染による治癒遅延や機能障害を招く可能性が高くなる。金属やガラスの混入が疑われる受傷機転の場合、目視での観察に加えて創部のX線検査が有効となる。

　受傷時間は、処置のタイミング、抗菌薬投与、創の閉鎖法などの治療方針を判断するうえで重要である。受傷後、創内で細菌が増殖するのに6～8時間かかるといわれ、それまでの時間が感染を起こさず創閉鎖できる「golden period」とされている。また、創傷の汚染状態によっては、

表2　創傷処置に必要な情報

●現病歴
　受傷機転ーどうやって受傷したか、異物の可能性
　受傷時間
　随伴症状

●既往歴/生活歴/社会歴
　既往歴ー糖尿病、末梢血管疾患など
　アレルギー薬、麻酔
　内服歴ーステロイド、NSAIDs、抗凝固薬など
　破傷風ワクチン接種歴
　重度のアルコール依存、喫煙
　最終摂食時間（手術適応の場合）
　利き手
　職業

●身体所見
　バイタルサイン
　全身状態ー生理学的・解剖学的所見
　皮膚所見
　感覚機能、運動機能
　疼痛
　受傷部位
　創部の所見ー長さ・大きさ・深さ、汚染、異物、感染徴候

●検査所見
　X線検査ー異物、骨折
　血液検査ー低酸素、貧血、低栄養、凝固障害

●心理状態

処置の際に必要な情報、その後の創傷管理で必要となる情報をあわせて列挙する。患者の状態によっては、得られる情報に限りがある。どの情報が優先的に必要かを考えて、家族や関係者からも情報を得ながら、処置を進めていく。

感染予防を目的とした抗菌薬を受傷後3～4時間以内に経静脈的に投与する。患者に薬剤を投与する前には、アレルギー歴を確認し、抗菌薬や局所麻酔薬でのアレルギーを防ぐ必要がある。

　糖尿病や末梢血管疾患などの既往歴、ステロイドやNSAIDs、抗凝固薬などの内服歴、遷延するショック状態、重度の貧血、栄養状態不良などは創傷治癒に影響する。

　また、破傷風は軽度な創傷でも発症する。ワクチン接種歴が不明または3回未満、最終接種から10年以上あいている場合は、創傷の程度、汚染の有無に関係なく、破傷風トキソイド0.5mLを筋肉注射する。トキソイドへのアレルギーが懸念される場合、抗破傷風ヒト免疫グロブリン製剤の投与を検討する。

創傷処置の実際

1. 準備

　受傷した四肢に指輪が装着されている場合、できるだけ早く外す。たいていの場合、石鹸や潤滑ゼリーを使用すれば外せる。手指の腫脹が強く外れない、または虚血を呈している場合、リングカッターを使用することがある。

　創部操作による身体的な痛みは、ときに血管迷走神経性失神を引き起こし、転倒などさらなる二次損傷を招きかねない。処置の際には、患者を臥位にし、良肢位または安楽な肢位をとったうえで適切な鎮痛を行う。創内または創周囲の局所麻酔、神経ブロック麻酔ののち処置を開始する。鎮痛薬の筋肉注射または静脈注射の併用や、場合によっては鎮静薬の使用を検討する。

　露出している創傷や流血、変形などを患者が目にしてしまうことがある。創傷に伴うボディイメージの混乱は、患者の不安を増強させる要因となりうる。患者の表情や言動を注意深く観察しながら、適宜声かけや説明、プライバシーへの配慮を行い、精神的苦痛の緩和に努める。

　医療者は、標準予防策に則って、手指衛生、個人防護具（PPE）を着用する。また、処置部位の下に防水シーツを敷き、排液用の膿盆や吸引の設置、実施者の手の届く範囲への処置物品や汚染物破棄容器の配置など、処置環境を整える。治療方針に沿って必要な物品を準備し、組み合わせて使用する（表3）。

2. 創洗浄

　物理的に創表面の異物や壊死組織、汚染物質、血餅、微生物を除去することを目的としており、創傷および創周囲の徹底的な洗浄によって感染率の低減や治癒促進につながる。創洗浄に用いる洗浄液は、水道水（微温湯）でも問題はないとされているが、救急患者の免疫機能などを考慮すると、生理食塩液を用いるのが一般的である（図3）。洗浄液の温度は、創部の細胞活性を落とさず、かつ患者に不快を感じさせない38℃前後が適温である。

　洗浄時の水圧は、臨床で計測しながらの実施は難しいが、組織損傷を起こさない程度の高圧で洗浄するのが望ましい。洗浄液の量は、創傷の程度、汚染などの状況によってもさまざまである。汚染が顕著な場合には、目安として2L以上の洗浄液を用い、創底の汚染の少ない部位から多い部位に向かって直接洗浄液をかけ、排液がきれいになるまで実施する。洗浄液を流しながら、手袋を装着した指で軽くこすり直接創部を洗浄するグローブ洗浄や、先端にスポンジのついたスワ

創傷処置　315

表3　創傷処置に必要な医療資器材

観察・評価	エスマルヒ・ターニケット（活動性出血がある場合） 滅菌ガーゼ（止血・観察用） 鑷子（観察用） リングカッター（必要時） ポータブルX線装置
環境・患者	処置カート（ワゴン） 防水シーツ（ディスポーザブルタイプ） 膿盆（大） 吸引セット（必要時） 汚染物破棄容器 局所麻酔薬 鎮痛薬・鎮静薬（必要時） 枕・クッション（体位調整用） 布団、毛布、タオルケット、パーテーションなど（保温、プライバシー保護用）
感染対策	防護具（マスク、キャップ、ゴーグル、ビニールエプロンまたはガウン、非滅菌手袋） 抗菌薬・破傷風トキソイドなど
創洗浄	生理食塩液ボトルまたは微温湯（適量・38℃前後） 注射針（18G程度） 注射器（適量サイズ） スポンジブラシ
創消毒	原則、創内に消毒薬は使用しない ※ただし、縫合時の皮膚（表皮）消毒に液体系消毒薬を使用する場合がある
デブリードマン	滅菌ガーゼ（止血用またはWet-to-dryドレッシング用） 滅菌手袋 メス、剪刀、鉗子（外科的デブリードマンの場合） 電気メス（必要時）
創閉鎖	持針器、鉗子、剪刀 縫合針、縫合糸（吸収糸または非吸収糸） 滅菌手袋 滅菌ガーゼ（縫合時の止血用） ペンローズドレーン（必要時） 皮膚用接着剤、創傷用テープ、ステープラー（縫合以外での閉鎖用） ドレッシング材 外用薬（必要時） 包帯、固定用テープ（必要時） VAC療法セット（必要時）

創傷処置の流れに沿って、一般的に使用される医療資器材を列挙する。その場の状況や治療方針、施設の実情にあわせて必要な資器材を準備する。

ブスティックなどでブラッシングする方法も有効である（図4）。創洗浄の際には、健常な皮膚組織を損傷させないよう愛護的に実施する。

図3 生理食塩液の選択

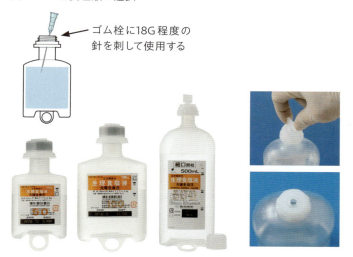

大塚生食注50mL、100mL、500mL
（株式会社大塚製薬工場）

創傷の程度に合わせて、適切な量の生理食塩液を選択する。プラボトル（50mL、100mL）のゴム栓に直接18G程度の注射針を刺して使用する、または20mL、50mLシリンジに吸って使用する。創傷範囲が広く、汚染が顕著な場合など、大量に生理食塩液が必要な場合には、500mL、1,000mLの細口タイプのものを使用すると圧がかけやすい。

図4 グローブ洗浄とブラッシング

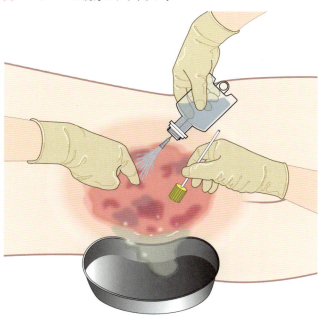

グローブ洗浄は、創内にポケットがある場合に直接指を挿入して洗うことができる。また、肉芽の状態や滲出液の粘性も触知して確認することができ、感染徴候の判断に役立つ。ブラッシングを行うことで、より効果的に異物や汚染を除去することができる。

創傷処置　317

3. 創消毒

　消毒薬は、殺菌作用により細菌などを無毒化し増殖を抑える一方で、細胞毒性があり、創内の組織に損傷を与えるため、創傷治癒を妨げる。したがって、受傷直後の創傷、感染徴候のない創傷など創傷初期の創内には、基本的に消毒は行わず、十分な創洗浄に徹する。

　臨床でよく使用されるポビドンヨード（イソジン10%）やクロルヘキシジングルコン酸塩（5%ヒビテン液）などの液体系消毒薬は、創傷周囲の皮膚にのみ使用する。

4. デブリードマン

　創洗浄でも取り切れない汚染物質、壊死または挫滅した不活化組織を除去し、創傷の清浄化を図ることを目的として行う。さまざまな方法があるが（表4）、初期診療では外科的デブリードマンが選択されることが多い。ただし、美容面・機能面から、顔面・手掌・足底には外科的デブリードマンは不適応である。失活した組織を鑷子で把持し、メスや剪刀を用いて迅速かつ効果的に切除を行う（図5）。切除範囲が広く、深い場合、観血的処置の可能性を考慮して滅菌操作で行う。また、処置中に強い疼痛や出血を伴う場合があり、局所麻酔の追加、結紮や電気メスを用いた止血に対応できるようにしておく。

5. 創閉鎖

　創傷治癒形式は、一次治癒、二次治癒、三次治癒に分けられる（図6）。受傷後早期に処置を行い創面環境を整えることができれば、感染を起こさず一次治癒または二次治癒が期待できる。

表4　デブリードマンの種類

外科的	メスや剪刀など滅菌器具を用いて、壊死組織を除去する方法である。迅速で効果的だが、出血や疼痛を伴う場合があり注意が必要である
化学的	蛋白分解酵素製剤（ブロメライン軟膏）を用いて、壊死組織を分解、軟化、除去する方法である。健常組織に付着すると、疼痛や皮膚障害を起こすため、周囲皮膚の保護が必要である
物理的	外科的なメスや剪刀を使わずに、物理的な力を利用して、創傷から壊死組織や異物を取り除く方法である。Wet-to-dryドレッシング法や、高圧洗浄、VAC療法（vacuum assisted closure therapy）などがある。これらの方法は少なからず健常組織や再生組織にダメージを与える可能性がある
自己融解	生体に備わる機能（好中球やマクロファージによる貪食作用や蛋白分解作用）を活用し、壊死組織の自己融解を促す方法である。適切なドレッシング材を用いて創傷を閉鎖し、滲出液をコントロールしながら、創面を湿潤環境に保つことで効果が発揮される
生物学的	医療用のマゴット（無菌ウジ虫）を用いて、壊死組織を取り除く方法である。マゴットが産生する酵素には、壊死組織の融解作用と殺菌作用がある。健常な組織を障害しないため、肉芽増生が期待できる。虚血性・糖尿病性の潰瘍や壊疽に用いられる

　創傷の評価とともに、患者への侵襲、処置の効果、処置にかけられる時間やコストなどを勘案し、最適な方法を選択する。それぞれの特徴を活かし、組み合わせて実施することも効果的である。

図5　外科的デブリードマン

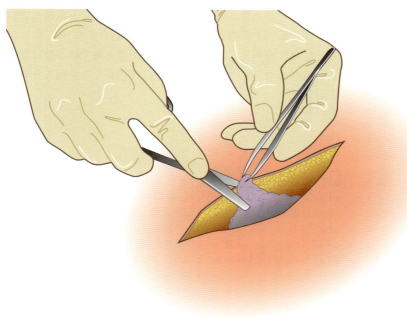

不活化組織は、断片状の形や、青黒い色調などで識別できる。失活した脂肪組織は、細菌増殖の原因となるため完全に切除する。創傷の瘢痕形成を最小限にするため、表皮・真皮の切除は本当に生着不能な部分のみにとどめる。

図6　創傷治癒形式

a. 一次治癒

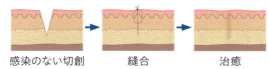

感染していない創、リスクの少ない創を縫合し、治癒させる。組織の接着は良好で、瘢痕はほとんどない。比較的短期間で治癒する。

b. 二次治癒

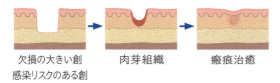

欠損が大きく縫合できない創や、汚染が著しいまたは受傷後6〜8時間以上経った創を、開放創のまま治癒させる。肉芽と瘢痕により、欠損した組織が充填され、上皮で覆われる。

c. 三次治癒

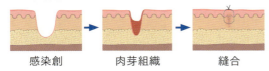

感染がコントロールされるまで一時的に創を開放し、健常な肉芽組織が形成されてから縫合する。二次治癒よりも瘢痕が少ない。

創傷治癒の形式は、a.一次治癒、b.二次治癒、c.三次治癒の3つの形式に分けられ、創傷の程度、受傷からの時間、感染の有無によって治療方針が異なってくる。創傷が正常な治癒過程をたどれるように、それぞれの形式にあった処置を行うことが重要である。

創傷処置　319

また、一次治癒、三次治癒では、縫合またはそれに替わる手段で創閉鎖が行われる（表5）。
　縫合する際は、創傷周囲に局所麻酔を行ったうえで、表皮と表皮、皮下組織と皮下組織というように層どうしを合わせ、皮膚に過度な緊張をかけず創縁を外反した状態で縫合する（図7）。外科的ドレーン（ペンローズドレーンなど）は、原則として救急外来での創傷処置では必要はないが、ベネフィット（膿や滲出液の除去、死腔をなくす）がリスク（逆行性感染）を上回ると判断した場合に留置する。

表5　縫合代替手段

皮膚用接着剤	**ダーマボンド/アドバンスト** （ジョンソン・エンド・ジョンソン株式会社 メディカル カンパニー） 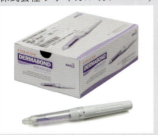	**適応** ・受傷後、時間の経っていない裂創 ・創縁を寄せやすく、隙間なく閉創できる裂創 ・汚染、出血のない裂創 ・接着剤が流れ落ちないように管理できる裂創 **使用部** ・顔面、体幹、四肢 ・皮膚表面のみ **利点** ・耐久性・接着力が高い（不規則な面や動く面に使用しやすい） ・簡便で、麻酔・縫合・抜糸が必要なく、創閉鎖にかかる時間も短い **注意点** ・粘膜や髪の毛が生える部分、体重がかかる部分には使用できない ・創内に垂れ込むと炎症を起こす ・24時間は水に濡らさない 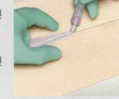
創傷用テープ	**3M ステリストリップ スタンダード スキンクロージャー 白色タイプ** （ソルベンタム合同会社） 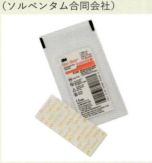	**適応** ・浅く、直線的で、皮膚緊張の少ない裂創 ・縫合糸によって創縁の血液還流が悪化する可能性のあるフラップ状の創傷 ・通常より感染のリスクが高い裂創 ・薄く、脆弱な皮膚の裂創（高齢者、ステロイド長期使用者など） ・抜糸後における創離開予防の補助 **使用部位** ・前額部、顎部、頬骨部、胸部、四肢（関節以外） **利点** ・張力が創部全体に均一にかかる ・麻酔・縫合・抜糸の必要がなく、縫合糸痕が残らない ・簡便で、迅速性があり、非専門医でも使用できる ・縫合糸より創感染しにくい **注意点** ・油っぽい部分、髪の毛が生えている部分、関節、皮膚のたるみがある部分、皮膚のこすれが生じる部分には使用できない ・皮膚緊張があり隙間ができる創傷、滲出液が多い創傷には向かない

ステープラー	アポーズULC スキンステープラー （コヴィディエンジャパン株式会社） 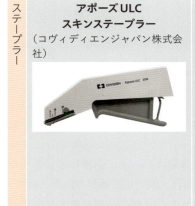	**適応** ・浅く、直線的で、皮膚緊張の少ない裂創 ・縫合糸によって創縁の血液還流が悪化する可能性のあるフラップ上の創傷 ・通常より感染のリスクが高い裂創 ・薄く、脆弱な皮膚の裂創（高齢者、ステロイド長期使用者など） ・抜糸後における創離開予防の補助 **使用部位** ・頭皮、体幹、四肢 **利点** ・創部の張力に対する強度が大きい ・創部での炎症反応が生じにくく、感染への抵抗性が高い ・簡便で、迅速性がある **注意点** ・顔面、手への使用は避ける ・皮膚に強く押しつけて針（ステープル）を打ち込まない ・CT（重篤で緊急性のある場合を除く）、MRI検査は行わない

創閉鎖の手段はさまざまであり、創部の状態とあわせて安全性・確実性・迅速性・コスト面などを考慮して選択する。どの手段も最終的に縫合した場合と同様の見た目になる。

図7 創縫合

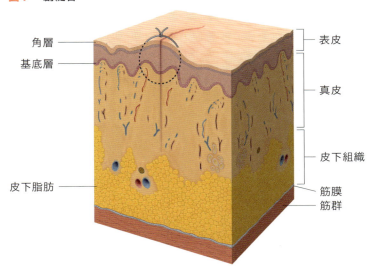

皮膚から創縁が少し盛り上がった状態で縫合すると、治癒の過程で徐々に創が平坦化し、瘢痕を最小限にできる。深部の縫合は、創部の清浄化ができている死腔にのみ行う。

閉創後の管理

　創部を清潔に保ち、適切な外用薬、ドレッシング材を用いて湿潤環境を維持することで治癒の促進を目指す。湿潤環境は、治癒にかかる時間を短縮し創部痛を軽減させる。

　一次治癒を目指す縫合創は、閉鎖から48時間程度ドレッシング材（ハイドロコロイドなど）で被覆し、それ以降は開放して管理できる。また、顔面や頭皮の閉鎖創は基本的には被覆しない。これらの被覆しない創に対しては、ワセリン基剤の抗菌薬軟膏などを塗布し、感染や痂皮の形成を防ぎ上皮化を促す。

　二次治癒を目指す創面に対しては、乾いたガーゼのみの被覆は避ける。創に固着してしまうためガーゼ交換の際に肉芽組織や再生上皮を損傷させる可能性が高い。創傷治癒過程や創傷の程度、滲出液の量などを勘案し、非固着性、吸水性、抗菌性などドレッシング材の特徴を踏まえて選択し使用する。定期的にドレッシング材を交換し、創傷とその周囲、全身状態を観察しながら、感染の予防と早期発見に努め、慢性創傷への移行を防ぐ。

参考文献

1. 日本救急看護学会監修，日本臨床救急医学会編集協力：改訂第4版 外傷初期看護ガイドラインJNTEC．へるす出版，東京，2018：33-265．
2. Trott AT原著，岡正二郎監訳：ERでの創処置 縫合・治療のスタンダード原著第4版．羊土社，東京，2019：16-315．
3. 山勢博彰編集：クリティカルケア アドバンス看護実践 看護の意義・根拠と対応の争点．南江堂，東京，2013：200-220．
4. 茂木精一郎，有馬豪，一木稔生，他：創傷・褥瘡・熱傷ガイドライン（2023）-1 創傷一般（第3版）．日本皮膚科学会雑誌 2023；133（11）：2519-2564．

第 4 章 ● 初期診療における救急看護スキル

膀胱留置カテーテル

白石 陸

泌尿器の解剖

　膀胱留置カテーテル留置に伴う膀胱・尿道粘膜の損傷を防ぐためには、膀胱・尿道および外陰部の構造を理解したうえで挿入・管理を行う（図1〜3）。

図1　男性の泌尿器

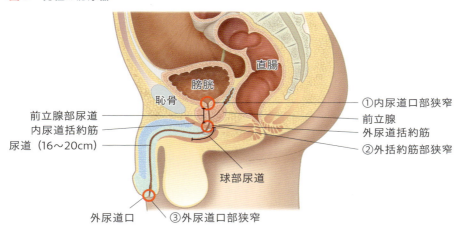

図2　女性の泌尿器

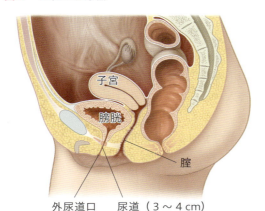

図3　女性の外陰部

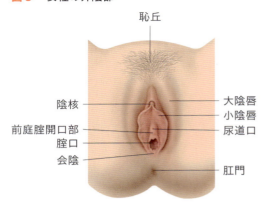

尿道は、直径1cm以下の管で、男性で16〜20cm、女性で3〜4cmである。尿道に沿って末梢のほうに骨格筋性の括約筋である外尿道括約筋がある【1】。

尿道の内腔には、3か所の狭窄部位（内尿道口部、外尿道括約筋部、外尿道口部）がある。

膀胱留置カテーテルの目的・適応

1. 目的

救急医療の現場での膀胱留置カテーテル留置の主な目的としては、以下の場合が考えられる。
①尿道から膀胱にカテーテルを挿入し、人為的に尿を排出する。
②創傷、縫合創への感染防止を図る。
③体液のバランス管理を行う。

2. 適応 [2-4]

膀胱留置カテーテルは以下に適応する場合にのみ使用し、必要な期間のみ留置する。
①患者に急性の尿閉または膀胱出口部閉塞がある。
②重篤な患者の尿量の正確な測定が必要である。
③特定の外科手技のための周術期に使用する。
・泌尿生殖器の周辺構造で泌尿器外科または他の手術を受ける患者。
・長時間の手術が予測される患者（このために挿入されるカテーテルは麻酔後回復室で抜去する）。
・術中に大量の点滴または利尿薬が投与されることが予測される患者。
・尿量の術中モニタリングが必要な患者。
④尿失禁患者の仙椎部または会陰部にある開放創の治癒を促すために使用する。
⑤必要に応じて終末期ケアの快適さを改善するために使用する。

合併症 [2,3]

カテーテル関連尿路感染（catheter-associated urinary tract infection：CAUTI）、萎縮膀胱、尿路結石、尿道損傷など（表1）のリスクがあるため、代替法を考慮し、やむを得ない場合は、挿入手順を遵守する。

看護師は、不用意な長期留置を避けるため、尿道カテーテル留置開始（挿入）時に抜去時の状況や時期を予測しておき、タイミングを逃さない判断が求められる。

女性、高齢者、長期カテーテル留置、免疫機能障害、糖尿病である患者はCAUTIのリスクが高い。また、カテーテル閉塞と低アルブミン血症が危険因子であることも示唆されている [2]。

尿道損傷のリスクがあるため、挿入手順を遵守する。挿入に難渋した場合は、無理せず手技を中断し、医師を含む他のスタッフに相談する。尿道皮膚瘻形成のリスクがあるため、挿入後のカテーテル固定を適切に行う。

表1　膀胱留置カテーテル挿入による合併症

合併症	概要
カテーテル関連尿路感染（CAUTI）	カテーテルの使用に関連して起こる尿路感染をいう。CAUTIは、医療関連感染の10〜20%を占める。細菌尿を起こした患者の10〜25%に尿路感染の症状を認め、このうち0.4〜4%が二次的血流感染を起こすと言われている。CAUTIの主な原因微生物には *Escherichia coli*、*Pseudomanas aeruginosa*、*Klebsiella spp*、*Enterococcus faecalis* などがある [5-8]
膀胱萎縮	膀胱萎縮の主な原因は、膀胱結核や間質性膀胱炎、治療のための放射線照射である。しかし、長期間カテーテルを留置した場合も、膀胱容量が小さくなることがある
尿路結石	尿路結石は、尿中に排泄された物質が結晶化して生じる。尿路感染症を発症した場合、尿がアルカリ性となり結石を生じやすくなる
尿道損傷	カテーテル挿入時に尿道内でバルーンを膨らませたり、挿入困難時に無理にカテーテルを押し込むなどの操作により、尿道損傷が起こる
尿道狭窄	カテーテル挿入時の尿道内操作により尿道に断裂や裂傷を生じると、治療過程で瘢痕化が起こり、狭窄を生じる
尿道皮膚瘻	男性のカテーテル留置が長期化した場合、尿道内の血行障害が生じ、尿道皮膚瘻が形成されることがある。血行障害を防止するため、カテーテルは尿道の屈曲に合わせて腹部に固定することが原則となる
膀胱刺激症状	尿道カテーテルによる尿道や膀胱粘膜への刺激、細菌感染などが膀胱の無抑制収縮を誘発し、膀胱刺激症状やカテーテル周囲からの尿漏れを生じる。代謝法は、カテーテルの屈曲・閉塞の有無や固定・挿入位置を確認し、粘膜刺激の少ない材質に変更する
紫色尿バッグ症候群（PUBS）	尿路感染に加え便秘を生じている場合、蓄尿バッグが紫色になる。原因は、便秘で尿内細菌が異常繁殖し、トリプトファンが分泌されてインドールに変わり、肝臓を通ってインジカンとなった後、尿中に排泄された尿インジカンが蓄尿バッグ内で細菌産生するサルファターゼにより紫色のインジカンに変色するため [9]

膀胱留置カテーテル　325

膀胱留置カテーテル留置の必要物品

- 下記の滅菌器具の入った膀胱留置用カテーテルキット（図4～6）。
  ① 適切なサイズの導尿カテーテル：通常、膀胱留置カテーテル一体型閉鎖式蓄尿バッグ。
    ※成人では18Fr前後が望ましい[10]。
    ※通常は尿道留置カテーテルとしては「2wayカテーテル」が用いられるが、「3wayカテーテル」は持続的膀胱洗浄が必要な場合に選択される。
    ※膀胱留置カテーテルには膀胱温を測定できるものもある。
  ② 滅菌手袋。
  ③ ディスポーザブルシーツ。
  ④ 滅菌水溶性潤滑油。
    ※カテゼリー®もしくはキシロカイン®ゼリー、局所麻酔薬に対するアレルギーの有無を確認する。
  ⑤ 滅菌消毒薬（ポビドンヨード液）。
  ⑥ 綿球または滅菌消毒済み綿球。
  ⑦ 鑷子。
  ⑧ 滅菌蒸留水充填済みシリンジ。
- 滅菌導尿チューブおよび滅菌蓄尿バッグ（キットに含まれない場合）。
- 固定用テープ（施設の方法に準ずる）。
- 掛け物（タオルケットなど）。
- 個人防護具（マスク、手袋、エプロン、ガウン、フェイスシールド、ゴーグルなど）。
- ビニール袋。

【必要時用意するもの】
- 陰部洗浄の必要物品　　● 除毛用の物品
- 皮膚保護剤

図6　膀胱留置カテーテルキット

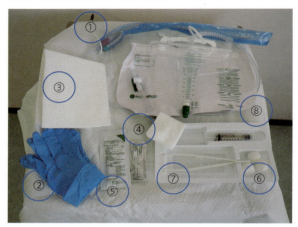

図4　膀胱留置カテーテルキット

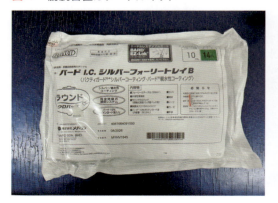

図5　膀胱留置カテーテル（温度センサー付き）

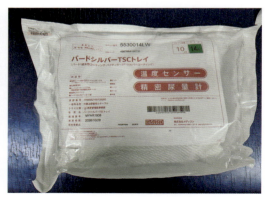

膀胱留置カテーテル挿入の手順（男性）

①医師から膀胱留置カテーテル挿入の指示が出されているか確認する。
②必要物品を準備する。
③患者本人であることを確認する。施設の基準に従い複数の患者識別を用いて行う。
④目的を説明し同意を得る。
⑤室温を調整する。カーテンまたはドアを閉め、羞恥心に配慮する→安楽で快適な環境を整える。プライバシーを保つことで患者の安楽・尊厳を確保する。
⑥ベッドを処置しやすい高さに調節する。看護師が右利きの場合は患者の右側、左利きの場合は患者の左側に立つ。ベッド柵を使用している場合、処置する側のベッド柵を下げ、反対側のベッド柵が上がっていること確認する。
⑦必要物品を取りやすい位置に置き、ビニール袋の口を広げておく→感染源となる排泄物で周囲が汚染されるのを予防する。
⑧手指消毒を行い、適切な個人防護具（マスク、手袋、エプロンまたはガウン、フェイスシールドまたはゴーグルなど）を装着する（図7）→米国疾病対策予防センター（Centers for Disease Control and Prevention：CDC）の提言に従い、血液および体液などへの偶発的な曝露を防ぐ必要がある。また、微生物の伝播を減らし、カテーテル挿入後の感染を予防する【2】。
⑨掛け物をかけ、掛け布団を足元に折る。下着や寝衣のズボンは完全に脱がせ、浴衣型寝衣は腰より上方に上げる（図8）→衣類の汚染を防ぐ。羞恥心への配慮と保温のため、露出は最小限にする。
⑩臀部にディスポーザブルシーツを敷く（図9）→キットから取り出す際は、他の内容物に触れないように取り出す。
⑪患者を介助して仰臥位をとらせ、両側の大腿部をわずかに外転させる→陰部構造を見やすくし、カテーテルを挿入するのに最も自然な体位である。適宜、下肢を枕などで固定し、筋肉の緊張を緩和して安楽を促進する。
⑫必要に応じて陰部清拭または尿道口、会陰部を石鹸と微温湯で洗浄し、清潔な状態にしておく→尿道口付近を清潔にし、尿路感染のリスクを軽減させる。微生物の伝播を予防する。感染源となる排泄物で周囲が汚染されるのを予防する。

図7　PPE装着

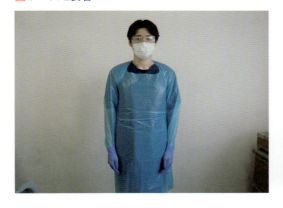

図8　掛け物の足元を折る

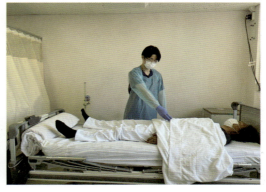

⑬膀胱留置用カテーテルキットの外包装を開ける（図10）。
⑭手袋を外し、手指消毒を行う。
⑮膀胱留置カテーテルキットの滅菌内包装を取り出し、内側を清潔に保ちながら内装を広げる（図11）→滅菌部位が不潔にならないようにする。
⑯手指消毒後、滅菌手袋を清潔に装着する（図12、13）→キット内から取り出す際はほかの内容物に触れないように取り出す。

図9　臀部にディスポーザブルシーツを敷く

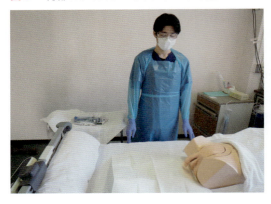

図10　カテーテルキット開封

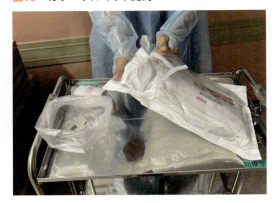

図11　滅菌内包装を開ける

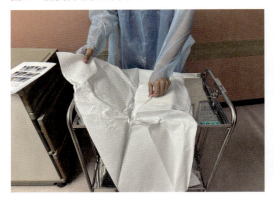

図12　滅菌手袋装着前に手指消毒を行う

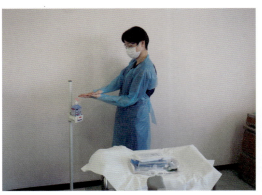

図13　滅菌手袋を装着する

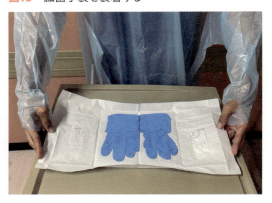

⑰トレイを患者の足元に移動する（図14）。
⑱綿球を消毒液に浸し、滅菌水溶性潤滑剤をトレイ内のくぼみに出す（図15、16）。
⑲添付文書を確認し、バルーンの使用前検査が必要な場合は、滅菌蒸留水入りシリンジをカテーテルの副管（蒸留水注入口）に接続し、蒸留水を注入してバルーンに漏れ、膨張不良、片膨れ等の異常がないことを確認し、蒸留水を抜き取る（図17）。
⑳カテーテルの先端が不潔にならないように注意しながら、包装を開く。カテーテルを持ち、先

図14 トレイを清潔に足元に置く

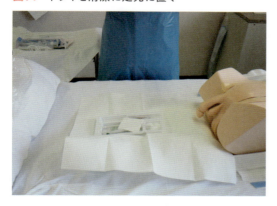

図15 消毒液をトレイに出す

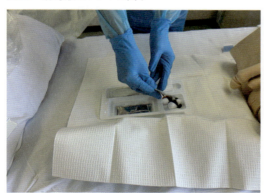

図16 潤滑剤をトレイに出す

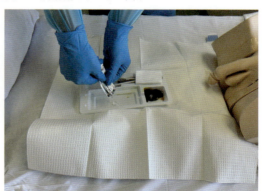

図17 バルーン使用前検査

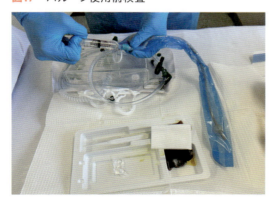

図18 カテーテルに潤滑剤を浸す

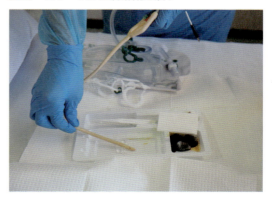

膀胱留置カテーテル

端を滅菌水溶性潤滑剤に浸す（図18）。
㉑利き手でないほうの拇指と示指で陰茎を持って包皮を下げ、亀頭部を露出させて外尿道口を開き、中心から外へ円を描くように広範囲に2〜3回消毒する。消毒時の綿球は1回ごとに交換する。陰茎を保持した指はカテーテル挿入が終わるまで離さないようにする。陰茎はあまり強く把持しない。強く把持すると尿道括約筋が収縮して、カテーテル挿入が困難になることがある（図19）→消毒中に偶発的に包皮あるいは陰茎を離したときは、その部分は汚染されるため手順を最初からやり直す。
　※陰部に触れた滅菌手袋は不潔となり、利き手側の滅菌手袋は清潔操作をしているため滅菌状態が維持されていることを確認する。使用した綿球は、滅菌物に触れないように破棄する。
㉒尿道括約筋部ではやや抵抗があり、不快感や疼痛を訴える場合があるが、深呼吸をさせできるだけ腹壁の緊張をとるようにしながら押し進める。カテーテル先端が尿道括約筋部を越えると抵抗は減弱する（図20）。
㉓陰茎を腹壁から90度に持ち上げ、ゆっくりカテーテルを挿入する（図21）→男性の尿道はS状に弯曲しているため、尿道をまっすぐにするためには陰茎の角度を調整する必要がある（図22）。カテーテルが球部尿道や前立腺部を通る際に抵抗を感じる場合がある。尿道をまっすぐになるよう陰茎を上方へ引っ張るように保持し、深呼吸や口呼吸を促し、カテーテルを挿入する。それでも抵抗がある場合や、痛みの訴えがあった場合には無理して挿入せず医師に報告し、

図19　消毒を行う

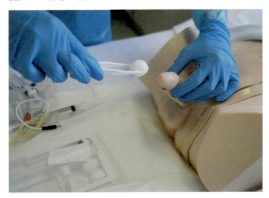

図20　カテーテルを挿入する

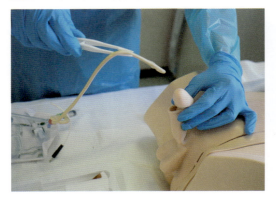

図21　腹壁に対し90度に持ち上げ挿入する

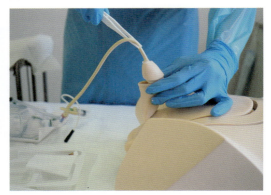

挿入を依頼する。
㉔15cmよりやや長めに挿入し、尿が流出したら陰茎を60度の角度に戻し（図23）、カテーテルの分岐部まで挿入する（図24）→男性の尿道は約15〜20cmである。カテーテルが尿道内を進入中であっても尿流出は見られるため、尿道の長さを考慮してバルーン拡張前にさらに奥へ挿入する。カテーテルを挿入したにもかかわらず尿の流出が確認されない場合は、手技を注視し、医師に報告する。
㉕尿の流出を確認後、滅菌蒸留水を副管（蒸留水注入口）から規定量注入し、バルーンを十分に膨らませる（図25）→滅菌蒸留水を用いる理由としては、生理食塩水では尿と混和した際に沈殿物を生じる可能性がある。滅菌蒸留水注入の際に抵抗を感じたり患者が痛みを訴えた場合、完全に膀胱内に入っていない可能性があり、尿道粘膜、膀胱壁を損傷するリスクがある。直ちに手技を中断し、カテーテル位置を確認する。
㉖カテーテルを少し引いて抜けないことを確認する。確認後は膀胱頸部の圧迫壊死予防のため再び1〜2cm挿入する（図26）。

図22　陰茎の角度調節

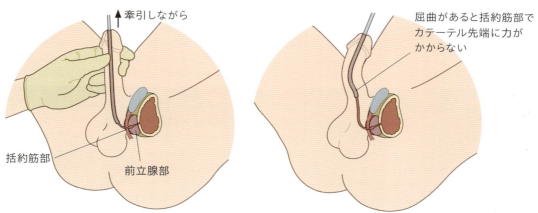

林隆則：バルンカテーテル挿入法．森脇龍太郎，輿水健治編著，救急医療パーフェクトマニュアル改訂版．羊土社，東京，2009：197-199．より引用

図23　尿が流出したら60度にする

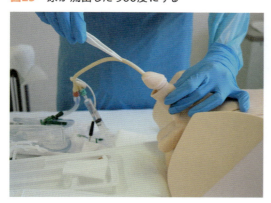

図24　カテーテル根元まで挿入する

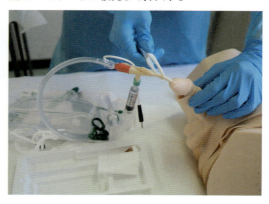

㉗必要時外陰部の消毒の拭き取りまたは洗浄をし、ディスポーザブルシーツを取り除く（図27）。
㉘使用済み物品をトレイの被布で包み、端に寄せ、ビニール袋に入れる（図28）。
㉙個人防護具を外し、ビニール袋に入れて口をしばり、手指消毒を行う（図29）。
㉚適切な個人防護具を装着し（図30）、カテーテルに少しゆとりを持たせ、下腹部に固定する（図31）。必要な場合は固定部の除毛を行う→下腹部に創傷などがあり固定が困難な場合には、大腿部など他の固定場所を検討する。

図25　滅菌蒸留水を挿入する

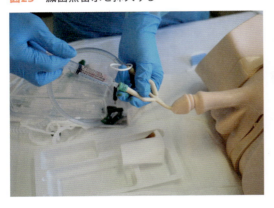

図26　カテーテルを少し引く

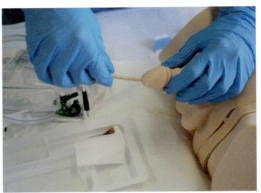

図27　陰部の消毒を清拭する

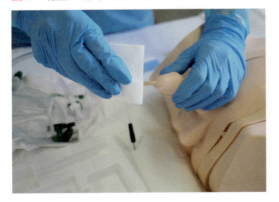

図28　トレイを被布で包む

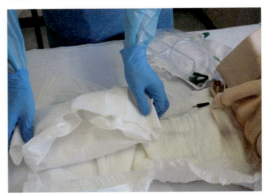

図29　PPEを外し手指消毒をする

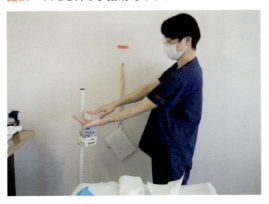

図30　PPEを装着する

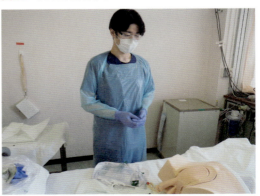

図31 カテーテルを下腹部に固定する

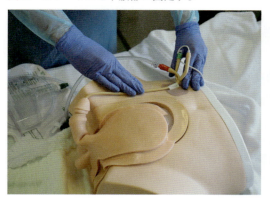

図32 蓄尿バッグを固定する

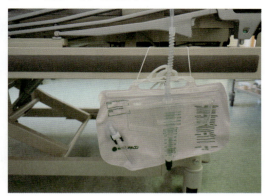

㉛蓄尿バッグを床につかないようにベッド柵に固定する（図32）。
㉜個人防護具を外し、手指衛生を行う。
㉝患者の寝衣・体位を整え、掛け物をかける。

膀胱留置カテーテル挿入の手順（女性）

①医師から膀胱留置カテーテル挿入の指示が出されているか確認する。
②必要物品を準備する。
③患者本人であることを確認する。施設の基準に従い複数の患者識別を用いて行う。
④目的を説明し同意を得る。
⑤室温を調整する。カーテンまたはドアを閉め、羞恥心に配慮する。
　→安楽で快適な環境を整える。プライバシーを保つことで患者の安楽・尊厳を確保する。
⑥ベッドを処置しやすい高さに調節する。看護師が右利きの場合は患者の右側、左利きの場合は患者の左側に立つ。ベッド柵を使用している場合、処置する側のベッド柵を下げ、反対側のベッド柵が上がっていることを確認する。
⑦必要物品を取りやすい位置に置き、ビニール袋の口を広げておく。
　→感染源となる排泄物で周囲が汚染されるのを予防する。
⑧手指消毒を行い、適切な個人防護具（マスク、手袋、エプロンまたはガウン、フェイスシールドまたはゴーグルなど）を装着する。
　→CDCの提言に従い、血液および体液などへの偶発的な曝露を防ぐ必要がある。また、微生物の伝播を減らし、カテーテル挿入後の感染を予防する。
⑨掛け物をかけ、掛け布団を足元に折る。下着や寝衣のズボンは完全に脱がせ、浴衣型寝衣は腰より上方に上げる。
　→衣類の汚染を防ぐ。羞恥心への配慮と保温のため、露出は最小限にする。
⑩臀部にディスポーザブルシーツを敷く。
　→キットから取り出す際は、他の内容物に触れないように取り出す。
⑪患者を介助して仰臥位をとらせ、両側の大腿部をわずかに外転させる。

⑫必要に応じて陰部清拭または尿道口、会陰部を石鹸と微温湯で洗浄し、清潔な状態にしておく。
　→尿道口付近を清潔にし、尿路感染のリスクを軽減させる。特に便失禁が見られた場合は石鹸で陰部洗浄を行う【11】。微生物の伝播を予防する。感染源となる排泄物で周囲が汚染されるのを予防する。
⑬尿道口を確認できるよう、ライトの明るさや角度を調整する（図33）。
　→女性の場合、解剖学的に腟口が隣接しており誤挿入を避ける。
⑭手袋を外し、手指消毒を行う。
⑮膀胱留置用カテーテルキットの外包装を開ける。
⑯膀胱留置用カテーテルキットの滅菌内包装を取り出し、内側を清潔に保ちながら包装を広げる。
⑰手指消毒後、滅菌手袋を清潔に装着する。
⑱トレイを患者の足元に移動し、清潔野の残りの物品を整理する。
⑲綿球を消毒液に浸し、滅菌水溶性潤滑剤をトレイ内のくぼみに出す。
⑳添付文書を確認し、バルーンの使用前検査が必要な場合は、滅菌蒸留水入りシリンジをカテーテルの副管（蒸留水注入口）に接続し、蒸留水を注入してバルーンに漏れ、膨張不良、片膨れ等の異常がないことを確認し、蒸留水を抜き取る。
㉑カテーテルの先端が不潔にならないように注意しながら包装を開く。カテーテルを持ち、先端を滅菌水溶性潤滑剤に浸す。
㉒利き手でないほうの拇指と示指で小陰唇を開き、尿道口を確認しながら尿道口から腟に向かって消毒する。消毒時の綿球は1回ごとに交換する。小陰唇を開いた指はカテーテル挿入が終わるまで離さないようにする。多くの場合、大陰唇を開けば小陰唇は自然に開き、尿道口を確認できる（図34）。
　→保持した指を離すと尿道口が汚染され、細菌が膀胱内に進入して尿路感染を起こす可能性が高くなる。
㉓患者に深呼吸をするように促す。
　→深呼吸を促すことで腹壁、外尿道括約筋を弛緩させるとともに、患者の注意をそらしカテーテルを挿入しやすくする。
㉔ゆっくりカテーテルを挿入する（図35）。高齢女性の場合、腟の萎縮により外尿道口が退縮し

図33　外尿道口を確認する

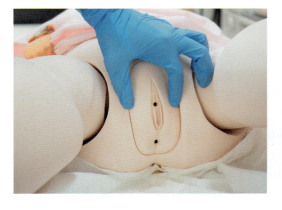

図34　消毒を行う

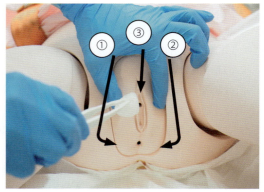

確認できない場合があるが、腟前壁中央に腟壁を沿わすようにカテーテルを進めることで挿入できる場合がある。
　→女性の尿道口は陰核の直下1〜1.5cmの部分にある。尿道口を探して周囲をカテーテルの先端で触れ過ぎると、尿道口周囲が肥厚してしまい、患者が苦痛を感じるほか尿閉も起こしやすくなるため、挿入前によく観察する。
㉕4〜5cm挿入し、尿が流出したらさらに2cm程度挿入する。
　→カテーテルに尿が流出し始めた時点では、バルーン部分は尿道内に位置している可能性があるため、バルーン拡張前にさらに奥へ挿入する。
㉖尿の流出を確認後、滅菌蒸留水を副管（蒸留水注入口）から規定量注入し、バルーンを十分に膨らませる。
㉗カテーテルを少し引いて、抜けないことを確認する。確認後は膀胱頸部の圧迫壊死予防のため再び1〜2cm挿入する。
㉘必要時外陰部の消毒の拭き取りまたは洗浄をし（図36）、ディスポーザブルシーツを取り除く。
㉙使用済み物品をトレイの被布で包み、端に寄せ、ビニール袋に入れる。
㉚個人防護具を外し、ビニール袋に入れて口をしばり、手指消毒を行う。
㉛適切な個人防護具を装着し、カテーテルに少しゆとりを持たせ、大腿内側に固定する。必要な場合は固定部の除毛を行う（図37）。
㉜蓄尿バッグを床につかないようにベッド柵に固定する。
㉝個人防護具を外し、手指衛生を行う。
㉞患者の寝衣・体位を整え、掛け物をかける。

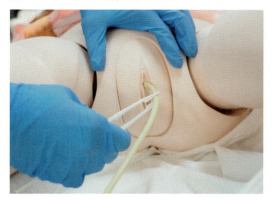

図35　カテーテルを挿入する

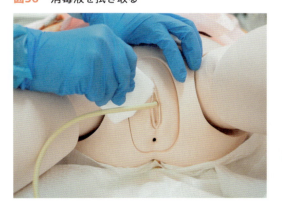

図36　消毒液を拭き取る

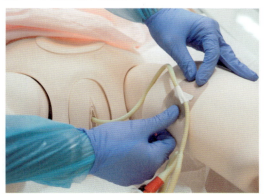

図37　大腿内側に固定する

膀胱留置カテーテル

引用文献

1. 河原克雅：腎機能と排尿．岡田泰伸監訳，ギャノング生理学 原書23版．丸善出版，東京，2011：741-770.

2. Gould CV, Umscheid CA, Agarwai RK, et al. Guideline for prevention of catheter-associated urinary tract infections 2009.
https://www.cdc.gov/infection-control/media/pdfs/Guideline-CAUTIH.pdf (2024/9/2アクセス)

3. 正源寺美穂：留置カテーテル管理．日本創傷・オストミー・失禁管理学会編，排泄ケアガイドブック．照林社，東京，2017：101-108.

4. 鍋谷佳子：カテーテル関連尿路感染．大曲貴夫，操華子編著，感染管理・感染症看護テキスト．照林社，東京，2015：308-310.

5. Tambyah PA, Maki DG. Catheter-associated urinary tract infection is rarely symptomatic：a prospective study of 1,497 catheterized patients. Arch Intern Med 2000；160（5）：678.

6. Saint S. Clinical and economic consequences of nosocomial catheter-related bacteriuria. Am J Infect Control 2000；28（1）：68.

7. Leuck AM, Wright D, Ellingson L, et al. Complications of Foley catheters--is infection the greatest risk? J Urol 2012；187（5）：1662-1666.

8. Weiner LM, Webb AK, Limbago B, et al. Antimicrobial-resistant pathogens associated with healthcare-associated infections：summary of data reported to the national healthcare safety network at the centers for disease control and prevention, 2011- 2014. Infect Control Hosp Epidemiol 2016；37（11）：1288-1301.

9. 日本泌尿器科学会 泌尿器科領域における感染制御ガイドライン作成委員会：泌尿器科領域における感染制御ガイドライン．
https://www.urol.or.jp/lib/files/other/guideline/12_infection_control_urology.pdf
（2024.9.2アクセス）

10. 林隆則：バルンカテーテル挿入法．森脇龍太郎，輿水健治編著，救急医療パーフェクトマニュアル改訂版．羊土社，東京，2009：197-199.

11. Tsuchida T, Makimoto K, Ohsako S, et al. Relationship between catheter care and catheter-associated urinary tract infection at Japanese general hospitals a prospective observational study. Int J Nurs Stud 2008；45（3）：352-361.

第 **4** 章 ● 初期診療における救急看護スキル

気管吸引
:口腔内・鼻腔内・気管内吸引

挾間 しのぶ

気管吸引が必要な救急患者の特性

　救急患者は、突然の発症で緊急度・重症度が高く、多様な疾患、病態が混在していることが多い。特に、看護師が患者をみたときの第一印象で、その緊急性を見抜き、対応することが必要とされる場合がある。それは、A：Airway（気道）・B：Breathing（呼吸）の異常の場合である。最初に出会った数秒間で全体的な外見を視覚と聴覚を使って素早く観察する。呼吸は努力様・頻呼吸・呼吸パターンの異常がみられるかどうか、循環は蒼白・冷汗・冷感がありそうか、外見は反応が悪そう・苦しそうかどうかなどである。また、チョークサイン、起坐位をとっているなどの特徴的な様子はないかどうかをみる。そして、異常が考えられたらすぐに応援要請して、緊急性が高く迅速対応が必要な患者がいることを伝え初期対応を開始する必要がある。

　救急患者の受け入れは、患者・家族から、もしくは救急隊員から事前に電話で連絡が来ることもあるが、往々にして直接来院されることが多い。したがって、初期診療においては、いつ緊急性の高い患者が来院されてもすぐに対応できるように、救急初療室の環境調整や感染防御用具、特にA（気道）・B（呼吸）にかかわる物品準備を常に整えておかなければならない（図1）。

気道閉塞への対応

　気道は、口腔・鼻腔から始まり、咽頭・喉頭までの上気道（図2）と、喉頭の終着点にある声帯を境にして、気管、右・左主気管支、細気管支と分岐し、肺胞に至る下気道に分けられる。

　気管のどの部分が狭窄か閉塞しても呼吸が障害されるが、上気道の障害は緊急性があり、適切な処置により障害を速やかに解除できる可能性がある。しかし、気道閉塞は、生命の危機的状態であり、特に心肺機能が障害されていれば、事態は深刻である。意識がなくなれば心肺蘇生が必要となるときもある。救急看護に携わるスタッフは、気道を確保し、迅速に分泌物や異物を除去することで、早急に気道閉塞を解除し、脳をはじめとする主要臓器の低酸素状態を回避するように努めなければならない。

気管吸引：口腔内・鼻腔内・気管内吸引　　337

図1 初療室の様子［中央配管、物品（吸引・酸素）］

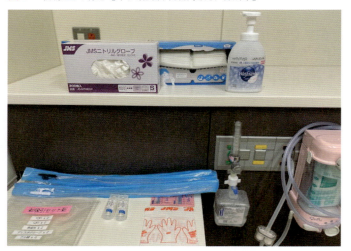

図2 気道・呼吸器系の構造

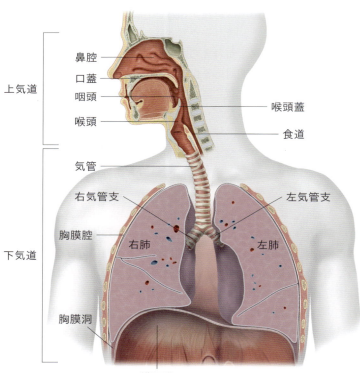

1. 気道確保が必要とされる状況

1）上気道閉塞を招きやすい状態

- 舌根沈下：原因を問わず、意識障害により生じる。
- 気道異物：食塊、嘔吐物・血液・分泌物・喀痰・義歯・玩具。
- 気道組織の腫脹や変形：顔面外傷による顔面骨骨折や出血、アナフィラキシー症状や喉頭蓋炎などの炎症。
- 頸部の圧迫：縊頸・絞頸・扼頸。

2）閉塞の種類と特徴

- 咽頭閉塞：意識障害や鎮静・睡眠などにより、舌と喉頭蓋が咽頭後壁に沈下し、気道が閉塞することで引き起こされることが多いが、異物や腫瘍、喉頭けいれんなどによっても起こる。
- 完全気道閉塞：まったく気流がないのが特徴であり、呼吸音が聞こえずに、肋間の陥没が見られる。
- 部分気道閉塞：吸気努力を行っても気流が減少している状態であり、喘鳴やいびきのような音が聞こえる。

3）気道内異物による気道閉塞への対応（図3）[1]

❶ A（気道）評価

まず、「名前を教えてください、わかりますか」と話しかけ、気道と意識の異常がないかを評価する。発声があれば気道は開通しているか、なければ気道の問題があり、緊急性が高い。また、意識障害があると、舌根沈下や分泌物の貯留による気道閉塞や窒息を来しやすくなる。その際は、心肺蘇生に準じた対応として、迅速に気道確保および吸引が必要となる。

❷ B（呼吸）評価

頸部・胸腹部を見て、呼吸様式は努力様で浅表性か、速いか遅いか、胸郭の挙がりはどうかなど、呼吸の異常がないかを評価する。

緊急性が高い状況には、努力様呼吸、頻呼吸・徐呼吸、呼吸パターンの異常、上気道閉塞音（storidor）などがある。簡便な方法で、気道・呼吸を評価することで変化を系統立てて観察し、吸引の必要性をアセスメントする。

❸ 初期対応

患者に、「喉に何かつまっているのですか」と気道異物による窒息の有無を聞く。声が出せる場合は、呼吸に支障がない限り、咳嗽を促し、できる限り呼吸努力を続ける。うなずくだけで声が出せない場合は、重篤な気道閉塞である。応援を呼び、心肺蘇生ができる準備を依頼し、気道内異物の除去を試みる。その介入には、フィンガースイープ（救助者が傷病者の口腔内に指を挿入して動かす操作）、背部叩打、腹部突き上げ、胸骨圧迫、異物による気道閉塞解除用の吸引器具の

気管吸引：口腔内・鼻腔内・気管内吸引　339

図3 気道内異物による対応フロー

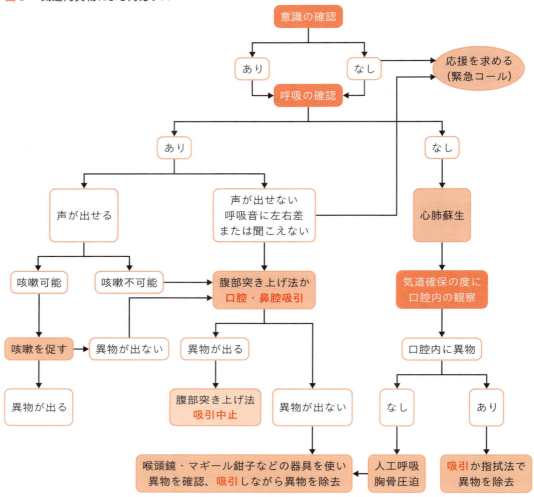

日本救急看護学会監修，日本救急看護学会 教育委員会編：ファーストエイドが必要な患者の主要症状と看護．ファーストエイド［補訂版］すべての看護職のための緊急・応急処置，へるす出版，東京，2013：42．より引用

表1 異物による気道窒息の解除

- 異物による気道閉塞を認識した目撃者は、可能な限り早期に異物による気道閉塞の解除をサポートすることを提案する（弱い推奨、エビデンスの確実性：非常に低い、Grade2D）。
- 口腔内に異物が見える場合には、可能なら指で異物を取り除くことを提案する（弱い推奨、エビデンスの確実性：非常に低い、Grade2D）。
- 異物による気道閉塞による院外心停止傷病者に対し、訓練を受けた医療従事者はマギル鉗子を用いた異物による気道閉塞の解除を考慮することを提案する（弱い推奨、エビデンスの確実性：非常に低い、Grade2D）。

日本蘇生協議会監修：JRC蘇生ガイド2020．医学書院，東京，38．より作成

使用などがある（表1）。【2】

　痰や吐物などの異物が開口して見えれば、摘出除去のために適切なチューブを使い（図5）、口腔内吸引・掻き出し、必要なら喉頭展開しマギール鉗子を併用する（図6）。異物の移動・除去のためには、患者の状態に合わせた適切な気道確保の方法を選択すべきである。常に高度な気道確保が適切というわけではなく、それぞれの特徴と自分の技術力を理解して、選択・準備する（表2）。無理な気道確保は、それ自体が嘔吐を誘発しやすい点も注意が必要である。気道確保後は、継続的に呼吸を観察し、患者にとって有効であるかを評価すべきである。

図5　吸引チューブ・カテーテル

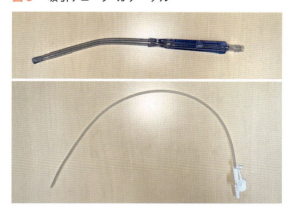

図6　マギール鉗子使用例

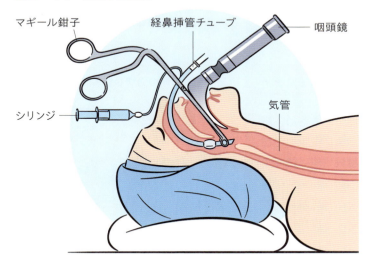

表2　気道確保法

徒手的気道確保法	頭部後屈・顎先挙上法、下顎挙上法、体位変換法
器具を用いた気道確保法	エアウエイ（経口・経鼻）、ラリンジアルマスク 気管挿管、輪状甲状靭帯切開・穿刺、気管切開

口腔内・鼻腔内・気管内吸引

1. 目的

気道内（口腔内・鼻腔内・気管内）の分泌物・貯留物を除去することである。閉塞の場所に応じた吸引を行うことで、気道の開放性を維持・改善することにより、増大した努力呼吸や呼吸困難感を軽減し、肺胞でのガス交換能を維持・改善することになる[3]。

2. 適応

- 患者自身で気道内異物・分泌物の排出が困難な場合。
- 分泌物が多く、粘稠度が高い場合。

3. 注意事項

異物・分泌物による気道の狭窄・閉塞が原因と考えられる場合を除いては、低酸素血症・不整脈・喉頭けいれん・気管支攣縮など（表3）を誘発することがあるため[4,5]、必要以上の回数や時間をかけて吸引を行うべきではない。吸引は、患者にとって侵襲が強く苦痛を伴う処置であるため、吸引の目的を説明し同意を得ることを忘れてはならない。

表3　吸引による悪影響

- 苦痛に伴う精神的ストレス
- 低酸素血症
- 肺胞虚脱
- 気管粘膜の損傷、出血
- 気管支攣縮
- 血圧の上昇・低下
- 頭蓋内圧亢進
- 不整脈・徐脈
- 呼吸器感染

宇都宮明美：閉鎖式気管吸引の現状と課題．人工呼吸 2009；26（2）：106．より引用

4. 感染対策

確実な手洗い・手指衛生により、呼吸器感染を予防する[6]。

エアロゾル発生の恐れのある手技であるため、患者の状態や血液・体液等への曝露および微生物の伝播を予防するため、適切な個人防護具（使い捨て手袋・ビニールエプロン・マスク・ゴーグルまたはフェイスシールドなど）を選択する（図7）。

感染予防のため、手技実施を通して清潔操作を厳守する。

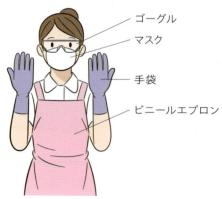

図7　吸引時の適切な個人防護具

5. 吸引前・後のアセスメント（図8）

　吸引は呼吸状態や循環動態に影響を及ぼすリスクのある手技であるため、バイタルサインを測定し全身状態をアセスメントする。分泌物の貯留部位や程度をアセスメントする。

　閉塞性肺疾患、呼吸器感染症、意識レベルの低下、けいれん、咳嗽反射・嚥下力の低下、発熱、疼痛など気道分泌物の排出能力を低下させる危険因子をアセスメントする。

　チアノーゼ、意識レベルの低下、めまい、呼吸困難、脈拍数増加、呼吸数増加、血圧上昇などの低酸素血症、高炭酸ガス血症の症状をアセスメントする。

　喀痰の量や性状、喀出能力など喀出状況をアセスメントする。

　パルスオキシメータを持続装着し（図9）、必要に応じて、心電図モニターで呼吸状態・循環状態をアセスメントしながら、患者の協力の元に行う。

図8　吸引を行う場合のアセスメント

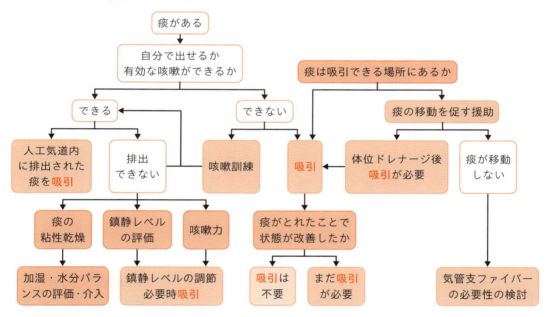

図9　パルスオキシメータで酸素解離曲線をイメージする

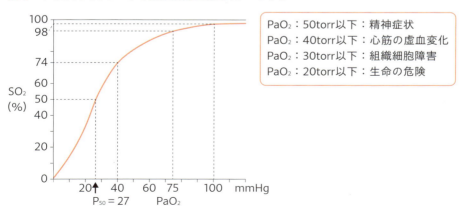

6. 侵襲の少ない吸引の手技のポイント

1）適切な吸引カテーテルの選択

- **口腔用**：10Fr・12Fr。
- **気管用**：気管チューブの内径の半分以下が推奨、サイズの目安は気管チューブの内径（mm）×1.5（Fr）以下（表3）【3,6】。

2）適切な吸引圧

　過度の陰圧は患者に苦痛を与えるだけでなく、鼻咽頭の粘膜が損傷する可能性があるため、分泌物が吸引できる最も低い圧に設定する。

- **口腔・鼻腔吸引**：13～20kPa（100～150mmHg相当）【4】。
- **気管吸引**：適切なカフ圧2.0～2.9kPa（20～30cmH$_2$O、15～22mmHg）であることを確認する。吸引管を塞いだ状態で、13～20kPa（100～150mmHg相当）に吸引圧を調整する【6】。

3）吸引カテーテル挿入の長さ

- **口腔吸引**：5～10cm挿入する。
- **鼻腔吸引**：15～20cmを目安とする。
- **気管吸引**：カテーテルは喀痰が十分に吸引できる位置、気管チューブの先端までとする【4】。気管分岐部にあたってしまった場合は2～3cm引き抜いた位置とする。気管分岐部を超えると気管支の内腔の半分以上が閉塞し、吸引圧が大きくなり、徐脈につながる危険性がある。

表3　人工気道と気管吸引カテーテルの対応表

人工気道の内径（mm）	気管吸引カテーテルの外径（French）	
	人工気道内径の50%以下	人工気道内径の70%未満
9.0	～12	～18
8.5	～12	～16
8.0	～12	～16
7.5	～10	～14
7.0	～10	～14
6.5	～8	～12
6.0	～8	～12

図10　口蓋垂

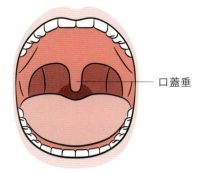

口蓋垂

4）吸引カテーテルの挿入方法

　吸引圧をかけたままカテーテルを挿入すると、粘膜の損傷、カテーテル挿入困難、気道内にある空気を吸引することによる低酸素血症の危険が増すため、吸引カテーテルを接続部の根元を押さえるように折り、吸引圧をかけずに、丁寧に素早く挿入する[6]。

- **口腔吸引**：口蓋垂（図10）を刺激しないようにカテーテルを挿入する。カテーテルを気管に挿入する場合、喉頭蓋が開いているため、必ず吸気の間にカテーテルを挿入し進める（嚥下しているときに挿入すると食道に入る危険性がある）。また、不必要に咽頭、喉頭を刺激して咳嗽反射、嘔吐反射を誘発しないよう注意する。
- **鼻腔吸引**：鼻腔内のカーブに合わせ、喀痰がある位置まで挿入する。
- **気管吸引**：気管吸引を行う前に、より多くの細菌が存在する口腔、鼻腔、カフ上部の吸引を行うことで、吸引に伴う感染のリスクが減少する。

5）吸引時間

- **口腔吸引・気管吸引**：間欠的に吸引を10〜15秒以内で行う。15秒以上の吸引は、低酸素血症または迷走神経負荷により心肺機能を不安定化させる原因となるため避ける。

6）吸引前後の酸素化

- **口腔・鼻腔吸引**：指示があれば、酸素流量や酸素濃度を増やし、患者に深呼吸を促す。

　終了後、酸素マスクなどを元の位置に戻し、深呼吸を促す。吸引を繰り返す必要があるか評価し、再度吸引する場合は、喉頭痙攣を誘発する可能性があるため、少なくとも1分間は間をおく[7]。

- **気管吸引**：吸引による酸素化低下を防ぐため、必要時、100%酸素で30〜60秒間、人工呼吸器による100%フラッシュを行うか、ジャクソンリースまたはバッグバルブマスクを用いた換気を行う[8]。

患者移送時の注意点

　吸引が必要な患者の搬送は、病棟間または病院間を問わず、移動に伴う気道内の分泌物の移動やカテーテルの閉塞など、気道内カテーテルトラブルや循環動態の変動などのアクシデントが起こる危険性が高まる。

　したがって、移動前に確実な吸引を行うとともに、①搬送する人の職種と人数、②搬送先の受け入れ体制、③必要なモニター、④携帯する物品・薬剤、⑤薬剤・バッテリー・酸素の残量、⑥搬送ルートの確認や搬送先への連絡のタイミングなど、チェックリストを作成し使用するなどのルールを決めておくこと[9]が、患者の移動中の急変を予防することにつながる。

引用文献

1　日本救急看護学会監修，日本救急看護学会 教育委員会編：ファーストエイドが必要な患者の主要症状と看護．ファーストエイド［補訂版］，へるす出版，東京，2013：40-47.

2　日本蘇生協議会監修：第1章 一次救命処置．JRC蘇生ガイドライン2020，医学書院，東京，2021：37-41.

3　中根正樹，河合佑亮，小野寺悠，他：気管吸引ガイドライン2023［改訂第3版］．呼吸療法 2024；41（1）：1-47.
https://square.umin.ac.jp/jrcm/pdf/41-1/kikanguideline2023.pdf（2024.9.2アクセス）

4　Blakeman TC, Scott JB, Yoder MA, et al：AARC clinical practice guidelines：artificial airway suctioning. Respir Care 2022；67（2）：258-271.

5　宇都宮明美：閉鎖式気管吸引の現状と課題．人工呼吸 2009；26（2）：106-107.

6　日本集中治療医学会 ICU機能評価委員会：人工呼吸関連肺炎予防バンドル 2010改訂版．
https://www.jsicm.org/pdf/2010VAP.pdf（2024.9.2アクセス）

7　Perry AG, Potter PA, Ostendorf W, et al：Clinical nursing skills and techniques 10th ed, Elsevier, 2021.

8　米国国立疾病対策センター編，矢野邦夫，向野賢治訳編：医療現場における隔離予防のためのCDCガイドライン：感染性微生物の伝播予防のために．メディカ出版，東京，2007.

9　日本集中治療医学会 薬事・規格・安全対策委員会：日本集中治療医学会 集中治療室における安全管理指針．日本集中治療医学会雑誌 2021；28（1）：29-59.

参考文献

1.　露木菜緒：急変対応・人工呼吸ケア．月刊ナーシング 2019；39（12）：134-138.

2.　戎初代：重症患者に必要な人工呼吸と呼吸ケア．急性・重症患者ケア 2012；1（1）：75-81.

3.　Sax H, Allegranzi B, Uçkay I, et al：'My five moments for hand hygiene'：a user-centred design approach to understand, train, monitor and report hand hygiene. J Hosp Infect 2007；67（1）：9-21.

第 **4** 章 ● 初期診療における救急看護スキル

胃管挿入・胃洗浄

藤崎 隆志

胃管挿入・胃洗浄の目的

　胃管挿入は全身麻酔、経管栄養など臨床では盛んに用いられる手技である。初期診療における胃管挿入の主な目的は、患者の胃内容物の性状確認と胃内容物の除去である。

　胃内容物の性状確認では、貯留した胃内容物の血液・食物残渣・腸液などの情報を得ることができる。胃内容物の除去では、腸閉塞などの消化管の通過障害に伴う繰り返す嘔吐があるときなどに、胃内の減圧を図る目的で用いられる。また、過量内服による中毒患者等で条件を満たす場合、胃洗浄を行う場合がある。その他、経口摂取困難な場合など栄養や薬剤を注入する場合にも用いられる。

　胃管挿入・胃洗浄の適応、禁忌・合併症、必要物品、手順などについて解説する。

胃管挿入・胃洗浄の適応

1. 胃管挿入

●腸閉塞や消化管の通過障害に伴う繰り返す嘔吐。

●胃・十二指腸潰瘍や胃癌からの出血に対する内視鏡的治療後の止血効果確認など。

●経口摂取のみで必要な栄養量が摂取できないときに行う。特に、熱傷や重症急性膵炎などにおいては、静脈栄養に比べて経管栄養のほうが感染性合併症発生頻度が低いことから早期経管栄養法が推奨されている。

2. 胃洗浄

●大量でかつ致死量の高い薬毒物で、服薬から1時間以内が適応。

●抗コリン薬などの腸管蠕動を抑制するような薬物誤飲で、胃内に残存している可能性が高い場合には1時間以上経過していても行うことがある。その場合にも摂取後4時間が限度であると考えられている。

●摂取した時間など、胃内にまだ中毒物質が相当量残存していると確信するに足る理由がある。

●重症の中毒を起こす物質とわかっている、または患者が明らかに致死的な中毒症状を呈している。

胃管挿入・胃洗浄　347

●活性炭による吸着が不可能な薬剤、あるいは活性炭の使用が適さない場合。
●活性炭で吸着が可能な物質だが、通常の活性炭投与量だと吸着容量を超える程度の摂取量。
●患者が嘔吐する気配がない場合。
●効果的な拮抗薬がない、もしくは透析などのほかの治療行為がリスクを伴う場合。

活性炭投与

　消化管内に投与された活性炭は、消化管内に存在する毒薬物と直接接触することにより吸着する。しかし物質の種類によっては一度吸収されたものでも、腸管粘膜血管から腸管内への濃度勾配により拡散分泌されるため、活性炭の繰り返し投与が有効なこともある。
　活性炭投与が有効なのは、アスピリン、アセトアミノフェン、バルビツール酸、フェニトイン、テオフィリン、三環系・四環系抗うつ薬などである。繰り返し投与が有用とされるのは、テオフィリン、三環系抗うつ薬、フェノバルビタール、カルシウム拮抗薬などである。
　臨床の現場では誤飲1時間以内であればまず胃洗浄を行い、その後活性炭投与を行うことが多い。胃洗浄が有用な時間を超えたものには活性炭の単独投与を行うことが多い。ただし、腸閉塞、消化管穿孔などの消化管通過障害を認めるときは禁忌である。

禁忌・合併症

1. 胃管挿入

　出血の可能性の高い食道静脈瘤や、腐食性劇薬（強酸、アルカリ）の嚥下後で食道、胃穿孔のおそれがある場合、上部消化管術後早期や易出血性（鼻出血を起こすことがあり注意が必要）は禁忌である。どうしても挿入が必要な場合は内視鏡下にて行われる。
　鼻孔から胃まで挿入が困難な顔面外傷、頭蓋底骨折、咽頭・喉頭癌や食道癌などの食道狭窄病変なども禁忌である。
　胃管挿入時は誤嚥、鼻咽頭粘膜からの出血、気管内への誤挿入、胃出血、穿孔などの合併症を起こす可能性があるため、意識障害がある患者は特に注意が必要である。

2. 胃洗浄

●胃洗浄は以下の場合は行わない。
・咽頭反射がない、もしくは気管挿管がされていないなど、気道確保ができていない、または今後その可能性が高いと予想される場合。
・アルカリ製剤の中毒や薬物パケットなどの異物を摂取した場合。
・炭化水素（石油製品）などの誤嚥リスクが高い物質の摂取で、気管挿管されていない場合。
・既往歴や最近の手術歴から消化管出血や消化管穿孔のリスクがあるなど、胃洗浄による合併症リスクが高い場合。
　胃洗浄による胃液の排泄により電解質異常を来す場合や、胃洗浄液の低温度に伴う低体温などの合併症を起こす可能性があるため注意する。

必要物品

1. 胃管挿入

　成人は14～18Fr、乳幼児は8～10Frを使用する。経管栄養目的には比較的細いやわらかいカテーテルを使用する。その他には、吸引器、シリンジ（カテーテルチップ）、潤滑剤［リドカイン塩酸塩ゼリー（キシロカインゼリー）など］、チューブ固定用テープ、聴診器、排液袋、防護用手袋などが必要である（表1）。

2. 胃洗浄

　チューブの閉塞を防ぎ、洗浄効率を高めるために、成人は34～36Fr、乳幼児は16～28Frの先端が丸く、コシがあり、側孔が多数開いた胃管の準備が必要である。胃管を体表に当て、あらかじめ挿入する長さにマーキングすることが求められる。

　洗浄液については、成人の場合、電解質や浸透圧の異常が起こりにくいため、水道水を使用してもよいことが知られているが、生理食塩水を用いる場合が多い。液温が低いと低体温を引き起こし、腸蠕動を促進して胃内容が腸へ流出しやすくなるため、液の温度は38℃程度に温める。温水は塊を形成した薬剤を溶かしやすい利点がある。5歳以下の小児には、水道水を使用すると低ナトリウム血症の危険があるため、生理食塩液の使用が望ましい。

　その他には、吸引器、イリゲーター、注入/吸引用のディスポーザブル・シリンジ（カテーテルチップ）、分析検体採取用のカップ（密閉可能なもの）、洗浄液のカップ、排液容器（バケツなど）、潤滑剤（キシロカインゼリーなど）、チューブ固定用テープ、点滴スタンド、防護用の手袋などが必要である（表2）。

表1　胃管挿入必要物品

- 胃管チューブ
- 吸引器
- シリンジ（カテーテルチップ）
- 潤滑剤
- チューブ固定用テープ
- 聴診器
- 排液袋
- 防護用手袋　など

表2　胃洗浄必要物品

- 生理食塩水（500mL×必要分）
- 吸引器
- イリゲーター
- 注入/吸引用のディスポーザブルシリンジ（カテーテルチップ）
- 分析検体採取用のカップ（密閉可能なもの）
- 洗浄液のカップ
- 排液容器（バケツなど）
- 潤滑剤
- チューブ固定用テープ
- 点滴スタンド　など

胃管挿入・胃洗浄　349

手順

1. 胃管挿入

1）意識のある患者に行う場合

①インフォームドコンセント（胃管留置の必要性と鼻腔を通過するときの不快感の説明）を行い、同意と協力を得る。
②仰臥位でもよいが挿入時のチューブの飲み込みやすさと、嘔吐したときにも誤嚥のリスクを減らすため、座位や45度程度頭側挙上した姿勢がよい。難しい場合は側臥位でもよい（図1）。
③どちらかの鼻腔にリドカイン塩酸塩ゼリーを少量流し込む。あるいはスプレータイプのリドカイン塩酸塩を鼻腔内に噴霧して前処置を行う。1～2分はそのままで待つ。この間に胃管を用意する。
④清潔なゴム手袋をして（純清潔感覚でよい）、胃管を滅菌包装から取り出し胃管先端から10cmにリドカイン塩酸塩ゼリーを塗布する。必要に応じて滅菌ガーゼを使用して塗布する（図2）。
⑤胃管の先端から10cm程度の部分を右手に持って、前処置した鼻腔からゆっくりと挿入する。方向は鼻根部に向かうのではなく、後頭部に向けて進めるのがポイントである（図3）。

図1　胃管挿入時の体位

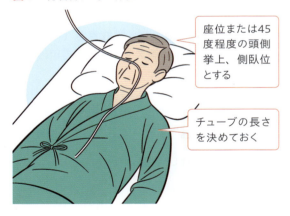

座位または45度程度の頭側挙上、側臥位とする

チューブの長さを決めておく

図3　胃管挿入時のコツ

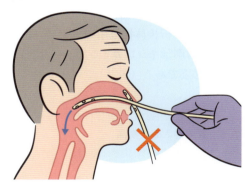

鼻根部方向ではなく、後頭部の方向へ挿入する

図2　胃管の潤滑剤塗布

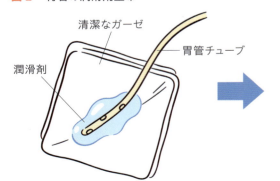

清潔なガーゼ
胃管チューブ
潤滑剤

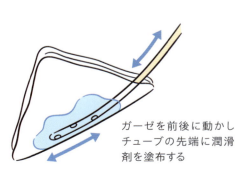

ガーゼを前後に動かしチューブの先端に潤滑剤を塗布する

⑥先端が咽頭に達したら（約10cm挿入）、「唾をゴクンと飲み込んでください」と声かけし、大きな嚥下運動に合わせて胃管を押し進める。
　※患者が咳嗽や嘔吐反射があれば2cm程度胃管を引き抜いて待つ。呼吸を整えて再度嚥下運動に合わせて押し進める。それでもうまくいかない場合は、少しねじりを加えながら押し進める。
⑦抵抗なく胃管が押し進められれば、すでにチューブは食道に到達しているので、ゆっくり挿入を続ける。その際も1～2回「ゴクンと飲み込んでください」と促すとスムーズに胃に到達する。胃管は45～60cmを目安に挿入する。

2）麻酔中や意識のない患者に行う場合

前処置、咽頭までの挿入は「意識のある患者に行う場合」の①～⑤を参照する。

①嚥下運動の協力は得られないため、うまく胃管が食道入口部に進まないこともある。押し進めても口腔内でトグロを巻いてしまい、挿入が難しい。
②口腔内を喉頭鏡で観察してチューブを少しずつ引き抜き、咽頭部分に先端がある位置にする。マギール鉗子で胃管の先端近くを把持して、まっすぐ食道に向けて進める（図4）。
③喉頭鏡を用いない場合は、甲状軟骨から1～2cm下方を左手で掴んで、引き上げるようにしながら、右手で胃管を押し進めると食道入口部が開いてチューブが挿入できる（図5）。
④胃管先端が食道入口部を越えれば、45～60cmまで進める。
⑤チューブの胃内留置の確認　カテーテルチップのシリンジを接続して、ゆっくりと吸引してみる。胃液が吸引できれば、胃内に留置できたと考えてよい（これが一番確実）。
⑥次に、シリンジを外して胃液を捨て、10～20mLの空気をシリンジ内に吸い込んで胃管に接続する。

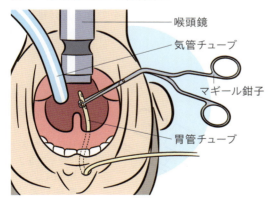

図4　喉頭鏡を用いた胃管挿入

上田裕一：すぐに身につけたい基本スキル 第15回 胃管挿入．臨床研修プラクティス 2005；2（9）：76-81．より引用

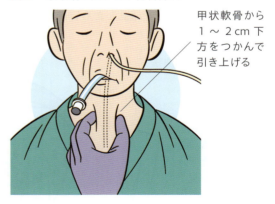

図5　喉頭鏡を用いない胃管挿入

上田裕一：すぐに身につけたい基本スキル 第15回 胃管挿入．臨床研修プラクティス 2005；2（9）：76-81．より引用

⑦聴診器を心窩部〜左季肋部に置いて、聴診しながら、一気にシリンジの空気を送り込む（図6）。「ボコボコ」と水泡音が聴き取れればよい。「シュー」という音であれば、胃内にないことが多い。食道や気管にある可能性がある。胃内に液体がなければこのような音がする可能性もあるが、きわめてまれである。逆に気管内でも喀痰などあれば水疱音が聴取される可能性もあり、聴診での胃管先端位置確認では不確定要素が残る。

チューブの先端を確認した検討によれば、80％が胃あるいは十二指腸内に、19％が食道内に、1％が胸腔内に存在したとの報告がある[1]。したがって、X線写真を必ず撮影し、胃管の走行、先端を確認する。X線不透過のラインがあるので確認できる。

図6　胃管挿入の聴診器確認

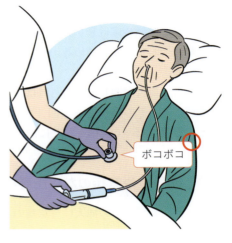

2. 胃管の固定（図7）

①鼻翼か上口唇付近に切り込みのある粘着テープで固定する。胃管に無理な屈曲がない自然なカーブにする。鼻翼や鼻中隔に当たって偏位しないように固定する。
②鼻翼の位置に当たる胃管にマーキングするとともに、例えば「左鼻腔55cmに固定」と看護記録に記載する。
③体動等で胃管が引っ張られて抜けないように、もう1か所、挿入先鼻腔側の頬にテープで固定する。体幹や病衣に固定してもよい。

3. 胃洗浄

①胃洗浄の適応がある場合、胃管挿入の手順で胃管を挿入する。
②胃内に入ったことを確認したら、洗浄液を注入する前に、吸引して胃内容をできるだけ排出す

図7　胃管の固定方法

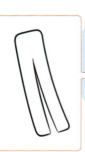
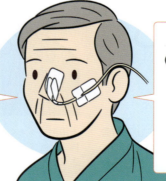
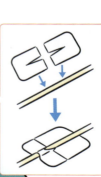

● 鼻翼付近への固定方法
・切り込みを入れたテープを鼻梁に貼り、切り込みの両端を胃管に巻きつけて固定する

● 頬部への固定方法
・切り込みを入れたテープを2枚用意し、胃管を挟むように頬部に貼付して固定する

図8 胃洗浄物品の組み立てと患者の体位

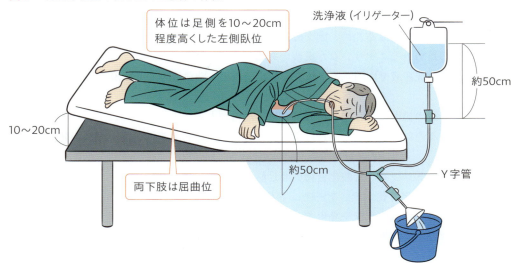

る。
　※胃内容は、摂取された毒物の診断に役立つので、性状をよく観察し、その一部を保管し、分析を依頼する。
③イリゲーターと漏斗をそれぞれ胃から50cm以内の高さに設置し、胃管はY字管を接続し、イリゲーター側チューブ（注入する側）とバケツ側のチューブ（排泄側）と接続する（図8）。
④患者の体位を整える。体位は左側臥位とし、足側を10〜20cm高くし頭部をやや低くする。両下肢は屈曲位にすると腹壁の緊張が弱い状態に保てる（図8）。
⑤イリゲーター側のクランプを開放し、洗浄液を200〜300mL注入する。注入終了後にイリゲーター側はクランプする。
⑥1分ぐらいしてから、排液側のクランプを開放する。
⑦洗浄液の注入と排液の操作を、排液がきれいになるまで繰り返し行う。このとき、注入量と排液量、性状などを観察する。
⑧胃洗浄終了後、持続排液をする場合には、胃管チューブと排液袋を接続する。持続排液が不要の場合は、胃管を抜去する。
⑨患者に処置終了を知らせ、体位を水平に戻す。

胃管挿入・胃洗浄の注意と看護

　胃管挿入時には患者の協力が必要であるが、吐き気を伴うことがあるので、声をかけて不安の軽減に努めるよう配慮する。また、嘔吐した際には誤嚥することがないよう、意識障害のある患者には特に注意が必要である。
　誤って胃管が気管に挿入されてしまうことがある。その際は末梢でのチアノーゼ症状や、胃管が比較的大きいため、胃管に近づくと呼吸音が聞こえたりすることがある。また、パルスオキシメータでの血中酸素飽和度を測定する。
　薬物中毒において胃洗浄はルーチンの治療ではない。毒性の強さ、活性炭や拮抗薬など有効な

代替治療の有無、胃内に残存しているかどうかと、誤嚥などの合併症のリスクを比べて適応を判断している。

胃洗浄自体が強い刺激となるため、副交感神経反射が起こりやすく、徐脈、不整脈、低血圧を起こすことがあるため、モニタリングが重要である。

低体温は、冷たい洗浄液を使用すると起こりやすいため、洗浄液の温度は38℃程度に温めて使用する。

胃洗浄による胃液の排泄により電解質異常を来す場合があるので注意する。

胃内容を吸引する際に、服用した毒物によっては胃酸と反応して毒性の高いガスが発生することがある。

例えば、アジ化ナトリウム、青酸化合物、亜ヒ酸、硫化物は胃酸と反応して、それぞれ刺激臭のある有毒ガスであるアジ化水素、アーモンド臭のあるシアン化水素、ニンニク臭のヒ化水素、腐った卵のにおいのする硫化水素を発生する。これらの毒物中毒が疑われる場合には、あらかじめ、呼吸防護を含む個人防護具の装着が必要である。胃内容物は密閉できる検体容器に一部確保し、排液は適宜吸引してそのまま処置室に放置しておかないように注意する。処置室の換気を保つことも重要である。

引用文献

1 上田裕一：すぐに身につけたい基本スキル 第15回 胃管挿入．臨床研修プラクティス 2005；2（9）：76-81.

参考文献

1. Vale JA：Position statement：gastric lavage. American Academy of Clinical Toxicology；European Association of Poisons Centers and Clinical Toxicologists. J Toxicol Clin Toxicol 1997；35（7）：711-719.
2. 冨岡小百合，佐藤憲明，立野淳子，他：胃管挿入・胃洗浄．系統看護学講座 別巻 救急看護学 第6版，医学書院，東京，2018：334-337.
3. 荻野崇之：経鼻胃管・イレウス管．消化器ナーシング 2019；24（7）：646-649.
4. 大庫秀樹：胃洗浄法．診断と治療 2021；109（増刊号）：327-329.
5. 大橋伸介：胃洗浄と活性炭投与．小児内科 2019；51（増刊）：191-193,
6. 東秀律：胃洗浄．治療 2018；100（2）：148-150.
7. 日本静脈経腸栄養学会編：経腸栄養のリスクマネジメント．静脈経腸栄養ガイドライン第3版．照林社，東京，2013：113-115.

第 **4** 章 ● 初期診療における救急看護スキル

患者への精神的ケア、家族への対応

大山 祐介

初期診療における患者への精神的ケア

　救急医療の現場における看護実践には、生命の危機的な状況を回避し、生理的状態の安定化を図るための活動が多くを占める。一方で、緊急か非緊急かにかかわらず、救急外来に来るきっかけは患者にとって脅威であり、精神的ケアは不可欠である。生理的・心理的・状況的要因が関連し、個人は複数の症状を同時に経験しており、同時に起こる2つ以上の症状は互いに相乗的に影響し合う【1】。

　つまり、病気やけがによる痛みは不安などの精神症状へ影響し、痛みが増強すればそれに伴って不安も強くなると考えられる（逆もまた然り）。救急患者は、発症あるいは受傷から短い時間の中で複数の症状を同時に経験している可能性があり、看護師は患者の不安や緊張した状況のなかでの心情を理解することがケアを行ううえで重要である。精神的ケアのなかでも状況的危機に対するケアやコンフォートを目指したケアについて解説する。

状況的危機へのケア

　不安がだんだん膨らんでいく、複数の心配事が一度に降りかかる、突然大事にしていたものを喪失する、これまでの経験では対処できないなど認知的・情緒的な混乱を「危機」という。

1. アギュララの問題解決モデル

　危機についてはアギュララが問題解決モデルとして説明している【2】。このモデルは、急な病気やけがなどのストレスの多い出来事によって不均衡状態となった人が危機を回避するためには、3つのバランス保持要因（問題解決決定要因）が必要と説明している（図1）。3つの要因は「出来事に関する現実的な知覚」「適切な社会的支持」「適切な対処機制（コーピング）」である。「出来事に関する現実的な知覚」は、ストレスの多い出来事をどのように認識しているかである。出来事の知覚がゆがめられている場合には、問題解決の試みが行われないことや、効果的ではなくなってしまうことで危機に至る。「適切な社会的支持」は、身近な人から適切なサポートが得られているかである。すぐに手をかしてくれる人やその問題を解決するのに頼りになる人がいるということである。突然の、あるいは予期しない社会的な関係を失うことで、人はますます傷つきやすい状態に陥る。「適切な対処機制」は、さまざまな経験を通して不安に対処し、緊張を減少させ

患者への精神的ケア、家族への対応　355

図1 危機状況における3つのバランス保持要因（問題解決決定要因）の影響

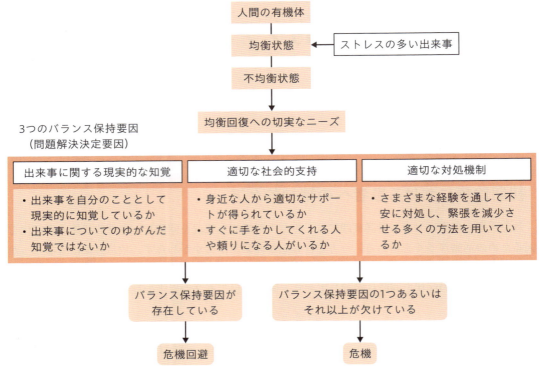

アギュララDC著，小松源助，荒川義子訳：危機介入への問題解決アプローチ．危機介入の理論と実際－医療・看護・福祉のために－．川島書店，東京，1997：19-32．より引用

る多くの方法を用いることである。

2. バランス保持要因の把握

　危機回避に向けたケアとして、バランス保持要因のどこが欠けているかを把握し、強化する必要があり、表1のようなケアが挙げられる。例として、出来事の知覚に不足があれば、適切なわかりやすい情報を提供するとともに不確かな点や希望の有無を尋ねる必要がある。社会的支援の不足に対しては、患者に家族関係を尋ね、看護師が連絡をする必要があるかもしれない。すぐに身近な人のサポートが得られない場合には看護師が苦悩を聴くことで患者にとって頼りになる存在となり得る。また、医療チームのサポートする体制があることを示すことで、患者は励まされる可能性がある。対処機制では、患者がどのように対処しているかを把握し、気持ちの表出を促し、その気持ちを認めることや問題解決につながるように状況や環境を調整する。また、危機を回避できず混乱がある場合には、精神科医などの専門家による介入を考慮する必要がある。

コンフォートを目指したケア

　救急患者が経験する痛みや息苦しさ、吐き気、だるさなど身体的な苦痛や不快症状は、死への不安、孤独感、不確かさなどの精神的側面にも影響することは前述したとおりである。さらに、

表1　3つのバランス保持要因に配慮したケア

バランス保持要因へのケア	出来事の知覚	・面会を調整する ・面会時に看護師が付き添う ・状況の説明や情報を提供する ・わからないことがないか尋ねる ・希望を尋ねる
	社会的支持	・自己紹介する ・家族など頼れる人がいるかを尋ねる ・一緒に考え支援者をさがす ・医療者が相談を受けることや支援できることを伝える ・面会時間の調整をする ・ねぎらいの言葉をかける ・家族などが不在時には医療者が代わりを担う
	対処機制	・情緒的な反応の表出をうながす ・情緒的な反応を認める ・専門的知識や技術を提供する ・専門家に介入を依頼する ・手続きや医療費の相談を受ける

山勢善江，山勢博彰，立野淳子：クリティカルケアにおけるアギュララの問題解決型危機モデルを用いた看護計画．
日本クリティカルケア看護学会誌 2011；7（1）：8-19．を参考に作成

身体的な問題によって身動きができないことは、患者の自立性を阻害し、他者に依存しなければならない状況になる。これらの状況はコンフォートニードを生じさせる。コンフォートニードは個別的であり、患者の観点からホリスティック（全体的）に捉えることが重要である。また、患者は発症または受傷直後から苦痛や不快感を体験しており、治療開始とともにコンフォートケアが必要である（図2）。

1. 看護師がそばにいるということ

　ある救急患者は機械によって手指を受傷し、身悶えるほどの痛みで体動を制止できない状況であったが、処置によって一時的に痛みが和らぐと、指は動くようになるのかと心配そうに訴えた。身体的な症状が著明に顕在していると、私たちはついそちらにばかり視点が向いてしまう。一方の患者は、医療者には見えにくい現状への不確かさや機能予後の不安などを抱えていることがある。看護師はこのことを念頭においてかかわることで患者のニーズをくみ取り必要なケアを検討することができる。

　看護師が患者のそばにいることは、このような苦痛や不快症状を即時的に察知し対応することができるだけでなく、患者のコンフォートを目指すためにも重要である。患者は、看護師が自分のことを心配してくれていることを知ることでリラックスし、ケアされている、孤独ではないという気持ちになる。そのため、看護師は、患者の状態の変化にすぐに対応することを保証し、いつでも助けを呼べる状況にあることを理解してもらうことで安心につながる。さらに、患者は看

図2 苦痛・不快感とコンフォートケア

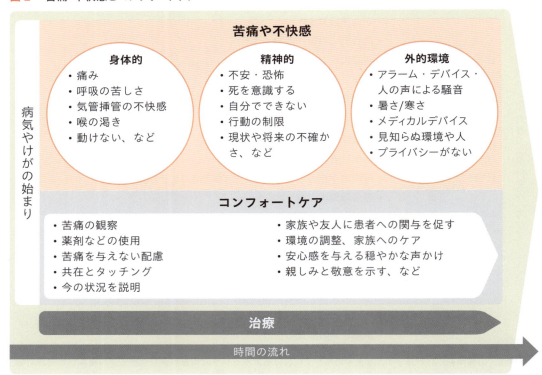

大山祐介，永田明，山勢博彰：クリティカルケア看護領域におけるcomfortの概念分析．日本クリティカルケア看護学会誌 2019；15：19-32．を参考に作成

護師の身振り、言葉、表情、関心を持ってくれる時間によってコンフォートを知覚しているため【3】、患者にかかわるときの看護師の態度は重要である。

2. 患者の意思決定への影響

　患者が依存的である状況は意思決定にも影響する。初期診療では救命のための治療や処置などの医療が優先され、医療者主導になりやすい。加えて、患者はよい患者であるようにふるまうこともある。医療者の価値観をもとにした意思決定にならないようにしなければならない。そして、家族など周囲の人々への説明が中心となり、患者が置き去りにならないように配慮することも重要である。医師からの専門的な説明は患者にとって理解が難しいだけでなく、時間が切迫するなかで治療方針の決定が求められる。そのため、看護師が繰り返しわかりやすく説明することや患者の揺れる気持ちを聴く必要がある。

　患者が意思決定することを難しいと感じている場合には家族などに関与を促すことも必要になる。患者によっては説明を聞いたうえで「先生におまかせします」と話すこともある。それは医療者を信頼して意思決定を委ねていることもあるため、看護師は患者が決定したことを支えることが大切である。さらに、意思決定は治療方針のような医療に関することだけでなく、ケアに関することも含まれる。看護師は初期診療の中で日常生活援助を行うこともあるため、ケアの主体は患者であることを意識した説明を行い、患者がケアに参加している感覚を持てるようにかかわ

る必要がある。

3. 患者の苦痛体験を大事にする

医療現場では、診察に呼ばれるまでの時間、痛み止めの薬を準備するまでの時間、検査の結果がわかるまでの時間など、状態や治療の状況によっては患者に待つ時間が生じることも多い。私は過去に患者から「理由のない待ち時間は不快である」という言葉を聞いた経験がある。特に身体の症状を伴い精神的に不安定な場合は、待っている時間が苦痛や不快感を助長することもあるため、具体的な時間を伝えることや繰り返しベッドサイドに行くことで、患者が注目されている、気にかけられていると感じられるようにかかわることで信頼や安心につながると考える。

また、患者の救急外来で受けた苦痛や不快を伴う処置の体験が、入院後にせん妄を促進する一つの要因になることもある。ある患者は救急外来からICUに入院し、病棟に移った後も救急外来での動脈圧ラインと中心静脈カテーテルを挿入されたときの苦痛体験を話し、それによって身体が操作されていると繰り返し訴えていた。病気やケガをした患者の入院体験は連続的な出来事であるため、医療者や部署の垣根を超えた連携が必要である。

初期診療における家族への対応

1. 救急患者の家族のニードに配慮する

患者の生命の危機的な状況は家族への影響も大きい。患者と同じように「病気の原因は何か？」「入院や手術が必要になるのか？」などの不確かさがあるだけでなく、「あのとき、私がこうしていれば……」などのような罪悪感を持っていることもある。このような精神的な状況に配慮しながら対応する必要がある。

また、患者が意識障害、子ども、認知症などの場合、看護師は状況や既往歴などの情報を家族から収集する必要がある。その際、看護師は家族に対して一方的に問うのではなく、自己紹介をするとともに患者を担当していることを告げ、治療や処置を実施するうえで情報を提供してほしいと事前に伝えることが大切である。家族が来院したらすぐに声をかけ、パーソナルスペースや立ち位置に配慮しつつ、休息や話をしやすい環境を整える必要がある。

救急患者の家族のニードには特徴があり（表2）、初期から情報、接近、保証のニードが高く、病日ごとに多少の変化はあるものの上昇傾向である（図3）【4】。このような共通するニードの変化を理解することで、ニードに則した家族への対応が可能になる。情報のニードに対しては、可能な範囲で状況を説明することや医師に説明を依頼することを伝える必要がある。保証のニードに対しては、患者に行われている治療や処置に安心できるよう、全力で医療や看護を提供していることを伝えることが大切である。接近のニードに対しては、早い段階で面会できるように調整することは大切である。

面会のなかでも患者の蘇生中の立ち会いでは、子どもとの死別の場合に一緒にいたいという家族の希望が強いことや、蘇生に立ち会うことで家族の複雑性悲嘆が減るという報告がある【5】。医療者が共通認識のもとに、蘇生に立ち会う機会があるという選択肢を家族に提示することは重要と考える。しかし、患者の状態や外観の変化によって家族が衝撃を受ける可能性があるため、

患者への精神的ケア、家族への対応　359

表2　救急患者家族のニード

社会的サポート	・医療者、家族、知人などの人的、社会的リソースを求めるニード ・社会的サポートシステムを志向するようなニード
情緒的サポート	・自己の感情を表出することによってそれを満たそうとするニード ・情緒的表現を通して、それを受け止めてもらったり、対応してもらいたいと意識的あるいは無意識的に表出されるもの
安楽・安寧	・家族自身の物理的・身体的な安楽・安寧・利便を求めるニード
情報	・患者のことを中心にしたさまざまなことに関する情報を求めるニード
接近	・患者に近づき、何かしてあげたいと思うニード
保証	・患者に行われている治療や処置に対して安心感、希望などを保証したいとするニード

山勢博彰：重症・救急患者家族のニードとコーピングに関する構造モデルの開発－ニードとコーピングの推移の特徴から－．日本看護研究学会雑誌 2006；29（2）：95-102．を参考に作成

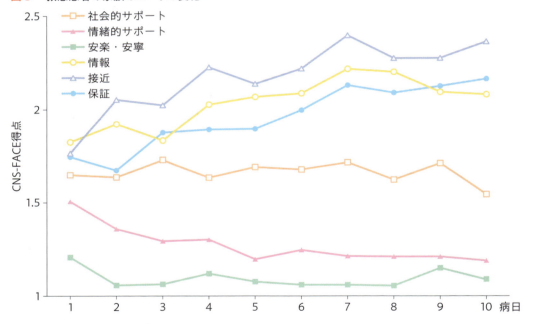

図3　救急患者の家族のニードの変化

山勢博彰：重症・救急患者家族のニードとコーピングに関する構造モデルの開発－ニードとコーピングの推移の特徴から－．日本看護研究学会雑誌 2006；29（2）：99．より引用

事前に患者の状態に関する情報を提供することやその場に医療者が付き添い状況を説明するなどの配慮が必要と考える。

2. 悪い知らせを伝えるコミュニケーションの方法

　情報提供における有用なものとして、悪い知らせを伝えるコミュニケーションのプロトコルにSPIKES（スパイクス）がある（表3）【6】。このプロトコルは、もともとがん患者に病気についての悪い知らせを伝える手順を説明したものである。6つのステップがあり、それぞれの頭文字からSPIKESといい、幅広い状況の患者や家族にも応用できるものとして示されている。このようなプロトコルを用いることで、適切に相手の情報を収集し、医療者の情報を伝えることが可能になると考える。

表3　SPIKES：悪い知らせを伝えるための6つのステップ

STEP 1	S	面談の準備をする（Setting）	・プライバシーを確保する（面談室がない場合はカーテンをする等） ・重要他者を呼ぶ ・座る、時にはタッチングやアイコンタクトをする ・時間の中断がないように配慮する（電話を消音にしたり、誰かに渡しておく、など）
STEP 2	P	患者の認識を評価する（Perception）	・対象者が医学的状況をどのように認識しているか把握する（医療状況についてどのような説明を受けましたか？　すでにご存知のことを教えてください、など） ・誤った情報の訂正や悪い知らせを対象者に合わせて伝える
STEP 3	I	患者の受け入れ状態を確認する（Invitation）	・情報提供について話し合う（検査結果についてどのように情報提供してほしいですか？　すべての情報をお伝えしましょうか？　など） ・対象者が詳細を知りたがらない場合は、親戚や友人に相談するよう伝える
STEP 4	K	患者に知識と情報を提供する（Knowledge）	・悪い知らせがあることを対象者に告げる（残念ながら検査結果がよくありません、など） ・対象者の理解力に合わせ、専門用語を使わない ・過度に率直な表現は避ける ・情報を小分けにして伝え、患者の理解度を定期的に確認する
STEP 5	E	共感的態度で患者の感情に寄り添う（Emotion）	・対象者の感情を観察する（涙を流す、悲しみの表情、沈黙、など） ・対象者が何を考えているか、何を感じているかを尋ねる ・感情の理由を特定する ・感情表出の時間をつくる
STEP 6	S	方針と要約（Strategy and Summary）	・対象者の理解を確認する ・次の段階への話し合いをする

Baile WF, Buckman R, Lenzi R, et al：SPIKES-A six-step protocol for delivering bad news：application to the patient with cancer. Oncologist 2000；5（4）：302-311.

患者への精神的ケア、家族への対応　　361

引用文献

1. Lenz ER, Pugh LC, Milligan RA, et al：The middle-range theory of unpleasant symptoms：an update. ANS Adv Nurs Sci 1997；19（3）：14-27.
2. アギュララDC著，小松源助，荒川義子訳：危機介入への問題解決アプローチ．危機介入の理論と実際－医療・看護・福祉のために－．川島書店，東京，1997：19-32.
3. Tolotti A, Bagnasco A, Catania G, et al：The communication experience of tracheostomy patients with nurses in the intensive care unit：A phenomenological study. Intensive Crit Care Nurs 2018；46：24-31.
4. 山勢博彰：重症・救急患者家族のニードとコーピングに関する構造モデルの開発－ニードとコーピングの推移の特徴から－．日本看護研究学会雑誌 2006；29（2）：95-102.
5. Ito Y, Tsubaki M, Kobayashi M：Families' experiences of grief and bereavement in the emergency department：A scoping review. Jpn J Nurs Sci 2022；19（1）：e12451.
6. Baile WF, Buckman R, Lenzi R, et al：SPIKES-A six-step protocol for delivering bad news：application to the patient with cancer. Oncologist 2000；5（4）：302-311.

参考文献

1. 山勢善江，山勢博彰，立野淳子：クリティカルケアにおけるアギュララの問題解決型危機モデルを用いた看護計画．日本クリティカルケア看護学会誌 2011；7（1）：8-19.
2. 大山祐介，永田明，山勢博彰：クリティカルケア看護領域におけるcomfortの概念分析．日本クリティカルケア看護学会誌 2019；15：19-32.

第 **5** 章

救急看護をめぐる
諸課題

第 5 章 ● 救急看護をめぐる諸課題

救急医療・看護における
法的課題・倫理的課題

山田 知世　中村 美鈴

　救急医療・看護における法的課題・倫理的課題についてELSIをもとに説明していく。ELSIとは、「ethical, legal and social implications」の略称で「エルシー」と読み、日本語では「倫理的、法的・社会的課題」と訳されることが多い【1】。

救急医療・看護における倫理的課題

　救急医療は、緊急かつ重篤な患者に救命を最優先とした治療が行われる場であり、時間的にも精神的にも余裕がないなかで、医療者はインフォームドコンセントを行い、患者および家族は重大な意思決定あるいは代理意思決定を迫られる場合が多い。また、高度な医療技術を用いて治療が行われるため、生命倫理、医療倫理にかかわる問題が発生し、救急医療では、多くの倫理的課題が日常的に生じるといわれている【2】。

　救急医療の場で倫理的課題が生じやすい背景について表1に示す。

　事例をもとに救急医療・看護の場で生じる倫理的課題についてビーチャムとチルドレスの生命倫理の4原則（表2）【3】に沿って検討し、その対応の一例について記載する。

事例①

　救急外来へ呼吸苦を主訴に70歳代の男性Aさんが救急車で来院した。検査の結果、慢性閉塞性肺疾患（chronic obstructive pulmonary disease：COPD）の急性増悪と診断された。呼吸状態が悪く人工呼吸器の装着が必要な状況である（図1）。救急医師よりCOPDの急性増悪により生命の危機的状況であると本人および家族に伝えられた。救急医師は救命のためには人工呼吸器の装着が必要であるが、もともとCOPDによる急性増悪を繰り返しており、人工呼吸器を離脱できない危険性が高いと説明した。救急医師は人工呼吸器の装着を希望するかどうか本人・家族に打診している。

　このような場面は救急外来において遭遇しやすい。この状況ではAさんは呼吸苦が強く、医師の説明を十分に理解できていない危険性がある。また、突然生命の危機的状況であると説明されたため、精神的にも危機的状況であると推察される。このような状況でAさんや家族に今後の治療についての意思決定を迫るのは、患者の自律尊重を害し倫理的課題を生じる危険性が高い。

364　第5章 救急看護をめぐる諸課題

表1　救急医療の場で倫理的課題が生じやすい背景

1. 意識障害や認知機能障害などの病態の場合、本人の意思表示が難しく、自律尊重を配慮した「自己決定」を基本にしたインフォームドコンセントが成立しない
2. 患者に同意能力がないと判断された場合、家族は突然、しかも時間的余裕がないなかで代理意思決定を迫られるため、家族の心理的葛藤が大きく代理意思決定が困難になることが多い
3. 患者や家族の権利を擁護する立場にある救急看護師は、治療の決定プロセスにおいて患者・家族の意思が尊重されないと感じ、医療者間の意見の対立に向き合い葛藤が生じる
4. 患者の生命を維持し回復を目指すために高度の医療技術が駆使される場合、終末期医療の方針に対し、患者の尊厳を中心に患者・家族と医療者の間、または医療者同士の間で対立意見が生じることがある
5. 脳死患者、臓器提供、移植医療に伴う諸問題を抱えている

表2　医療倫理の4原則

自律尊重	自分の意思で決定することのできる人が、選択する自由がある状況で、自身のことを自分で決め、行動すること
善行	患者のために善をなすこと。最善を尽くすこと
無危害	患者に危害を及ぼさないこと。また、今ある危害や危険を取り除き、予防することも含まれる
公正	患者を平等かつ公平に扱うこと。医療においては限られた医療資源（医療施設・医療機器・医薬品・医療従事者など）をいかに適正に配分するかも公正の原則に含まれる

図1　Aさんの救急外来での様子

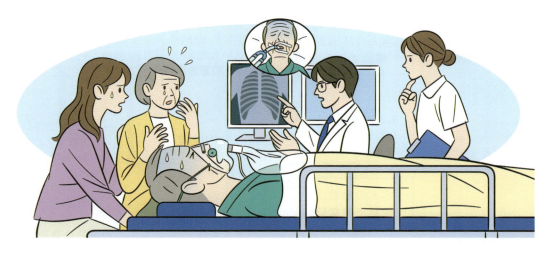

【解決の糸口とアプローチの方法】

　まず、酸素投与や体位調整などを行いAさんの症状緩和を行う。そのうえで、本人とその家族に対して可能な限り丁寧な説明を行い、状況が把握できるようにするとともに、本人および家族の考えを聴取する。AさんはCOPDの急性増悪を繰り返していた経緯があり、自身が考えている病状や今後の経過、望んでいる治療などを聴取可能であれば聴取し、Aさんの意向を確認する。

　症状緩和を行っても、Aさんが意思決定できない場合は、家族に代理意思決定が委ねられる。厚生労働省の『人生の最終段階における医療・ケアのプロセスに関するガイドライン』（終末期医療

の決定プロセスに関する検討会、2018、プロセスガイドライン）（図2）では、患者の意思が確認できない場合には、家族が患者の意思を推定できる場合には患者の推定意思を尊重するとされている[4]。

しかし、家族自身も突然のAさんの生命の危機状態に動揺し推定意思に基づいた決定ができない危険性もある。家族に共感的かつ真摯な姿勢で病状が理解できるように支援しつつ、家族の考えやAさんのこれまでの経過のなかでの治療についての意向などを聴取し、Aさんであればこの状況でどのような治療やケアを望むか、推定意思を踏まえた代理意思決定ができるよう支援を行う。

救急の現場では時間が限られており、Aさんの状態によっては上記の対応をする間もない場合

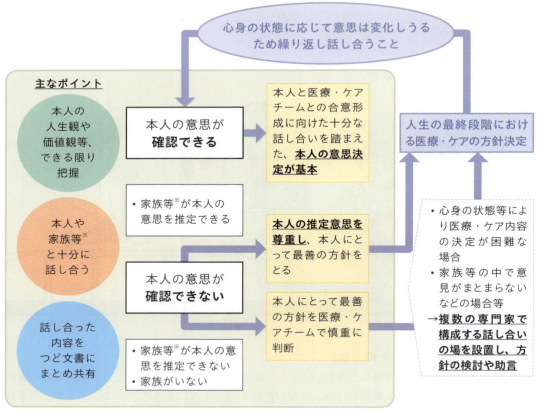

図2　人生の最終段階におけるケアの決定プロセス
「人生の最終段階における医療・ケアのプロセスに関するガイドライン」における
意思決定支援や方針決定の流れ（2018年版）

※本人が自らの意思を伝えられない状態になる可能性があることから、話し合いに先立ち特定の家族等を自らの意思を推定する者として前もって定めておくことが重要である。
※家族等には広い範囲の人（親しい友人等）を含み、複数人存在することも考えられる。

厚生労働省：令和3年度介護報酬改定の主な事項について．より引用
https://www.mhlw.go.jp/content/12300000/000727135.pdf（2024.9.2アクセス）

366　第5章 救急看護をめぐる諸課題

もあるかもしれない。また、医療は不確実であり、Aさんが人工呼吸器を離脱できないかどうかはこの時点では断定できず、治療が奏効すれば人工呼吸器の離脱が可能となる可能性もあり、救急外来で人工呼吸器を装着するかどうか決定するのは難しい状況もある。

このような場合、米国では集中治療室でTime-Limited Trial（お試し期間）を設け、人工呼吸器管理を含めた最大限の治療を行い、状況に応じて緩和ケアに移行することで不確実性に対処している[5]。

しかし、わが国の施設の方針として人工呼吸器取り外しなど治療中止のプロセスについてコンセンサスが得られていない場合もある。その場合には、本人とその家族の意向を踏まえた情報共有をもとに、医療チーム内で合意した倫理的意思決定が実現するように倫理カンファレンスなどを開催し方針を決定していくアプローチが推奨される。

救急医療・看護における法的課題

治療の中止についての患者の権利や、治療拒否についての患者の事前意思に関する法的根拠を与える法律はないことは知っておかなければならない。その場合は、原則、ガイドラインに即して対応する。関連する事例と、解決の糸口とアプローチを述べる。

事例②

慢性心不全や認知症があり在宅療養をしていた80歳代のBさんが呼吸苦を訴えたため、家族が救急要請をした。救急隊が接触した際には心肺停止状態であり、心肺蘇生法（cardiopulmonary resuscitation：CPR）が開始された。それを見ていた息子から、患者本人は心停止時は蘇生を望んでいなかったと救急隊へ申告があった（図2）。

【解決の糸口とアプローチの方法】

2017年日本救急医学会が『人生の最終段階にある傷病者の意思に沿った救急現場での心肺蘇生

図2　Bさんの救急外来での様子

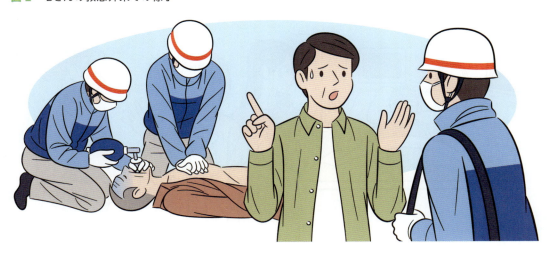

などのあり方に関する提言』を出した。それによると、救急隊は心肺停止を確認した場合はCPRなどの実施を希望しない旨の意思表示を受けても、まずはCPRを開始するのが原則であるとされている。その一方で、傷病者の自律尊重に基づき、CPRなどを希望しない意思も尊重すべきとしている【6】。

東京消防庁では、CPRの実施と平行して情報聴取を行い、かかりつけ医や連携医に連絡がつき、CPR中止および不搬送の指示を受ければCPRを中止し、かかりつけ医などに引き継ぐとしている。連絡がつかない場合には、必要な処置をして早期搬送するとされている【7】。

CPRを希望しない意思表示をしていた患者がCPRを継続しながら搬送されてきた場合には、救急外来到着後に厚生労働省のプロセスガイドラインに従った対応が行えるよう取り組むアプローチが推奨される。

事例③

事例①のCOPD急性増悪のAさんが救急外来で挿管され、ICUで人工呼吸管理を含めた最大限の治療を継続したが、状態は悪化した。本人と意思疎通はできず、家族はつらそうなAさんを見て、もう楽にしてあげたいとベッドサイドで看護師に訴えた（図3）。

【解決の糸口とアプローチの方法】

厚生労働省のプロセスガイドラインに従った対応を行う。

本人の価値観が不明であるが、Aさんが人生の最終段階に人工呼吸器装着を望まない場合には、この状況は「無危害の法則」に反しているとも考えられる。一方で、Aさんが人工呼吸器などを装着しても1分1秒でも長く生存することを望む場合は、この状況は「善行の法則」に則しているとも考えられる。

現時点では、本人の意思は不明である。そのため、家族などに「本人だったらどのような治療やケアを望むでしょうか？」と問いかける。家族との日常的な会話のなかで、本人の価値観や希望について話していなかったかを確認し、本人の意思を推定する必要がある。

図3　Aさんの救急外来での様子

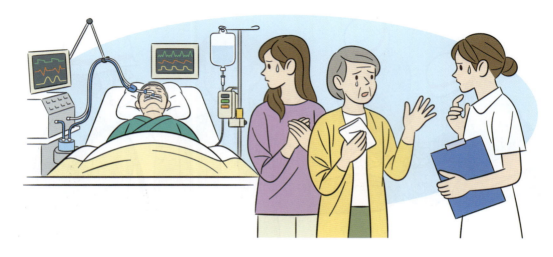

本人の意思が推定できない場合は、本人にとっての最善の治療を医療・ケアチームで慎重に判断する。また、独居であり救急搬送時には家族が不在であったり、そもそも家族がいない場合であったりする場合にも、医療・ケアチームで本人の最善の治療を慎重に判断する。

プロセスガイドラインでは、終末期医療について丁寧なプロセスを尽くすという医療者の善行を求めており、それが刑事犯罪になるかは言及はしていないものの、これらのプロセスを尽くした行為が犯罪になるわけではないことを当然の前提としている【8】。

議員提出法案として尊厳死法案を国会へ提出する動きもある。現在、構想されている内容のなかには、一定の手続きを踏めば延命治療の中止を法的に免責すると明記する事項も検討されている。しかし、このような法律が制定されると、形式的に条件に合えば治療中止、条件に合わなければ中止しないという危険性も指摘されている【8】。

患者の病状や周囲の状況に合わせて、個々の事例に対して丁寧なプロセスを踏むことが求められている。

救急医療・看護における社会的課題

救急搬送されてきた患者は自らの意思を伝えられない場合が多い。厚生労働省のプロセスガイドラインの中でも、アドバンス・ケア・プランニング（ACP）の取り組みの重要性が強調されている。

ACPとは将来の変化に備えて、将来の医療およびケアについて、本人を主体に、その家族や近しい人、医療・ケアチームが繰り返し話し合いを行い意思決定を支援するプロセスであり【9】、「人生会議」ともいわれている。

厚生労働省の調査によれば人生の最終段階における医療について話し合ったことのないと回答した割合が55.1％であったと報告されており【10】、社会的課題である。

【解決の糸口とアプローチの方法】

ACPの導入はどんなタイミングでも意味があり、ACPを行うのに遅すぎることはないといわれている。事例①のAさんのようにまさにICUに入室するタイミングであっても緊急ACPを行う必要がある。過去にACPが導入されていれば、過去になされているACPが予後や治療について誤解に基づいたものではないか、現在も同じ考えであるか確認する必要があるとされている。

ACPが導入されていなければ、病状を説明し人工呼吸器などが必要であることを説明したうえで、患者の価値観や不安などを聴取する。また、重篤になった際にしないと決めている処置はないかどうか、万が一意識が戻らないような状態になったときに生命維持のための治療を継続するかどうかなど、普段から決められている本人の希望はないかを確認する。また、誰に自分の代弁者となって欲しいか代理意思決定者を確認する【11】。

厚生労働省の調査によれば、ACPについて話し合った経験がない理由について、「話し合うきっかけがなかったから」という回答が56.0％を占めており、次いで、「話し合う必要性を感じていなかったから」が27.4％となっている【10】。ICUで急性期を脱したタイミングなどに今後再び状態が悪くなったらどうしたいかACPを確認していけるような実践が本質的に重要である。

救急医療・看護における法的課題・倫理的課題　369

引用文献

1　生命科学連携審議協議会：よくわかる！はじめてのELSI講座.
http://square.umin.ac.jp/platform/elsi/elsi.html（2024.9.2アクセス）

2　日本救急看護学会：救急看護師の倫理綱領.
http://jaen.jp/assets/file/guidelines/nursing_ethics_guideline20190217ver.pdf（2024.9.2アクセス）

3　厚生労働省：第2部 倫理とコミュニケーション 3．専門職としての意識と責任.
https://www.mhlw.go.jp/file/06-Seisakujouhou-10800000-Iseikyoku/0000209872.pdf（2024.9.2アクセス）

4　厚生労働省：人生の最終段階における医療・ケアの決定プロセスに関するガイドライン.
https://www.mhlw.go.jp/file/04-Houdouhappyou-10802000-Iseikyoku-Shidouka/0000197701.pdf（2024.9.2アクセス）

5　Popovich JJ, Budnick I, Neville TH：Time-limited trials of intensive care unit. JAMA Intern Med 2023；183（4）：360-361.

6　総務省消防庁，日本臨床救急医学会：人生の最終段階にある傷病者の意思に沿った救急現場での心肺蘇生等のあり方に関する提言〈概要〉.
https://www.fdma.go.jp/singi_kento/kento/items/kento230_07_shiryo5.pdf（2024.9.2アクセス）

7　東京消防庁：心肺蘇生を望まない傷病者への対応について.
https://www.tfd.metro.tokyo.lg.jp/lfe/kyuu-adv/data/acp.pdf（2024.9.2アクセス）

8　樋口範雄：Advance directive と living will 2．法的側面からの解説．日本老年医学会雑誌 2015；52（3）：211-216.

9　日本医師会：アドバンス・ケア・プランニング（ACP）.
https://www.med.or.jp/doctor/rinri/i_rinri/006612.html#:~:text=ACP（2024.9.2アクセス）

10　人生の最終段階における医療の普及・啓発の在り方に関する検討会：人生の最終段階における医療に関する意識調査.
https://www.mhlw.go.jp/toukei/list/dl/saisyuiryo_a_h29.pdf（2024.9.2アクセス）

11　平岡栄治，則末泰博：第16章 導入からアップデート．終末期ディスカッション－外来から急性期医療まで 現場でともに考える－．メディカル・サイエンス・インターナショナル，東京，2021：200-201.

参考文献

1．氏家良人監修，木澤義之編：救急・集中治療領域における緩和ケア．医学書院，東京，2021.

2．平岡栄治，則末泰博：第16章 導入からアップデート．終末期ディスカッション－外来から急性期医療まで 現場でともに考える－．メディカル・サイエンス・インターナショナル，東京，2021：195-210.

第 **5** 章 ● 救急看護をめぐる諸課題

救急医療における終末期看護

山勢 善江

　救急医療・看護の対象となる患者の特徴として、身体疾患や外傷等による急性病態の発症が挙げられる。その重症度は軽症（傷）から重症（傷）、心肺停止状態に至るまでさまざまである。このなかで、心肺停止状態または重症で搬送される患者は全体の約10%程度である【1】。つまり、救急医療・看護の対象者の中には、救急搬送後の積極的治療にもかかわらず初療または入院数日で死の転帰をたどる患者が少なくないことがわかる。救急医療での死には、他の領域とは異なる特徴がある。例えば、来院時心肺停止、事故や急病の発症などでは、本人はもとより家族も予想しない突然の出来事によって、本人の意思確認もできないまま短期間のうちに死のプロセスをたどること、また環境的には初療の性質上プライバシーを確保することが難しいこと、さらに患者や家族と医療者は初対面であることが多く、信頼関係が十分に築けていないなどである。救急医療の使命は、救命のために最善の医療やケアを提供し、回復後のQOLの維持と社会復帰を目指すことである。しかし、上述のように短時間で死を余儀なくされる患者とその家族に対し、できる限りその人らしい看取りをすることも大きな使命であると考える。このような救急終末期患者やその家族に対する看護は、救急看護の中でも重要な位置づけである。

救急終末期医療に関するガイドライン

　この領域の終末期医療や、ケアのガイドラインについては、2006年に日本集中治療医学会から『集中治療における重症患者の終末期のあり方についての勧告』、2007年には日本救急医学会から『救急医療における終末期医療に関する提言』が公表され、2011年には『集中治療領域における終末期患者家族の心のケア指針』、そして2014年には3学会からの提言として『救急・集中治療における終末期医療に関するガイドライン』がまとめられた。

　これらによって、救急・集中治療領域における終末期の定義や終末期における治療方針の検討プロセス、また終末期患者やその家族への支援のあり方に関する概念が示された。そして、2020年には看護独自の視点を含む『救急・集中ケアにおける終末期看護プラクティスガイド』が発刊された。

　『救急・集中ケアにおける終末期看護プラクティスガイド』【2】は、日本クリティカルケア看護学会と日本救急看護学会の監修のもと、終末期ケア合同委員会によって作成された。この中では、救急・集中ケア領域での終末期看護を構成する概念として「全人的苦痛緩和」「意思決定支援」「悲嘆ケア」「チーム医療」「組織体制整備」の5つが設定され、それぞれの概念ごとに看護実践の目標から具体的な行動例が提示されているため、臨床でのケアに用いることが可能なプラ

救急医療における終末期看護　371

表1 救急・集中ケアにおける終末期看護を構成する5つの概念

概念	定義
全人的苦痛緩和	患者・家族のQOLを維持するために、症状緩和、情報提供、環境整備を実践する
意思決定支援	患者・家族の意思を治療やケアに反映させるために、現状理解の促進、関係者間の調整などを実践する
悲嘆ケア	患者・家族の急性の悲嘆過程を支えるために、感情表出の促進やニーズの充足などを実践する
チーム医療推進	多職種と連携し最善の医療を提供するために、看護師間および医療チーム内の調整やコンフリクトを解消する
組織体制整備	看護管理者が直接ケアとチーム医療を推進するために、医療・看護チームを支援し人材と環境を整える

クティスガイドとなっている。各概念の定義を**表1**に示す。

　救急医療における患者の突然の死では、残された家族はパニック状態や茫然自失となり、その後に精神的危機や精神的疾患の発症をもたらすこともある。また、このような状況の家族への看護に困難感を持つ看護師も少なくない。

　人間にとって死は平等に訪れるものであるが、そのときを正確に予測することは不可能である。わが国では、2019年から厚生労働省を中心にアドバンス・ケア・プランニング［advance care planning：ACP（人生会議）］が推奨されている。これは「もしものときに自分が望む医療やケアについて、家族や医療・介護の専門職などと話し合い共有する取り組み」である。救急医療の中でも突然の出来事に対し、家族が代理意思決定せざるを得ない状況は多い。このとき、本人の人生観・死生観・価値観・終末期の医療について周囲の者と共有できていれば、家族は悲しみやつらさの中でも患者の最期の過ごし方の決断のよりどころとなりうる。

　このことも踏まえ、救急や集中ケアの終末期場面において、家族から患者本人の生前の思いをどのように引き出すのかも含めた家族へのケアに焦点を当てた取り組みも進められている。

　日本救急看護学会のエンド・オブ・ライフケア委員会（旧・終末期ケア委員会）ではセミナーを開催し、救急看護に特化した場面設定を通して、終末期看護について学ぶ機会を提供している。また、日本クリティカルケア看護学会では終末期ケア委員会が中心となって活動を推進している。

引用文献

1 総務省消防庁：令和5年版「救急・救助の現況」，救急編．21，30．https://www.fdma.go.jp/publication/rescue/items/kkkg_r05_01_kyukyu.pdf（2024/9/2アクセス）

2 日本クリティカルケア看護学会，日本救急看護学会監修，立野淳子，山勢博彰，山勢善江，他編：救急集中ケアにおける終末期看護プラクティスガイド．医学書院，東京，2020．

参考文献

1. 原田竜三，山勢博彰，千明政好，他：初療室で亡くなる患者・家族への看護実践における看護師の感情．東京医療保健大学紀要 2014；9（1）：9-16.
2. 岡林志穂，森下利子：救急外来で予期せぬ死を経験した家族の悲嘆へのケア．日本救急看護学会誌 2017；20（1）：1-9.
3. 二宮千春，中新美保子：救急外来で予期せぬ死を遂げた患者の遺族が抱く医療者へのニーズ．川崎医療福祉学会誌 2021；30（2）：483-491.
4. 石橋采佳，今井多樹子：救急・集中治療領域において予期せぬ患者の死を経験する家族への看護の様相．日本救急看護学会誌 2023；25：29-40.

第 5 章 ● 救急看護をめぐる諸課題

救急医療と在宅医療の連携

小澤 美津子

　救急医療とは、事故や急病による傷病者に対して行う医療のことである。一方、在宅医療とは、病院や診療所の外（施設や自宅）に医療職が出向いて行われる医療のことである。救急患者がどこから来て、どこへ帰るのかを図1、2に示した。

　救急医療と在宅医療の共通点は、①時と場所を選ばないこと、②年齢・疾患を選ばないことである。そして、いつでもどこでも事象が発生するという共通点があり、地域医療のなかに救急医療が存在するといえる。

図1　救急患者はどこから来るのか（入口）

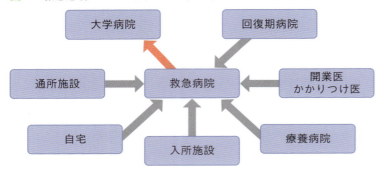

図2　救急患者はどこに帰るのか（出口）

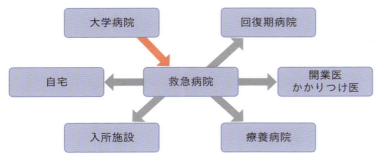

図3 救急看護師と地域看護師はどのようにかかわっているのか（看看連携）

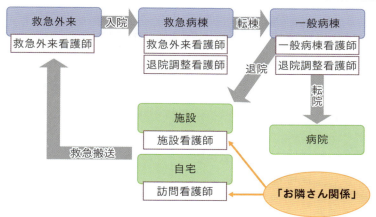

救急看護師と地域看護師は、救急が入り口（搬入）になるときもあれば、救急が出口（帰宅・退院）になるときもある。そして、その先には地域（訪問看護・施設看護）がある。つまり、「お隣さん関係」にあり、対象は同じ（病院か病院外か）で、役割が違うだけである。そのため、お互いに置かれている環境や役割を知り連携を図ることが患者の療養生活にとって必要であり、看看連携（看護のバトン）が必須となっている（図3）。

地域包括ケアの中の救急医療とは

厚生労働省は、2025年度を目途に、高齢者の尊厳の保持と自立生活の目的で可能な限り住み慣れた地域で自分らしい暮らしを人生の最期まで続けることができるように、地域の包括的な支援・サービス提供体制（地域包括ケアシステム）の構築を推進している。

そのなかで救急医療の担う役割は、急性期医療を行った後、傷病者を地域医療と連携して地域に帰すことである。そのためには、急性期医療を展開する能力と生活者としての患者の尊厳を守りながら安全で安寧な暮らしができるように、社会支援の調整ができる知識と多職種と連携する能力が求められる（図4）。

図4 地域包括ケアシステム

- 団塊の世代が75歳以上となる2025年を目途に、重度な要介護状態となっても住み慣れた地域で自分らしい暮らしを人生の最後まで続けることができるよう、**住まい・医療・介護・予防・生活支援が一体的に提供される地域包括ケアシステムの構築を実現**していきます。
- 今後、認知症高齢者の増加が見込まれることから、認知症高齢者の地域での生活を支えるためにも、地域包括ケアシステムの構築が重要です。
- 人口が横ばいで75歳以上人口が急増する大都市部、75歳以上人口の増加は緩やかだが人口は減少する町村部等、**高齢化の進展状況には大きな地域差**が生じています。
  地域包括ケアシステムは、**保険者である市町村や都道府県が、地域の自主性や主体性に基づき、地域の特性に応じて作り上げていく**ことが必要です。

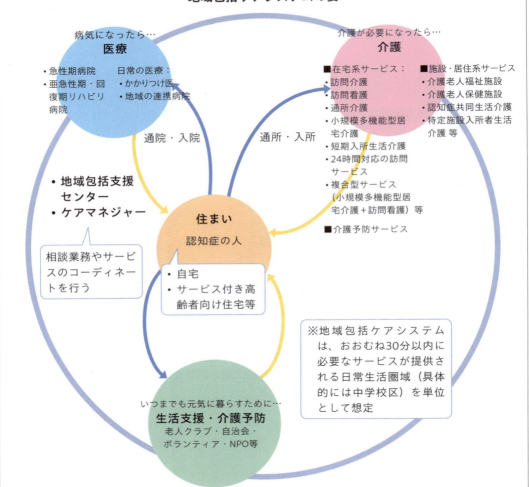

救急看護師と在宅看護師はどのように連携するか

1. 事例紹介

■事例の経過

70歳代、女性、Aさん

既往：脳梗塞にて左半身不全麻痺あり。

慢性腎不全にて週に3回血液透析中（近隣の透析クリニック）。

家族構成：夫（80歳代）、息子（50歳代）と3人暮らし。

食事：朝・昼はコンビニのサンドイッチ、夜は息子がお惣菜を購入。

ADL：手すりや人の支えで歩行は可能であるが、不安定。夫が常に介護を行っている。

社会資源：要介護2。介護ベッドの利用、自宅内の手すりの設置、デイサービスに週に2回半日に行き入浴サービスを受けている。

［救急外来に来院した経過］

○月○日19時ごろに自宅階段を上がる際に、足が上がらずバランスを崩して転落。頭部打撲、左前腕変形で救急車にて搬送。意識は清明、バイタルサインも正常値内、頭部CTにて急性症状なし。左尺骨骨折あり、手術が必要なため、緊急入院となった。

［入院から退院までの経過］

手術は、入院翌日に行われた。整復できたため、ギプスシーネ固定のまま入院3日後に退院の運びとなった。

［退院支援カンファレンス］

すでに介護保険の利用があり、ケアマネジャーがいるから大丈夫と判断し退院した。

［来院から数日後の△月△日］

透析クリニックから「左前腕のギプスに皮膚が圧迫されて壊死しているようだ。透析は19時に終わる。その後、救急外来で診察してほしい」と依頼あり。夜間帯の救急外来へ受診来院。皮膚壊死を起こしており、緊急入院となった。この入院中に、ケアマネジャーと連携して、訪問看護とヘルパーを導入し退院となった。

■Aさんに何が起きていたのか

左半身不全麻痺あることで、痛みの知覚が鈍麻であった。自覚症状がなく、壊死まで進行した。本人も気づかなかったが、家族も気づかなかった。透析クリニックも穿刺肢の観察はしているが、ギプス固定部の観察はしていないため発見が遅れた。

■どうすれば救急への再来が予防できたのか

入院（○月○日）から△月△日までを退院支援スクリーニングでの評価を表1Aに示した。入院時は、2．の「緊急入院項目」だけにチェックが入っていたが、救急入院患者はすべて該当することで、Aさんへの必要な支援が抽出しにくかったと言える。

2回目の評価では、表1Bの赤字の項目について評価がなされた。入院時の社会的健康要因も含め、日常生活を時間軸で考えてアセスメントしているため、具体的には以下の点が抽出された。

表1 退院支援スクリーニング

A 最初の救急外来　〇月〇日の評価

1. 悪性腫瘍、認知症または誤嚥性肺炎などの急性呼吸器感染症であること
2. 緊急入院
3. 介護保険未申請
4. 虐待を受けている、その可能性があること
5. 医療保険未加入または生活困窮であること
6. 入院前に比べてADLが低下し退院後の生活様式の再編成が必要であること
7. 排泄介助を要する
8. 同居者の有無に関わらず、介護、養育が十分に受けられないこと
9. 退院後に医療処置が必要なこと
10. 入退院を繰り返していること
11. 入院治療を行っても長期的な低栄養状態になることが見込まれること
12. 家族に対する介助や介護等を日常的に行っている児童等であること
13. 児童等の家族から、介助や介護等を日常的に受けていること

B 2回目の救急外来　△月△日の評価

1. 悪性腫瘍、認知症または誤嚥性肺炎などの急性呼吸器感染症であること
2. 緊急入院
3. 介護保険未申請
4. 虐待を受けている、その可能性があること
5. 医療保険未加入または生活困窮であること
6. 入院前に比べてADLが低下し退院後の生活様式の再編成が必要であること
7. 排泄介助を要する
8. 同居者の有無に関わらず、介護、養育が十分に受けられないこと
9. 退院後に医療処置が必要なこと
10. 入退院を繰り返していること
11. 入院治療を行っても長期的な低栄養状態になることが見込まれること
12. 家族に対する介助や介護等を日常的に行っている児童等であること
13. 児童等の家族から、介助や介護等を日常的に受けていること

枠内の番号は、表1の評価内容の番号に該当する。

---

6. 階段から転落した原因は、足が上がらなかった筋力低下が考えられる。日常の生活から運動する機会がない。筋力は低下する一方である。また、デイサービスも入浴が目的で、短時間、保清ケアが週に2回のみである。
8. 夫も高齢であり、積極的に介護ができることは予測しにくい。
9. ギプス固定しての退院、麻痺側でもあり、自覚症状に頼ることはできない。他者の観察等のケアの継続が必要である。
10. 今回の皮膚壊死で再入院した。
11. 日常から栄養に配慮した食生活でないと推測される。

これらからサービスの変更が考えられ、ケアマネジャーと連絡をとり、訪問看護とヘルパーが導入された。

しかし、「ケアマネジャーがいるから大丈夫」「サービスを利用しているから大丈夫」といった考えで退院、帰宅することは非常に危険であることがわかる。

救急外来に来院したことで、何らかの事象が発生したことを考えて、今現在の生活から退院・帰宅後の生活が、医療的にも社会的にも健康であるのかをアセスメントすることが必要である。そのためにも退院スクリーニングの活用は有効である。

退院支援スクリーニングとは入院患者の退院後の生活支援評価である。支援が必要な患者を容易に抽出するために入院3日以内に行い、1つでも該当する場合は、支援が必要と判断して、7日以内に多職種でカンファレンスを行う。救急では緊急入院になるためこれらが常時行われることになる。そのとき問題を抽出する際のポイントは表2に示したとおりである。治療だけでなく、

表2　問題抽出時のポイント

1. 治療経過だけを考えず、生活軸のなかでの影響も考える
2. 社会資源利用しているからと安心しない。日々変化する状況を踏まえて資源利用が妥当であるかを医療、生活の視点でアセスメントする
3. 社会的健康要因はどうであるかアセスメントする
4. 地域との多職種協働した連携が必要であり、すでに何らかの社会資源利用時は、関係者からの情報収集をする

表3　社会的健康要因をアセスメント

- 社会的格差：社会的地位、教育歴、住環境、仕事
- ストレス：生活環境（家庭、学校、職場など）
- 幼少期：母子関係、父子関係、精神疾患の親
- 社会的排除：人種差別、別居、離婚
- 労働：どの程度仕事を管理しコントロールできるかどうか
- 失業：不安定な収入、不安を惹起
- ソーシャルサポート：家庭、職場、友人関係
- 薬物：依存症、アルコール
- 食品：体に必要な栄養、加工食品
- 食品：公共交通機関の充実

※病気を治そうという意識があっても社会的健康要因があると、在宅での療養生活が破綻するリスクがある

　生活を見据えた社会資源の知識と提案が、在宅へ帰すときの質の保障につながるといえる。
　社会的健康要因とは社会背景によって生じる健康状態の差、健康格差ともいう（表3）。疾病治療だけでは健康につながらない。在宅生活においては社会的な問題を解決することが疾病の維持や悪化の遅延につながる。つまり、在宅医療へつなげるときに地域との連携が必須となる。
　この事例におけるAさんへの在宅支援内容は以下のようになる。
①本人、家族に現在の日常生活を時間軸で情報収集する。
②患部の観察のために、本人、家族へ観察、創傷処置の指導をする。
③週3回透析クリニックに通院しているため、透析時に皮膚の観察をクリニック看護師に依頼する。
④訪問看護の導入を提案し、訪問看護師に創傷処置を依頼する。
⑤食生活、清潔ケアの見直しのためのサービスケアについてケアマネジャーと連携する。
　こうした支援の結果、以下のように改善された。

- ギプスの観察が徹底され、傷が回復した。
- 訪問看護師が非透析日に訪問して、保清ケアを行いながら生活指導をした。
- 宅配食を導入して、治療食が摂取できるようになった。
- 夫の介護負担が軽減した。
- 医療者が生活の中に入ることで、病院との連携がしやすくなった。

救急医療と在宅医療の連携　379

2. 救急から在宅への連携でできること

救急看護から在宅看護につなげる際には図5に示したような連携が必要である。そのためのポイントを以下に掲げる。

- 患者の来院時に、疾病だけでなく、生活状況をアセスメントすることが大事である。
- 地域とのシームレスな連携をするためには、その地域を知ることが必要である。
- 社会資源を知って、適切に利用することで安全で安寧な生活ができ、緊急な受診が減ることにつながる。
- 地域へつなぐためのサマリーは、病状だけでなく生活背景をおさえた内容を記入する。そのためには、在宅での状況（生活を時間枠で考え）をサマライズすることが必要である。
- 来院が見込まれる患者の事前情報を得ておいて、来院時にはタイムリーなケアに活かすよう工夫をする。
- 救急看護3原則（表4）は在宅支援にも有効である。

図5　救急と在宅の連携

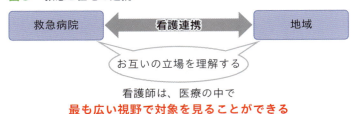

看護師は、医療の中で
最も広い視野で対象を見ることができる

表4　救急看護3原則

入院時から退院を見据えて（生活の場に帰ること）看護ケアをしていくために救急看護3原則は退院支援に有効である

準備性	常に社会支援について知識を更新しておく できるだけ多くの情報を多角的な視点で収集する アナムネーゼ・患者プロフィールだけでは生活情報はつかめない。地域での特徴を知る
予測性	治療がどのように進むのか、維持か改善か、徐々に悪化かなど予測を行う 元の生活で安全に療養生活ができるのかをアセスメントする 利用できる資源の有無 患者・家族・周囲の人々の信念
即応性	問題解決のために計画を立案し実行する 病状進行によって、自宅への退院ができなくなることもある 患者の願いや思いがそれにより断念することがないように、ときには時間勝負もある 他職種の連携のため、お互いの都合、調整は早期から対応しないと調整がつかない状況が発生する

参考文献

1. 厚生労働省：地域包括ケアシステム．
   https://www.mhlw.go.jp/seisakunitsuite/bunya/hukushi_kaigo/kaigo_koureisha/chiiki-houkatsu/dl/link1-4.pdf（2024.9.4アクセス）

索 引

和文

あ

アーモンド臭	354
アイウエオ チップス	124
アギュララの問題解決モデル	355
悪性高熱	191
悪性症候群	191
アジ化ナトリウム	354
アシデミア	263
アシドーシス	55,107,138
アスピリン	348
アセトアミノフェン	348
圧迫止血	179
アドバンス・ケア・プランニング	369,372
アドレナリン	196
アトロピン	199
アナフィラキシー	65,196,199,339
アナフィラキシーショック	136
アニサキス症	82
亜ヒ酸	354
アミオダロン	198
アミノ酸製剤	292
アルカローシス	107
アルコール依存	200
アルコール性ケトアシドーシス	150
アルゴリズム法	45
アレルギー反応	295
アレンテスト	269
安静時痛	86
アンダーダンプ	271
安寧（家族）	35
安楽（家族）	35

い

（急性）胃炎	150
胃・十二指腸潰瘍	80,347
胃管挿入	347
縊頸	339
意識下挿管	252
意識混濁	139
意識障害	30,54,73,124,139,165,191,223
意識消失	157
意識状態	17,54
意識変容	76
意識レベル	124,343
意思決定	31,358,364
意思決定支援	371
維持輸液	186
萎縮膀胱	325
異常姿勢	87
異常歩行	87
胃洗浄	347,352
一次救命処置	216
一時止血法	299
一次性脳損傷	176
一次ニューロン	87
一次評価	41
溢水	292
移転性脊椎腫瘍	92
胃内容物	347
（急性）胃粘膜病変	80
いびき音	66
医療倫理	364
イレウス	135
陰圧チェック	209
陰性T波	278
咽頭・喉頭浮腫	190
咽頭浮腫	65
咽頭発赤	70
院内緊急コール	218
インペラ	259

う

うっ血性心不全	68
うつ熱	154
運動器系	85
運動機能障害	85
運動麻痺	87

え

永久止血法	302
衛生管理	209
栄養管理	267
エスマルヒ	300,313
嚥下力	343
炎症	76,81,152
延命治療	369

お

横隔膜破裂	175
応急処置	15
黄色靭帯骨化症	92
黄疸	80
嘔吐	80,135,347
オーバーダンプ	270
オーバートリアージ	206
オキシマスクCO_2	233
悪心	80
汚染防止シート	285

か

カーテン隔離	206
外見	18
外見変化	181
外出血	173,297
外傷	5,17,172
外傷初期診療	172
咳嗽	62,70
咳嗽反射	343
外尿道括約筋	324
外尿道口	324
外鼻孔	230
回復体位	17
解剖学的死腔	236
開放型酸素吸入マスク	233
開放性気胸	65,176
開放性骨折	17
加温回路	235
加温加湿	237
加温装置	295
下顎挙上法	16,144,177
化学受容体	143
化学損傷	186

索引　381

踵落とし衝撃試験……………84
過換気症候群……………68
下気道……………337
拡散強調画像……………113
拡散障害……………143
核磁気共鳴画像……………113
覚醒度……………55,124
喀痰……………62,68
拡張期圧上昇……………260
拡張期終末圧……………261
確定診断……………48,52
過呼吸……………190
下肢阻血……………267
下肢短縮による跛行……………87
過剰心音……………76
ガス交換障害……………178,254
仮説演繹法……………45,51
仮説形成……………52
仮説検証……………53
仮説再形成……………53
画像検査……………108
家族危機……………33
家族システム……………32
型適合血……………294
価値観……………372
学会認証救急看護師……………11
喀血……………62,70
活性化凝固時間……………263
活性炭投与……………193,348
カテーテル関連尿路感染……………325
カテコラミン……………265
カルシウム拮抗薬……………348
簡易酸素マスク……………230
簡易尿中検査キット……………192
感覚障害……………88
感覚脱失……………88
感覚鈍麻……………88
感覚麻痺……………88
看看連携……………375
換気・血流比不均衡……………143,178
換気障害……………175,178,254
換気不全……………143
換気不良……………245
眼球運動……………132

環境衛生……………210
環境清拭……………210
観血的止血法……………299
観血的動脈圧モニター……………268
間欠的陽圧換気……………254
肝硬変……………308
間質性肺炎……………254
(急性)冠症候群……………82
肝腎窩……………116
肝性黄疸……………80
がん性腹膜炎……………308
間接圧迫止血法……………300
関節運動……………89
関節可動域……………89
関節強直……………89
関節拘縮……………89
間接接触感染……………213
関節リウマチ……………86
完全気道閉塞……………339
感染経路……………204
感染源……………204
感染創……………311
感染伝播……………204
完全房室ブロック……………281
感染予防……………204
乾燥……………166
間脳……………55
感冒後咳嗽……………70
陥没呼吸……………42
顔面骨骨折……………339
寒冷環境……………154,159
関連痛……………79,148

き

飢餓……………200
機械的損傷……………311
気管牽引……………177
気管支炎……………70
気管支喘息……………68
気管挿管……………138,177,240,249
気管内吸引……………244,342
気管偏位……………76,178
危機回避……………356
危機的出血……………294

危機的状況……………29,97,364
気胸……………65,68
起坐位……………63
起坐呼吸……………63
気道異物……………339
気道開通……………42
気道狭窄……………186,190
気道緊急……………174
気道損傷……………186
気道内カテーテルトラブル……………346
気道浮腫……………144
気道分泌物……………343
気道閉塞……………42,50,174,190,337
基本的検査……………102
基本波形(心電図)……………277
逆行性血流……………265
吸引……………146
吸引圧……………344
吸引カテーテル挿入……………345
吸引時間……………344
救急医療チーム……………5
救急看護3原則……………380
救急看護実践……………2
救急看護師のクリニカルラダー……………6
救急終末期患者……………371
救急処置……………40
救急初療時……………40
急性・重症患者看護専門看護師……………10
急性溶血性輸血副作用……………295
吸入酸素濃度……………230
救命の連鎖……………215
教育計画……………49
胸郭挙上……………76
胸郭損傷……………254
胸郭の再拡張……………220
胸郭の戻り……………220
胸腔穿刺……………304
胸腔ドレナージ……………304
胸腔内圧……………304
胸腔の血管損傷……………175
凝固異常……………139
凝固線溶検査……………102
胸骨圧迫……………216,219
胸骨圧迫(妊婦)……………223

胸鎖乳突筋	43, 178	
強心薬	196	
胸水	181, 305	
胸椎椎間板ヘルニア	92	
胸部誘導	117	
胸壁欠損部	176	
局所麻酔	315	
局所麻痺	88	
虚血	81, 152	
虚血性心疾患	276, 283	
筋萎縮	87, 88	
緊急・救急処置	5	
緊急気管切開術	239	
緊急検査	101	
緊急脱気	304	
緊急治療群	26	
緊急度	5, 13, 29, 40, 50, 139, 216	
緊急薬品	139	
筋弛緩薬	252	
筋性防御	84, 151	
緊張性気胸	65, 66, 136, 173, 175, 304	
筋力低下	88	

く

空気感染	212	
偶発性低体温症	154, 159	
駆血帯	300	
腐った卵のにおい	354	
クスマウル大呼吸	233	
苦痛	139, 359	
苦痛体験	359	
クッシング現象	44, 57, 129	
グラウンドナース	20	
グリーフワーク（家族）	35	
クリティカルケア認定看護師	10	
グローブ洗浄	315	

け

経カテーテル動脈塞栓術	303	
経管栄養	347	
経口エアウエイ	144	
経口摂取不良	292	
経済的問題	36	
頸静脈怒張	43, 76, 174, 178	

頸髄損傷	92, 178	
痙性麻痺	92	
頸椎カラー	178	
頸椎症性脊髄症	92	
頸椎椎間板ヘルニア	92	
頸動脈	16	
頸動脈触知	218	
経鼻エアウエイ	144	
経鼻カニューレ	230	
経皮的気管切開術	239	
けいれん	191, 343	
外科的気道確保	177	
下血	80	
血圧低下	74, 76, 167, 174, 277	
血液ガス検査	105	
血液型判定	294	
血液検査	139	
血液浄化法	194	
血液貯溜	175	
血液分布異常性ショック	76, 136	
血管外漏出	286	
血管拡張	136	
血管確保	284	
血管凝固系	103	
血管雑音	83	
血管収縮薬	139	
血管透過性	271	
血管内脱水	271	
血管迷走神経性失神	315	
血気胸	305	
血胸	65	
結紮止血法	302	
血算	102	
血小板	103	
血清浸透圧	129, 292	
血痰	62, 70	
血糖降下薬	200	
血流測定法	183	
下痢	80, 135	
ケルニッヒ徴候	92	
健康格差	379	
検査前確率	101	
見当識障害	73	

こ

降圧薬	129	
高位脊髄損傷	92	
口咽頭エアウエイ	144	
高エネルギー事故	176	
高カロリー輸液	292	
交感神経	136	
後危機段階	34	
抗凝固療法	267	
抗菌薬軟膏	322	
口腔内吸引	342	
絞頸	339	
抗けいれん薬	199	
高血圧性脳出血	129	
抗原抗体反応	136	
交差試験適合血	294	
交差適合試験	294	
膠質浸透圧	292	
後縦靭帯骨化症	92	
甲状軟骨	351	
高心拍出量症候群	76	
高体温	44, 154, 191	
高炭酸ガス血症	343	
巧緻性低下	87	
高張性脱水	165, 169	
喉頭蓋炎	48, 339	
喉頭鏡	351	
喉頭けいれん	339	
喉頭展開	341	
行動反応	30	
喉頭閉塞	339	
高度実践看護師	10	
高度房室ブロック	278	
高二酸化炭素血症	55, 63, 107	
高尿酸血症	77	
高濃度酸素	233	
（急性）広範囲肺血栓塞栓症	259	
後負荷	76, 265	
後腹膜出血	173	
抗不整脈薬	198	
興奮伝達時間	278	
絞扼性腸閉塞	83	
抗利尿ホルモン分泌過剰	169	
高流量システム	229	

索引　383

コーピング………………30,355	災害派遣医療チーム………………19	失神発作………………………157
コーピング(家族)………………34	細菌性肺炎……………………70	自動体外式除細動器………………216
呼気終末二酸化炭素濃度………234	在宅医療………………………374	自発痛……………………………86
呼気終末陽圧換気………………236	臍ヘルニア……………………81	脂肪乳剤………………………292
呼気努力…………………………43	細胞外液………………………292	死亡もしくは救命困難群…………26
呼吸音……………………66,76,138	細胞外液補充液……………169,292	社会支援………………………375
呼吸器感染症……………………343	酢酸リンゲル液………………169	社会資源………………………379
呼吸器系…………………………62	坐骨神経痛性側弯症………………87	社会的課題……………………364
呼吸困難………………………62,68	擦式手指消毒…………………207	社会的健康要因………………379
呼吸困難感………………246,343	酸塩基平衡………………63,107	社会的支援………………………4
呼吸仕事量……………………235	三環系抗うつ薬………………348	社会的支持……………………356
(急性)呼吸障害………………142	酸素供給…………………………41	社会的弱者………………………98
呼吸状態………………………62,129	酸素代謝障害…………………135	社会的処方………………………98
呼吸数……………………40,43,343	酸素投与………………146,229	社会的側面………………………98
呼吸性変動……………………271	酸素療法………………146,229	社会的特徴………………………31
呼吸促迫………………………76,138		社会的特徴(家族)………………36
呼吸停止………………………239		社会的役割………………………31
呼吸副雑音………………………66	**し**	社会的要因………………………31
呼吸不全	ジアゼパム……………………199	社会背景………………………379
……50,142,143,178,181,254,256	シーソー呼吸……………………42,65	社会復帰………………………224
(急性)呼吸不全………………143	シールチェック………………209	シャルコー三徴……………………82
呼吸防護………………………354	弛緩性麻痺………………………92	シャント………………………143
呼吸補助筋………………40,43,178	刺激臭…………………………354	縦隔条件………………………110
呼吸様式………………………138	刺激性/組織障害性ガス…………190	収縮期負荷軽減………………260
呼吸抑制………………………178,190	止血……………………………296	収縮性心膜炎…………………136
呼吸リズム異常…………………63	止血鉗子………………………302	重症心筋炎……………………259
個室隔離………………………213	止血剤…………………………302	重症心不全……………………259
個室ブース……………………206	止血帯…………………………300	重症度……………………5,13,50,139
個人防護具……………………208	止血点…………………………300	集団コホート…………………213
骨髄路…………………………179	自己心拍再開………197,216,224	終末期看護……………………371
孤独感…………………………356	自己治癒力……………………311	手指衛生………………………207
混合型脱水………………166,170	自殺企図………………………190	手掌法…………………………184
昏睡……………………………200	四肢麻痺…………………………88	出血………………76,139,296,339
コンフォートケア………………357	四肢誘導………………………117	出血性ショック
	四肢冷感………………………223	……………135,173,179,294,296
	シストリック・アンローディング…260	循環器系…………………………73
さ	死生観…………………………372	循環血液量………………………44
サージカルマスク………………208	施設看護………………………375	循環血液量減少性ショック
座位……………………………146	事前意思………………………367	………………48,76,135,173,296
災害急性期………………………24	死戦期呼吸………………218,222	(急性)循環障害………………135
災害サイクル……………………23	自然災害…………………………22	循環状態…………………………73
災害対応…………………………25	刺創………………………………17	循環調節機構…………………75,76
災害対策基本法…………………22	持続的血液濾過透析……………265	循環動態………………………138
災害対策本部……………………24	自組織循環不全…………………135	循環不全……73,135,175,223,278,304
災害超急性期……………………24	湿潤環境………………………322	

(急性) 循環不全 ········· 73,199	ショック離脱期 ·········· 181	診断的穿刺 ············ 308
循環補助用心内留置型ポンプカテーテル	暑熱環境 ············· 155	心タンポナーデ ····· 136,173,174,178
················ 259	除脳硬直 ··········· 44,59	心停止 ·········· 196,198,239
昇圧薬 ·············· 197	除皮質硬直 ············ 59	心停止波形 ············ 279
上位運動ニューロン ········ 59	徐脈 ···· 136,191,199,219,277,354	心電図 ··········· 117,276
消化管除染 ············ 192	自律尊重 ············ 364	浸透圧 ············· 165
消化管穿孔 ········ 82,83,150	人為災害 ············· 22	心内膜炎 ············· 65
消化管閉塞 ············ 150	心エコー ············ 264	心嚢穿刺 ············ 178
消化器系 ············· 79	心音減弱 ············ 174	心嚢ドレナージ ·········· 178
(急性) 上気道炎 ·········· 70	侵害受容性疼痛 ·········· 85	心肺蘇生法 ············ 216
上気道狭窄 ············ 138	心外閉塞・拘束性ショック	心肺停止 ············ 215
上気道閉塞音 ··········· 339	······· 43,76,136,175,179,304	心拍数 ············· 118
状況の危機 ·········· 5,355	腎機能低下 ············ 292	深部腱反射亢進 ·········· 87
状況的要因 ············ 355	心胸郭比 ············ 168	心不全 ·········· 68,254,292
状況判断 ············· 40	心筋梗塞 ·········· 13,136	(急性) 心不全 ·········· 254
症候性徐脈 ············ 199	(急性) 心筋梗塞 ········ 48,259	深部体温 ··········· 155,159
上行性テント切痕ヘルニア ····· 56	心筋酸素消費量 ·········· 261	深部知覚 ············· 88
上行性網様体賦活系 ······· 54,124	神経原性ショック ········· 136	心房細動 ············ 281
焼灼止血法 ············ 302	神経障害性疼痛 ·········· 85	心房性不整脈 ··········· 278
情動的反応 ············ 30	神経ブロック麻酔 ········· 315	心ポンプ機能 ··········· 76
小脳扁桃ヘルニア ········· 56	心血管虚脱 ············ 161	心理状況 ············· 5
上皮化 ············· 322	心原性ショック ····· 48,75,136,259	心理的危機 ············ 97
上腹部ヘルニア ·········· 81	心原性肺水腫 ··········· 254	心理的危機状態 ·········· 31
消防・防災ヘリコプター ····· 19	人工換気 ············ 249	心理的状況 ············ 94
情報伝達ツール ·········· 25	人工呼吸 ········ 216,220,249	心理的ストレス過程モデル ····· 32
静脈性出血 ············ 297	進行的段階 ············ 137	心理的ストレス反応 ········ 30
静脈路確保 ············ 284	人工肺 ············· 264	心理的ストレス反応 (家族) ···· 32
除外診断 ··········· 48,52	心雑音 ············· 76	心理的特徴 ············ 30
初期観察・初期対応のプロセス ··· 14	心室細動 ····· 196,221,222,224,280	心理的負担 (家族) ········ 32
初期対応技術 ··········· 21	心室性不整脈 ········ 191,198	心理的要因 ············ 355
初期対応組織 ··········· 24	心室中隔欠損 ··········· 136	診療看護師 ············ 10
初期輸液 ············· 186	心収縮力低下 ··········· 76	
食道温 ············· 159	滲出性腹水 ············ 80	**す**
食道静脈瘤破裂 ·········· 80	人生会議 ·········· 369,372	膵炎 ·············· 150
植皮術 ············· 187	人生観 ············· 372	水欠乏型脱水 ··········· 165
徐呼吸 ········· 43,63,190,339	心静止 ·········· 196,224,280	推定意思 ············ 366
除染 ············ 187,190	迅速導入気管挿管 ········· 252	水分過剰排泄 ··········· 167
触覚喪失 ············· 181	心損傷 ············· 175	水分出納バランス ········· 171
ショック ······· 73,135,169,191	身体・心理的特徴 (家族) ····· 32	水分摂取低下 ··········· 167
ショック指数 ··········· 138	身体所見 ············· 45	水泡音 ············· 66
ショック症状 ··········· 44	身体診察技法 ··········· 178	髄膜炎 ············· 92
ショック状態 ·········· 50,74	身体的・心理的苦痛 ········ 31	頭蓋内圧亢進症状 ······· 44,57
ショックの5P ········· 73,137	身体的特徴 ············ 29	頭蓋内病変 ············ 176
ショックの三主徴 ········· 137	深達性Ⅱ度熱傷 ·········· 184	スタンダードプリコーション ···· 204

頭痛	165
ステロイド	199
ストレス	5, 355
ストレッサー	30
スニッフィングポジション	251
スパイクス	361
スワブスティック	315
スワン・ガンツカテーテル	264
スワンネック変形	87

せ

生化学検査	103
生活支援評価	378
清潔管理	209
青酸化合物	354
精神運動興奮	191
精神科リエゾンチーム	195
精神的危機（家族）	372
精神的ケア	355
精神的支援	5
精神的疾患（家族）	372
精神的側面	356
声帯機能不全	68
生命倫理	364
生理学的解剖学的評価法	26
生理食塩水	169
生理的要因	355
脊髄炎	92
脊髄梗塞	92
脊髄腫瘍	92
脊髄障害	90
脊髄損傷	92
咳喘息	70
脊椎炎	92
赤血球製剤	294
舌根沈下	42, 128, 138, 144, 190, 339
接触感染	213
絶対湿度	237
ゼロ点校正	274
セロトニン症候群	191
遷延性咳嗽	70
前傾姿勢の座位	146
全血球計算	102
穿孔	52

善行の法則	368
前酸素化	252
穿刺角度	288
洗浄液	315, 354
全身性炎症反応	181
全人的苦痛緩和	371
喘息	199, 254
浅達性Ⅱ度熱傷	184
先天性心疾患	66
前負荷	76
喘鳴	62, 68
せん妄	139, 359

そ

造影剤	111
創感染	314
早期ショック	44
送気抵抗	244
早期てんかん重積状態	199
臓器破裂	150
双極誘導	282
創傷	311
創傷治癒過程	311
創傷治癒形式	318
創洗浄	315
相対湿度	237
創閉鎖	182, 314, 318
僧帽筋	43
ゾーニング	206
塞栓	52, 81, 152
鼠径ヘルニア	81
組織酸素代謝	179
組織体制整備	371
蘇生的開胸術	178
尊厳死法案	369
損傷血管	298

た

ターニケット	300, 313
タール便	80
ダイアストリック・オーグメンテーション	260
第一印象	14, 40, 50, 138
退院支援スクリーニング	378

体液異常	164
体液喪失	181
体液喪失性ショック	135
体液分布	164, 292
体液量	164
体温異常	154
体温調節機構	154
体温調節能低下	159
体温調節反応	156
体温低下	181
体外式膜型人工肺	259
大気開放点	274
対光反射	59, 132
代謝性アシドーシス	139
大出血	172
代償性抗炎症反応	181
代償的段階	137
対処機制	355
対人依存	195
体性痛	79, 148
大動脈解離	48, 82, 150
大動脈内バルーンパンピング	259
大動脈破裂	150
大脳鎌下ヘルニア	56
大脳皮質	54
代用血漿剤	292
代理意思決定	36, 364
大量血胸	173, 175
大量出血	294, 298
大量輸液	139
大量輸血プロトコル	179
多職種連携	20
脱水	76, 154, 157, 164
多発性硬化症	92
単極誘導	282
炭酸水素ナトリウム液	194
単相性除細動器	224
単麻痺	88

ち

チアノーゼ	44, 66, 223, 343
地域医療	375
地域看護師	375
地域包括ケアシステム	375

チーム医療	371	
チームダイナミクス	226	
致死性不整脈	222	
致死的胸部外傷	173	
窒息	144	
中心性チアノーゼ	44	
(急性)虫垂炎	82	
中枢化学受容体	71,143	
中枢神経	44	
中枢神経障害	172	
中毒	150,189	
(急性)中毒	189	
治癒促進	311	
(急性)腸炎	150	
超音波検査	114,139	
腸管壊死	81	
長管骨骨折	173	
腸間膜静脈血栓症	150	
腸間膜動脈閉塞症	150	
腸蠕動音	83	
腸閉塞	83,347	
チョークサイン	16,144	
直接圧迫止血法	299	
直接接触感染	213	
直接対光反射	59	
直腸温	159	
治療的穿刺	308	
鎮静薬	129,252	
鎮静レベル	267	

つ

対麻痺	88
痛覚刺激	59
ツルゴール	167

て

低換気	176
ディクロティック・ノッチ	261,270
低血圧	354
低血糖性意識障害	200
低呼吸	190
低酸素	176
低酸素血症	55,63,68,71,143,175,229,239,343

低酸素症	71,178,229
低酸素性呼吸不全	143
低体温	44,139,154,159,191,354
低体温症	159,186
低体温麻酔	159
低張性脱水	165,169
低張性電解質液	292
低二酸化炭素血症	107
低流量システム	229
テオフィリン	348
笛音	66
徹底的検討法	45,51
デブリードマン	318
デルマトーム	89
電解質異常	292,354
電解質バランス	165
電気的除細動	224
点滴	284
点滴ルート	289
テント状T波	278
テント切痕ヘルニア	56

と

糖液	292
瞳孔径	59
瞳孔所見	132
瞳孔不同	44,59
橈骨動脈	16,40,269
等張液	169
等張性脱水	166,170
疼痛	85,343
洞停止	278
糖尿病性ケトアシドーシス	150
逃避性跛行	87
頭部外傷	176
頭部後屈顎先挙上法	16,144
洞不全	278
洞不全症候群	281
動脈血圧	55
動脈血ガス分析	168
動脈血酸素分圧	107,143,246
動脈血酸素飽和度	107
動脈血二酸化炭素分圧	143,246
動脈性出血	297

動揺関節	89
トキシドローム	190
特殊災害	22
ドクターカー	19
ドクターヘリ	19
特定行為研修修了看護師	11
特発性肺線維症	65
吐血	79
徒手筋力テスト	88
徒手的気道確保	128
トリアージ	26
努力呼吸	63

な

ナース・プラクティショナー	10
内因性損傷	311
内視鏡的治療	347
内出血	297
内臓痛	79,148
内筒抜去	288
内尿道口	324
内肋間筋	43
軟部組織損傷	173

に

ニード(家族)	34,359
二酸化炭素ナルコーシス	71
二酸化炭素分圧	107
二次救命処置	216
二次性脳障害	129
二次性脳損傷	176
二次ニューロン	87
二次評価	44,50
二重 ABC-X モデル	34
二相性除細動器	224
日常生活援助	358
乳酸アシドーシス	200
乳酸値	107
乳酸リンゲル液	169,179,186
尿検査	103
尿道	324
尿道損傷	325
尿のアルカリ化	194
尿閉	324

索引　387

尿量低下	73
尿路結石	325
認知機能	124
認定看護師	10
ニンニク臭	354

ね

ネーザルハイフロー	48,235
熱エネルギー	181
熱けいれん	157
熱産生	155
熱産生低下	159
熱失神	157
熱射病	157
熱傷	181
熱傷指数	185
熱傷深度	182
熱傷性ショック	181,186
熱傷創	187
熱傷治療施設	187
熱傷面積	182
熱傷予後指数	185
熱喪失状態	159
熱中症	135,155
熱中症患者の対応フロー	158
熱中症の冷却方法	158
熱疲労	157
熱放散能	155
粘着性伸縮包帯	285
捻転	52,81,152
捻髪音	66

の

脳・神経系	54
脳幹	55
脳灌流圧	55
膿胸	305
脳血管抵抗	55
脳血流量	55
脳梗塞	129
濃縮尿	168
脳循環自動調節能	55
脳神経の身体所見	45
膿性鼻汁	70

脳ヘルニア	44,56
ノルアドレナリン	197

は

パーソナルスペース（家族）	359
肺炎	48,68
肺癌	13,65
肺気腫	63
廃棄物	211
廃棄容器	210
敗血症	103,311
敗血症性ショック	44,76,136,197,199
配合変化	197
肺挫傷	65,175
肺傷害	178
肺水腫	48,181
（急性）肺塞栓症	136
肺損傷	175
排痰	240
肺動脈圧波形	264
肺動脈温	159
背部叩打法	16,144
ハイフローセラピー	235
肺胞低換気	43,143
肺野条件	110
波形異常	118
跛行	87
播種性血管内凝固症候群	103
破傷風	187,315
バソプレシン	265
パターン認識	45,51
ばち状指	65
バッグバルブマスク換気	250
発声	16
発熱	62,69,154,343
発熱性非溶血性輸血副作用	295
パニック状態（家族）	372
バランス保持要因	97,355
針刺し事故	285
バルビツール酸	348
バレー徴候	59
破裂	52,81,152
反射	132

ハンズオンリーCPR	220
反跳痛	84,151

ひ

悲哀感	247
鼻咽頭エアウエイ	144
皮下気腫	178
非観血的血圧測定値	274
非緊急治療群	26
鼻腔内吸引	342
鼻腔粘膜	230
脾周囲	116
非出血性ショック	173
脾腎窩	116
非心原性ショック	259
非侵襲的陽圧換気	48,254
悲嘆（家族）	35
悲嘆ケア	371
悲嘆作業（家族）	35
悲嘆反応（家族）	35
ビデオ喉頭鏡	250
ビデオマイクロスコープ	183
皮膚湿潤	76
皮膚髄節	89
皮膚蒼白	223
皮膚冷感	76
飛沫感染	213
ヒューリスティック	45
病院前救護	19
表在感覚	88
標準予防策	204
病的の反射	87
頻呼吸	43,63,70,168,190,231,339
頻拍	278
頻脈	76,168,191,277

ふ

ファーストエイド	15,216
ファウラー位	146
不安	5,30,139,147,246,355,356
フィットテスト	209
フィブリン溶解	103
フィルターキャップ	288
フィルムドレッシング材	289

フィンガースイープ	339	
フェイスマスク	220,254	
フェニトイン	348	
フェノバルビタール	348	
フォーカスアセスメント	62,76	
不穏	139	
不快感	359	
不快症状	356	
不揮発性酸	43	
不均衡状態	355	
復温	161	
腹腔穿刺	308	
腹腔ドレナージ	308	
腹腔内出血	83,173	
複合感覚	89	
副交感神経遮断薬	199	
副交感神経反射	354	
複雑性悲嘆(家族)	359	
(急性)腹症	148	
(急性)副腎不全	199	
腹水	80,308	
腹直筋	43	
腹痛	79,148	
(急性)腹痛	148	
副鼻腔気管支症候群	70	
腹部状態	79	
腹部臓器損傷	175	
腹部大動脈瘤破裂	83	
腹部突き上げ法	16,144	
腹膜刺激症状	84	
腐食性物質	190	
不整脈	136,224,279,354	
防ぎ得た外傷死	172	
不確かさ	356	
部分気道閉塞	339	
フライトナース	20	
フラットラインプロトコル	226	
ブルジンスキー徴候	92	
フレアー	113	
フレイルセグメント	175	
フレイルチェスト	175	
プレホスピタル	19	
プロセス依存	195	
プロセスガイドライン	366	

へ

閉塞性黄疸	80
閉塞性細気管支炎	68
ヘパリン加生理食塩水	268
ヘパリン起因性血小板減少症	268
変形性関節症	86
便検査	105
便秘	80
弁膜症	136
片麻痺	59,88

ほ

防衛機制	30
縫合	320
膀胱温	159
縫合止血法	302
膀胱直腸窩	116
膀胱出口部閉塞	324
膀胱留置カテーテル	323
膀胱留置カテーテル挿入(女性)	333
膀胱留置カテーテル挿入(男性)	327
放散痛	148
房室ブロック	199,278
茫然自失(家族)	372
法的課題	364
乏尿	138,181
放熱	155
訪問看護	375
飽和水蒸気量	237
ポータブルX線検査	117
保温	139
母指球法	220
補助循環装置	259
補助人工心臓	259
発作性上室性頻拍	281
ボディイメージ	182,315
ほてり	156
(急性)ポルフィリン症	150

ま

マーフィー徴候	84
マギール鉗子	341,351
マックバーネー点	84
末梢化学受容体	143

末梢血液一般	102
末梢血管抵抗	197
末梢静脈栄養輸液	292
末梢静脈路	48,284
末梢性チアノーゼ	44
麻痺性イレウス	83
麻痺性跛行	87
マロリーワイス症候群	80
慢性咳嗽	70
慢性呼吸不全	143
慢性閉塞性肺疾患	48
満足感	97

み

脈拍	223
脈拍数	40,343
ミンガッチーニ試験	59

む

無危害の法則	368
無呼吸	144
無脈性心室頻拍	196,221,224,280
無脈性電気活動	224,280,196

め

めまい	156,343
メンタルケア	195

も

毛細血管再充満時間	44,75,138,167
毛細血管性出血	297
網状チアノーゼ	44
モニター心電図	276
モリソン窩	116
問題解決型危機モデル	97
問題解決決定要因	355
門脈圧亢進	308

や

扼頸	339
薬物依存	195
薬物検査	192
薬物中毒	259
(急性)薬物中毒	195

索引　389

ゆ

有機リン中毒	199
輸液	292
輸液セット	198
輸液量計算法	186
輸液療法	169,292
輸血	294
輸血依頼書	295
輸血関連急性肺傷害	295
輸血関連循環負荷	295
輸血療法	294

よ

溶血性黄疸	80
用手的子宮左方移動	223
陽性尤度比	102
腰椎椎間板ヘルニア	87
予期悲嘆（家族）	35
予測的判断	6
四環系抗うつ薬	348

ら・り

ランツ点	84
リコイル	220
リザーバーマスク	232
離脱症状	191
リドカイン	198,350
硫化物	354
両側肺炎	150
両側鼻腔	230
輪状甲状靱帯切開	240,244
輪状甲状靱帯穿刺	240,243
輪状甲状靱帯穿刺・切開専用キット	241
輪状甲状軟骨切開	250
臨床推論	45,50
臨床判断	50
倫理カンファレンス	367
倫理的意思決定	367
倫理的課題	364

れ・ろ

冷感	40
冷汗	40,70,76
冷却	186
レーザードップラー	182
連続性副雑音	42
漏出性腹水	80

数字・その他

Ω留め	290
％ TBSA（％ total body surface area）	184
Ⅰ型呼吸不全	143
Ⅰ度熱傷	184
Ⅰ誘導	276
Ⅱ型呼吸不全	143
Ⅱ誘導	276
Ⅲ度熱傷	184
Ⅲ誘導	276
1回換気量	229
1号液	169,292
3点誘導	117
5％ブドウ糖液	169
5の法則	184
9の法則	184
12誘導心電図	117,276,282
50％ブドウ糖注射液	200

欧文

ABCDEアプローチ	41,50,62,170,177
ABO不適合輸血	295
accidental hypothermia	159
ACLS（advanced cardiovascular life support）	216,224
ACP（advance care planning）	369,372
ACT（activated clotting time）	263
AED（automated external defibrillator）	216,221
air ambulance	20
APN（advanced practice nurse）	10
asystole	224,280
Aライン	269
Beckの三徴	76,174
BI（burn index）	185
Blockerの法則	184
BLS（basic life support）	216
BLS（小児）	223
BVM（bag valve mask）	220
CARS（compensatory anti-inflammatory response syndrome）	181
CAUTI（catheter-associated urinary tract infection）	325
CN（certified nurse）	10
CNS（certified nurse specialist）	10
CNS-FACE Ⅱ	34,97
CO_2ナルコーシス	71
coarse crackles	66
common disease	52
COPD（chronic obstructive pulmonary disease）急性増悪	68,199,254
COVID-19	214
CPR（cardiopulmonary resuscitation）	216
critical disease	52
CRT（capillary refilling time）	44,75,138,167
CSCATTT	24
CT（computed tomography）検査	109
DB（deep burn）	184
DDB（deep dermal burn）	184
DIC（disseminated intravascular coagulation）	103
dicrotic notch	270
DMAT（Disaster Medical Assistance Team）	19
DWI（diffusion weighted imaging）	113
EB（epidermal burn）	184
ECMO（extracorporeal membrane oxygenation）	259,263
EFAST（extended focused assessment with sonography for trauma）	117,179
ELISI	364
E_tCO_2	234

FAST (focused assessment with
　sonography for trauma) ···· 114,179
fine crackles··66
FLAIR (fluid attenuated inversion
　recorery) ···113
GCS (Glasgow Coma Scale)
　··· 17,57,128
heat cramps ··157
heat exhaustion ···································157
heat stroke ···157
heat syncope ·······································157
HEPA フィルター濾過システム ····212
HFT (high flow therapy) ············235
HR (heart rate) ···································118
hyperthermia ······································154
hypothermia ···159
IABP (intra-aortic balloon pumping)
　···259
IgA 血管炎···150
IMPELLA ···259
in-out ··171
IPPV (intermittent positive pressure
　ventilation) ···························· 254,256
JANPU-NP ···10
JCS (Japan Coma Scale) ··· 17,57,128
lactate ···107
LR (likelifood ratio) ·····················102
Lund and Browder の法則 ··········184
MARS (mixed antagonistic response
　syndrome) ···181
MIST···176
MMT (manual muscle testing) ·······88
mottling ccore ·······································76
MP (mixing point) ·····················264

MTP (massive transfusion protocol)
　···179
Na 欠乏型脱水 ···························· 165,169
NHF (nasal high flow) ·················48
NP (nurse practitioner) ·················10
NPPV (non-invasive positive pressure
　ventilation) ····························· 48,254
NP 教育課程 ··11
NRS (Numerical Rating Scale) ·······86
nuclear magnetic resonance imaging
　···113
OPQRST ··························· 45,82,149
Osborn 波 ···160
PaCO$_2$························· 107,143,246
PaO$_2$······························· 107,143
Parkland (Baxter) の公式 ···········186
PAT (physiology and anatomical
　triage) 法···26
PBI (prognostic burn index) ········185
PEA (pulseless electrical activity)
　······································· 196,224,280
PEEP··236
PO$_2$···246
POCUS (point of care ultrasound)
　···114
PPE (personal protective equipment)
　···208
PQ 間隔 ···278
pre-hospital ···19
pre-hospital care ·································19
PTD (preventable trauma death)
　·· 116,172
pulseless VT (pulseless ventricular
　tachycardia) ·······196,224,221,280

P 波 ···278
QRS 波 ···278
QT 延長 ···279
QT 間隔 ···279
rewarming shock ·······················161
ROM (range of motion) ···············89
ROSC (return of spontaneous
　circulation) ············· 197,216,224
ROX index ··236
RSI (rapid sequence intubation) ···252
sagittal···110
SAMPLER ··························· 45,81,149
SaO$_2$··107
SDB (superficial dermal burn) ·····184
sensitivity···102
SHOCK & FIX-C ·····························179
SIRS (systemic inflammatory response
　syndrome)···181
SPIKES ···361
SpO$_2$低下 ···70
standard precautions ·················204
START (simple triage and rapid
　treatment) 法·····································26
stridor ··························· 42,68,339
ST·································· 118,276,278
ST-T 波 ···278
SWAT-T ···300
TAE (transcatheter arterial
　embolization) ·····························303
V-A ECMO ···263
VAD (ventricular assist device) ···259
VAS (Visual Analogue Scale) ········86
Vf (ventricular fibrillation)
　······································· 196,221,224

スタンダードケア・シリーズ

救急看護スタンダード

2024年11月30日　第1版第1刷発行	編　集　一般社団法人 日本救急看護学会
	発行者　鈴木　由佳子
	発行所　株式会社　照林社
	〒112-0002
	東京都文京区小石川2丁目3-23
	電話　03-3815-4921（編集）
	03-5689-7377（営業）
	https://www.shorinsha.co.jp/
	印刷所　株式会社シナノ パブリッシングプレス

●本書に掲載された著作物（記事・写真・イラスト等）の翻訳・複写・転載・データベースへの取り込み、および送信に関する許諾権は、照林社が保有します。

●本書の無断複写は、著作権法上の例外を除き禁じられています。本書を複写される場合は、事前に許諾を受けてください。また、本書をスキャンしてPDF化するなどの電子化は、私的使用に限り著作権法上認められていますが、代行業者等の第三者による電子データ化および書籍化は、いかなる場合も認められていません。

●万一、落丁・乱丁などの不良品がございましたら、「制作部」あてにお送りください。送料小社負担にて良品とお取り替えいたします（制作部☎0120-87-1174）。

検印省略（定価はカバーに表示してあります）
ISBN978-4-7965-2634-0
©日本救急看護学会/2024/Printed in Japan